全国中等卫生职业教育护理专业"十三五"规划教材

供护理、涉外护理、助产等专业使用

护理心理学

主　编　刘端海　丁亚军

副主编　张　静　付晓东　陈　莹　颜培玲

编　者　（以姓氏笔画排序）

丁亚军　邓州市卫生学校

石　猛　江苏省宿迁卫生中等专业学校

付晓东　河南省周口卫生学校

刘端海　枣庄科技职业学院

李　杨　长治卫生学校

汪永君　黑龙江省林业卫生学校

张　静　枣庄科技职业学院

陈　莹　驻马店市卫生学校

郑曼曼　江苏省宿迁卫生中等专业学校

裴银娥　邓州市卫生学校

颜培玲　滕州市中等职业教育中心学校

华中科技大学出版社
http://www.hustp.com
中国·武汉

内 容 简 介

本书是全国中等卫生职业教育护理专业"十三五"规划教材。

本书理论部分包括基础篇、技能篇、应用篇三大篇,共八个模块,如护理心理学有关理论、心理学基础、心理健康与心理应激、心理护理的基本技能、心理护理程序、病人心理及护理、护理人员的心理品质及其培养、心理危机干预与护理等,另外还有实践指导部分。

本书可供护理、涉外护理、助产等专业使用。

图书在版编目(CIP)数据

护理心理学/刘端海,丁亚军主编. 一武汉:华中科技大学出版社,2017.6(2025.7重印)
全国中等卫生职业教育护理专业"十三五"规划教材
ISBN 978-7-5680-2734-2

Ⅰ.①护… Ⅱ.①刘… ②丁… Ⅲ.①护理学-医学心理学-中等专业学校-教材 Ⅳ.①R471

中国版本图书馆 CIP 数据核字(2017)第 076662 号

护理心理学
Huli Xinlixue

刘端海　丁亚军　主编

策划编辑:罗　伟
责任编辑:余　琼　熊　彦
封面设计:原色设计
责任校对:刘　竣
责任监印:周治超
出版发行:华中科技大学出版社(中国·武汉)　　电话:(027)81321913
　　　　　武汉市东湖新技术开发区华工科技园　　邮编:430223
录　排:华中科技大学惠友文印中心
印　刷:武汉邮科印务有限公司
开　本:787mm×1092mm　1/16
印　张:13.75
字　数:355千字
版　次:2025 年 7 月第 1 版第 8 次印刷
定　价:42.00 元

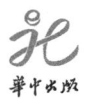

全国中等卫生职业教育
护理专业"十三五"规划教材
编委会

委员（按姓氏笔画排序）

丁丙干　江苏省宿迁卫生中等专业学校

王绍才　南阳科技职业学院

马世杰　湖北省潜江市卫生学校

邓晓燕　西双版纳职业技术学院

付克菊　湖北省潜江市卫生学校

刘　旭　咸宁职业教育（集团）学校

刘端海　枣庄科技职业学院

孙忠生　黑龙江省林业卫生学校

孙治安　安阳职业技术学院

李　收　枣庄科技职业学院

李朝国　重庆工业管理职业学校

沈　清　秦皇岛水运卫生学校

周殿生　武汉市第二卫生学校

赵其辉　湖南环境生物职业技术学院

夏耀水　秦皇岛水运卫生学校

黄利丽　武汉市东西湖职业技术学校

黄应勋　丽水护士学校

董志文　辽宁省人民医院附设卫生学校

焦平利　北京市昌平卫生学校

Introduction　　总　序

随着我国经济的持续发展和教育体系、结构的重大调整,职业教育办学思想、培养目标随之发生了重大变化,人们对职业教育的认识也发生了本质性的转变。我国已将发展职业教育作为重要的国家战略之一,中等职业教育成为我国职业教育的重要组成部分。作为职业教育重要组成部分的中等卫生职业教育也取得了长足的发展,为国家输送了大批高素质技能型、应用型医疗卫生人才。

为了更好地顺应我国卫生职业教育教学与医疗卫生事业的新形势,贯彻落实《国家中长期教育改革和发展规划纲要(2010—2020 年)》中"以服务为宗旨,以就业为导向"的思想精神,以及国家《职业教育与继续教育 2017 年工作要点》的要求,充分发挥教材建设在提高人才培养质量中的基础性作用,同时,也为了配合教育部"十三五"规划教材建设,进一步提高教材质量,在认真、细致调研的基础上,我们组织了全国 20 余所医药院校的近 150 位老师编写了这套以工作过程为导向的全国中等卫生职业教育护理专业"十三五"规划教材,并得到了参编院校的大力支持。

本套教材充分体现新一轮教学计划的特色,强调以就业为导向、以能力为本位、以岗位需求为标准的原则,按照技能型、服务型高素质劳动者的培养目标,坚持"五性"(思想性、科学性、先进性、启发性、适用性)和"三基"(基本理论、基本知识、基本技能)要求,着重突出以下编写特点:

(1)紧扣新专业目录、新教学计划和新教学大纲,科学、规范,具有鲜明的中等卫生职业教育特色。

(2)密切结合最新中等卫生职业教育护理专业课程标准,紧密围绕执业资格标准和工作岗位需要,与护士执业资格考试相衔接。

(3)突出体现"工学结合"的人才培养模式,以及课程建设与教学改革的最新成果。

(4)基础课教材以"必需、够用"为原则,专业课程重点强调"针对性"和"适用性"。

（5）内容体系整体优化，注重相关教材内容的联系和衔接，避免遗漏和不必要的重复。

（6）探索案例式教学方法，倡导主动学习。

这套新一轮规划教材得到了各院校的大力支持和高度关注，它将为新时期中等卫生职业教育的发展作出贡献。我们衷心希望这套教材能在相关课程的教学中发挥积极作用，并得到读者的青睐。我们也相信这套教材在使用过程中，通过教学实践的检验和实际问题的解决，能不断得到改进、完善和提高。

全国中等卫生职业教育护理专业"十三五"规划教材

编写委员会

Preface 前　言

本书在编写过程中，以现代医学观和整体化护理思想为指导，强调心理学知识与护理学专业实践的交织与融合，在吸收和借鉴传统教材编写模式的基础上，力求有所突破、有所创新、形成特色。本书在编写中引入"模块教学"的概念，并进行了模块化编写，在保持知识结构系统性的基础上，将本书内容划分为八个教学模块，以临床护理情景为引领，七个实践单元为同步技能操作，各模块教学任务明确具体，重点突出，便于学生掌握。

全书理论部分分为三大篇。以护理心理学有关理论、心理学基础、心理健康与心理应激组成护理心理学的基础篇，以心理护理的基本技能和心理护理程序组成护理心理学的技能篇，以病人心理及护理、护理人员的心理品质及其培养和心理危机干预与护理组成护理心理学的应用篇。

本书结合护理专业特点，在每节或每个模块之前列出学习目标，用鲜活的临床护理情景描述导课，激发学生的学习兴趣，每节或每个模块之后增设能力检测等，章节中穿插知识链接拓宽学生视野，插入图表使教学更具直观性，让学生在多种形式的学习中更好地掌握知识，并能运用于临床实际。

由于以"工学结合"工作任务为引领编写教材在国内还是较新的课题，在本书的编写过程中，尽管各位编者付出了艰辛的劳动，但是由于编者的学识水平和编写能力、编写经验有限，是否能达到这一目标尚有待于实践去检验。恳请护理界学者同仁和读者在使用中多提宝贵意见，对其中的缺点和错误随时加以指正，以便再版时改进。在编写过程中，参阅了多种书籍，参考和吸收了相关教材和资料，各位编者及所在学校给予了大力支持，在此表示诚挚的感谢。

本书主要作为中等卫生职业教育护理等专业的教科书，也可作为临床护理工作者、护理专业教师和护理管理人员的学习参考用书。

刘端海

Contents

目 录

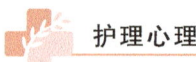
第二篇 技　能　篇

模块四　心理护理的基本技能

模块五　心理护理程序

第三篇 应　用　篇

模块六　病人心理及护理

模块七　护理人员的心理品质及其培养

模块八　心理危机干预与护理

实践指导

第一篇

基础篇

JICHU PIAN

模块一　护理心理学有关理论

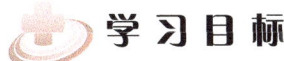

学习目标

掌握：护理心理学的概念,学习护理心理学的意义,研究护理心理学的基本方法。

熟悉：生物-心理-社会医学模式的指导思想。

了解：护理心理学的基本观点和发展概况。

临床护理情景描述

　　王某,男性,47 岁,下岗工人,喜好饮酒,患乙型肝炎已 10 多年,最近一个月来,反复出现不规则的右上腹及右后背部疼痛,门诊 B 超检查发现肝脏有一占位性病变而入院,入院后经过 CT 等多项检查,最后确诊为晚期肝癌。当病人得知这一诊断结果时,情绪非常激动,又哭又闹,自行拔下了输液针头,说即使治疗也没用了……

　　问题:如果你是这位病人的主管护士,遇此情形你应如何处理?

　　一百多年前护理学的先驱——弗罗伦斯·南丁格尔(1820—1911)说过:"护理工作的对象,不是冷冰冰的石块、木头和纸片,而是有热血和生命的人类。"由于当时生物医学模式正处于兴旺发达时期,护理学渐渐偏离了南丁格尔的思想,进入 21 世纪,人类进步与发展,促使人们从生理、心理、社会三个方面深化对人的本质的认知,随着医学模式的转变,责任制护理、整体护理的逐步实施,心理护理作为现代护理的重要组成部分,也日益受到护理业内人士的重视。

第一节　护理心理学概述

一、护理心理学的概念

护理心理学(nursing psychology)是护理学与心理学相结合而形成的一门交叉科学。它既是医学心理学中的一个分支,又是护理学的重要组成部分。护理心理学是研究护理人员和护理对象在护理情境下的心理现象及其心理活动规律、特点,解决护理实践中的心理问题,以实施最佳护理的一门应用学科。

二、护理心理学的研究对象

护理心理学的研究对象是护理工作中的心理问题,包括研究护理对象的心理活动规律、护理人员及其相应的最佳心理护理三大部分。把护理工作中的心理学问题作为一门科学对象来研究,只不过有二十多年的历史。

(一)护理对象

1. 病人　研究疾病对病人心理活动特征的影响和心理因素对健康的作用,以及生理与心理因素之间的相互作用;研究病人普遍的心理反应和不同性别、不同年龄阶段、不同疾病的心理特点。

2. 亚健康状态的人　研究健康状况受到潜在因素威胁的亚健康状态的人,如人格因素、情绪因素和社会文化因素等潜在因素对健康的影响。

3. 健康人　研究正常心理活动、健康的行为方式和应激的应对方式等对健康的维护和促进作用。

(二)护理人员

研究护理人员的角色人格(心理素质)的培养,良好职业素质的塑造和养成,护理人员的心理活动对护理对象的积极和消极影响,以及如何维护和促进护理人员的心身健康等。

(三)心理护理

研究依据不同的护理对象心理特点,运用心理学的理论和技能通过各种方式和途径,积极地影响病人的心理状态,以达到较理想的护理目的。

三、护理心理学的任务

护理心理学的任务是把心理学的基本理论和技术运用于临床护理,指导医护人员依据病人的心理活动规律做好心理护理。为实现这一任务,护理心理学必须深入研究如下四个方面的内容。

(一)研究心身交互作用对心身健康的影响

护理心理学必须深入研究人们的心理活动对躯体生理活动的影响,从而揭示疾病与心理因素之间的内在联系。医护人员只有认识并掌握了这其中的规律,才能自觉地采取恰当措施进行心理护理。在本书的有关篇章中已经就心理因素对健康或疾病的影响作了详细阐述。护理心理学不仅要吸收这方面的内容,结合护理工作的实际加以运用,还应着重研究人在患病之后所引起的各种心理反应。

(二)研究病人的心理活动特点

深入研究各类不同年龄阶段、不同病症及不同性别病人的一般心理活动规律和特殊的心理表现,并依据其心理需要,采取恰当措施实施最佳心理护理是护理心理学需要研究的一项主要内容。显然,这是一项复杂而又繁重的任务。正如南丁格尔所说:"人是各种各样的,由于社会职业、地位、民族、信仰、生活习惯和文化程度不同,所得的疾病与病情也不同,要使千差万别的人都能达到治疗或康复所需要的最佳身心状态,本身就是一项最精细的艺术。"

(三) 研究干预病人心理活动的理论与技术

人的心理是客观现实在头脑中的反映。它既有主观性,又有客观性;既有稳定性,又有可塑性。病人心理活动寓于每个病人的头脑之中,完全了解他们的心理活动是有困难的。但他们的心理活动又自觉地表现在言谈举止等行为活动之中,因而了解并掌握病人的心理活动又是可能的。病人对疾病和其他事物都有主观见解,有些甚至很难改变,但是,当采取恰当的方法又是可以干预病人心理活动的。因此,护理心理学不仅要研究病人的心理活动规律,还要在此基础上进一步研究干预病人心理活动的理论与技术。例如,权威性的劝说和解释可以改变病人的认知方式;感人肺腑的温暖和热情可以改变病人的情绪状态;热情的鼓励和支持可以使病人焕发斗志,振作精神;巧妙的积极暗示又可以使病人按照医护人员的意志行事。类似这些干预病人心理活动的理论和技术,乃是护理心理学的又一项十分重要的任务。

(四) 研究医护人员的职业心理素质及培养

医护人员通过医疗和护理为病人减轻疾苦,并使之安全与舒适,这是一项崇高的职业。要做好这项工作,就要求医护人员必须具备一系列良好的职业心理素质即角色人格。比如,对病人要有同情心,尊敬和体贴他们;在工作中要有良好的情绪调节与自控能力;对病人的需要要认真对待,尽量给予满足;在工作中要表现出高度的责任心和精湛娴熟的医疗护理技术,以增强病人的安全感;甚至连医护人员的言谈举止、仪表修饰都应十分讲究,以便给病人带来"白衣天使"的崇高形象,从而使病人在心理上增强战胜疾病的信心和力量。

知识链接

心理学研究的领域

科学心理学从诞生到现在只有短短一百多年的时间,可以说心理学有一个长期的过去,但只有一个短暂的历史。它一直在哲学的怀抱里挣扎着。直到1879年冯特在莱比锡大学建立了第一个心理学实验室,才使心理学从哲学中独立出来成为一门学科。心理学研究的领域非常的广泛,APA(美国心理学会)就有53个学科分支,每个分支都有其广阔的发展前景。从偏于基础性的实验心理学、认知心理学、生理心理学,到偏于应用性的医学心理学、护理心理学、教育心理学、社会心理学、军事心理学、管理心理学、消费心理学等,总能找到你所喜欢的方向。各个分支竞相发展,使得心理学的发展呈现欣欣向荣的局面。

四、护理心理学的发展

护理心理学的形成与发展和人类社会科学文化的进步息息相关。以下简单介绍国内外护理心理学的发展概况。

(一) 国外护理心理学发展概况

随着全球化护理教育层次的提高和培养目标的发展,近半世纪来高等护理教育在发达国家普及、在世界各国相继迅速推开,显著拓展了护士的知识结构和社会职能,更是由于医学模式的转变和以人的健康为中心的整体护理观的确立,国外在护理心理学的理论和实践方面取得了新进展,表现出以下四个方面的特点。

1. 心身统一的整体护理 新医学护理学模式的提出,使护理工作的内容不再是单纯的疾病护理,而是以病人为中心或以人的健康为中心的整体护理。把疾病与病人视为一个整体,把"生物学的病人"与"社会、心理学的病人"视为一个整体,把病人与社会及其生存的整个外环境视为一个整体,把病人从入院到出院视为一个连续的整体,注重对人的研究,进一步认识心理、精神、社会状况和文化对病人病情转归和健康的影响,从而帮助病人最大限度地达到生理与心理、社会的平衡和适应。我国《黄帝内经》最早提出的"天人合一""形神合一"的心理学观点其实与国外现代整体护理的观点是不谋而合的。

2. 心理学融入护理理论和实践 欧美发达国家和地区为了提高护理专业人才角色人格即护士职业心理素质,在逐步普及高等护理教育的同时,根据现代护理人才的培养目标对专业教育的课程设置进行了大幅度的调整,重新构建护理人才的知识结构,特别强调护士应具有丰富的包括心理学在内的人文科学知识,在课程设置中显著增加了心理学课程的比例,培训中特别强调治疗性沟通对病人心身康复的重要性及护理的沟通技能训练。

3. 运用心理疗法开展临床护理 将心理疗法应用于临床心理护理实践,成为国外护理心理学研究的一个重要特点。护理心理学作为临床整体护理的核心内容,研究临床护理工作中的个性化护理、程序化护理、文化护理或宗教护理等多种形式,在建立良好的护患沟通中,将心理疗法应用于临床心理护理实践中,将心理疗法中的"音乐疗法""松弛训练法""认知-行为疗法""森田疗法"等应用在护理工作中,关注病人和人的生理、心理和社会上的健康。在融洽护患关系的基础上,解决病人心理、生理和社会上的健康问题。

4. 开展量性和质性研究 量性研究是国外护理心理学常用的主要研究方法,量性研究是通过数字资料来研究现象的因果关系,即认为获得数字资料的研究可达到精确测量,能较客观地描述问题和现象,并用统计学方法分析资料和设对照组来避免研究中的偏差。量性研究的目的是预测和控制,适合心理危机干预策略和心理护理效果评价。此外,近年海外越来越广泛地将质性研究应用于心理护理理论和实践研究。质性研究是研究者凭借研究对象的主观资料和研究者进入当事人的处境中参与分析资料,找出人类生活过程中不同层次的共同特性和内涵,用文字描述报告结果。它的研究目的在于描述和理解,是用系统的、互动的、主观的方法来描述生活经验和赋予一定的意义。

(二)我国护理心理学发展概况

1. 我国心理学与护理心理学发展的历史沿革 1917年北京大学开设心理学课程,首次建立心理学实验室,标志着我国现代心理学进入科学的时代。1920年南京高等师范学堂建立第一个心理学系。1921年中华心理学会在南京正式成立,1922年我国第一本心理学的杂志《心理》出版。新中国成立后,仅有少数医院有专职的医学心理学人员从事心理诊断和心理治疗工作。直到1958年中国科学院研究所成立了"医学心理学组",针对当时众多的神经衰弱病人开展以心理治疗为主的综合快速治疗获得显著疗效。1978年改革开放后,医学心理学在全国各地陆续开展起来。自1981年我国学者刘素珍撰文提出"应当建立和研究护理心理学"以来,我国心理学才开始逐步深入,其科学性以及在临床护理工作中的重要性得到人们的普遍认识和接受,并得到学术界及卫生管理部门的高度重视。

2. 学科建设日趋成熟和完善 各层次护理教育中逐步增加护理心理学内容,并由最初的知识讲座很快过渡为系统讲授的必修课程。同时,国内各种不同类型研讨会、学习班的举办;各护理期刊开设心理护理栏目,刊登具有指导意义的学术文章;《护理心理学》教材及学术专著陆续出版。据初步统计,我国目前正式出版发行的以《护理心理学》命名的教材和专著,已有20多个版本,各院校自编教材更是多种多样,为护理心理学的普及和专业教学提供了基本保障。经过多年努力,一支心理学理论基础扎实、临床实践经验丰富、科研学术水平较高的专业人才队伍已初步形成。1995年11月,中国心理卫生协会护理心理专业委员会在北京成立,护理心理学领域有了国内最高层次的学术机构,也标志着我国护理心理学的学科建设步入了新的历史发展时期。1991年人民卫生出版社发行的高校医卫类教材《医学心理学》,将《护理心理学》归为医学心理学的一个分支学科,在普通高等教育"九五"国家级重点教材中,《护理心理学》才得以独立成册,护理心理学作为一门具有心理学本质属性、应用于护理实践领域的新兴独立学科,随着人类健康事业的发展,在进一步确立学科发展目标、构建独特理论体系、探索临床应用模式的过程中逐步走向成熟。

3. 与国际接轨,广泛开展护理心理科研活动　随着全球医学模式的转变,责任制护理应运而生,逐渐发展并推广开来。所谓责任制护理,就是责任护士对所护理的病人做到全面负责,即从生理、心理与社会诸方面进行全面护理。因责任制护理的引入,护理心理学的地位和作用日益突出。近年来,广大临床护士开展护理心理学科研活动的积极性日益提高,许多护士通过继续教育途径,较系统地学习和掌握了临床心理护理新技能;一些高学历、高年资的护理骨干,积极开展临床心理护理的应用研究,探索病人心理活动共性规律和个性特征的各类研究设计取代了过去千篇一律的经验总结,发表在国家刊物上的前瞻性研究成果逐渐增多,对心理诊断、心理护理程序、心理评估以及护士人才选拔和培养角色人格的研究也得到了进一步重视和加强。心理评定量表在心理护理评估中得到广泛应用,使心理护理临床工作和理论研究更具有科学性。近年来逐步开展了临床心理护理个案研究,特别认识到突出个性心理特征在心理护理中的重要性。

第二节　学习护理心理学的意义

凡病者求医,无不期望得到最好的医治和最佳的护理。护理心理学就是研究病人的心理活动规律及如何得到最佳护理的科学。其重要意义主要有如下几点。

一、有助于适应护理模式的改变,提高护理质量

当人们逐渐认识到旧的"生物医学模式"已不能适应医学发展的现状与未来,于是"生物-心理-社会医学模式"应运而生。随着医学模式由"生物医学"向"生物-心理-社会医学"模式的转变,护理模式也随之由"以疾病为中心"的旧模式向"以病人为中心"的整体护理新模式转变。现代护理观对护士的素质、知识、能力提出了更高的要求。护理心理学作为一门学科既有其独立的内容,又具有与医学密不可分的一面,因此,要求护理专业的学生在掌握医学知识的同时,还应具备护理心理学的知识与技能及与护理相关的边缘学科知识。

二、有助于护理学科的发展

目前我国护理界迫切需要护理心理学。只有护理心理学发展起来,普及开来,医护人员才能懂得病人的心理活动规律,才能采取相应技术进行心理护理。护理与医疗,犹如一辆车的两个轮子,相辅相成,推动着临床医学的发展。尽管在理论和实践上都有大量事例说明护理与医疗同等重要,但人们独尊医疗忽视护理的观念还是根深蒂固的。在日本,过去曾把护理人员称为"看护妇",把护理工作作为医疗工作的附属部分,结果阻碍了医学事业的发展。目前多数国家提高了护理工作的社会地位,护理学科也得到了迅速的发展。要想使我国的护理学尽快发展成为一门推动医学发展的崭新科学,不仅要善于综合运用基础医学、临床医学和预防医学的有关理论知识和技术,还必须大力吸收社会医学和护理心理学的有关内容。护理心理学的发展,必将逐步使生理护理和心理护理融为一体,使护理学成为一门崭新的科学。

三、有助于提高护理心理评估和心理干预能力

在知识化、信息化、竞争激烈的现代社会,国民的心理素质和心理健康状况不仅关系到国民自身的生活质量,而且关系到国家的稳定和发展。中国科学院心理研究所心理评估和心理干预研究课题组,从基础和应用研究两方面,探索具有我国特色的及早发现、及时干预心理行为问题的心理服务模式,以利于预防各种心身疾病、增加人们的生活满意度或幸福感。

心理评估就是科学地运用多种手段从各个方面获得信息,对某一心理现象进行全面、系统和深入的客观描述,用于进行能力鉴定;单独或协同对心理障碍或心身疾病作出心理诊断;或帮助正常人及时发现心理问题,以便及时调整和矫正等。心理干预则是在确诊的基础上,采用一系列适合来访者的心理治疗方法对其心理问题及行为进行矫正或治疗。

四、有助于促进心理健康教育水平

现代医学模式的转变,护士的角色已不仅仅是病人的照顾者,而更多的是担当病人的教育者、咨询者和病人健康的管理者,医生和护士有分工有合作,病人有权参与对其治疗和护理方案的决策权利。面对护理对象,护士可根据病人不同的特点进行心理健康教育,指导病人改善心态和培养健康行为。让病人学会自我调适等技能,达到预防疾病、促进健康的目的。

五、有助于尊重和维护病人的隐私及权利

病人的心理变化是复杂且微妙的,既想得到必要的帮助,又不愿把自己的隐私公开,既想向护士倾诉自己的心理问题,又不信任护士,这要求我们要学好护理心理学,把握好病人的心理变化,把为病人保密视为一条重要的医德规范,无条件地为病人保守隐私。《希波克拉底誓言》中曾有这样一句话,凡我所见所闻,无论有无业务关系,我认为应守秘密者,我愿保守秘密,护士应以此为信条。因此作为护士,应该按照护理心理学的理论,尽量满足病人的各种合理需求,尊重病人的人格,维护病人的权利。

六、有助于完善护士的职业形象

学习护理心理学理论,不仅是为了了解和掌握病人的各种心理需要,也是为了完善护士的职业形象。护士要有良好的职业心理素质和高度的责任心,就要培养护士对本专业的兴趣,激发其主观能动性;要有完备的心理能力,就要学好基础知识,勤学苦练护理技能,努力去工作。

只有认清护士应具备哪些应有的职业心理素质,并运用护理心理学理论知识,学会对自己的行为进行自我认识,才能有目的地控制、调节和培养自己的良好心理素质;才能建立良好的护患关系,化解医护人员与病人之间的矛盾与隔阂;才能形成自己良好的职业形象。

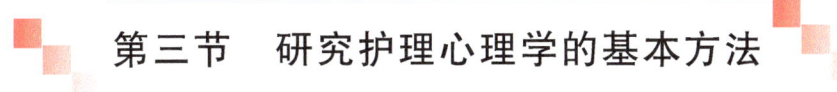

第三节　研究护理心理学的基本方法

护理心理学的科研核心是研究方法,掌握科学的研究方法是科研成功的关键。护理心理学作为心理学的一个分支,其研究方法从属于现代心理学,但又有其自身学科的特殊性。根据所使用的手段,可将护理心理学的研究方法分为观察法、调查法、测验法、个案法和实验法。

一、观察法

观察法是在自然条件下,有目的、有计划地对受试者的行为、言谈、表情等进行观察,从而了解他们的心理活动的一种研究方法。它是科学研究中应用最广泛的一种方法,根据预先设置的情境,观察法一般可以分为如下两种。

1. 自然观察法　自然观察法是指研究者在自然条件下对个体的言谈、举止行动和表情等进行有目的、有计划的观察,以了解其心理活动的方法,如护士通过生活与治疗护理、巡视病房等对病人的心理活动和行为方式所进行的观察。

2. 控制观察法　控制观察法是在预先控制观察的情境和条件下进行观察,如在重症监护病房(ICU)观察等。

观察法的优点:用途较广,使用简便;被观察者处于自然状态下被别人观察,因而这种方法可以获得比较真实的材料,为以后的研究指出方向;不需要交谈;费用低,使用的仪器少。

观察法的缺点:观察法不适于内隐行为的研究,如手淫、低声的威胁和抱怨等;由于常需要被动地等待某些现象的出现,因此花费时间较长;易受被观察者的影响;观察技术不熟练或受期待效应影响,会造成观察偏差。

二、调查法

调查法是通过书面或口头回答问题的方式,了解受试者的心理活动的方法。调查法有问卷、访谈、座谈、书面材料分析等方法。

1. 访谈法　通过访员和受访人面对面地交谈来了解受访人的心理和行为的心理学基本研究方法之一。又称晤谈法。在访谈过程中,尽管谈话者和听话者的角色经常在交换,但归根到底访员是听话者,受访人是谈话者。访谈以一人对一人为主,但也可以在集体中进行。此法可用于病人和健康人群,是临床心理护理最常用的方法之一。在访谈中完成预先拟订的各种调查问题并做记录,常用于研究病人在不同疾病阶段的心理反应。

2. 问卷法　问卷法是调查者运用统一设计的问卷向被选取的调查对象了解情况或征询意见的调查方法。如"了解社区群体的心理健康状况""病人对护理的满意度""护士对本职工作的认同度"等均可采用此法。

调查法的优点:简单易行,不受时间和空间的限制,不需要任何复杂的设备,在短期内便可获得大量自我报告资料。

调查法的缺点:调查结果的可靠性受受试者影响大,不合作的态度会降低研究效度。如果是访谈法,则研究者要投入较多的人力和时间。问卷编制的质量和适用范围也会影响结果。

三、测验法

测验法即心理测验法,就是采用标准化的心理测验量表或精密的测验仪器,来测量被试有关的心理品质的研究方法,如常用的心理测验有能力测验、品格测验、智力测验、个体测验、团体测验等。护理心理测量是护理心理学研究中的一个必不可少的重要环节,常运用行为评定量表、症状评定量表、人格评定量表对病人心理行为进行测评。

四、个案法

个案法是对单个受试者进行的多方面研究,包括收集关于这个受试者的历史背景资料、测验材料、医学档案,以及有关人员作出的评定和反映。个案研究法主要用于了解和帮助有心理问题或障碍的病人。

个案法的优点:由于研究对象少,便于进行全面、系统及深入的研究,研究者通过研究一个个案,从中推出有关现象的一般性原则。另外,在临床研究中,对典型病案的个案研究意义重大。

个案法的缺点:个案研究缺乏代表性,在推论总体上要特别慎重。个案研究是非控制性观察,获得的材料粗略、多属于描述性的。主观偏见会降低个案研究的效度。

五、实验法

实验法是在控制的条件下观察、测量和记录个体行为的一种研究方法,是科学研究中因果研究的最主要方法。实验法可分为实验室实验、现场实验和临床实验。

1. 实验研究要具备三个条件　第一,设置可能引起行为改变的可变化的影响因素;第二,设立 2 个以上的样本组,它们除了可变化影响因素外,在其他方面都相似;第三,当影响因素发生改变时,记录行为改变的数据。

2. 实验研究的目的　实验研究的目的是要精确地确定变量间的函数关系,证实变量间因果关系的假设。按照对照设计的程度及对无关变量的控制水平,将实验研究分为三类:前实验、准实验和真实验。由于真实验严格实施比较原则和控制无关变量原则,研究的效度最高,然后依次是准实验和前实验。

3. 实验中的几种变量　变量是指在数量上或质量上可变的事物的属性。例如,光的强度可以由弱变强,呈现时间可以由短变长,IQ 可以由小到大,这些都属于量的变量。在实验中实验者所操纵的、对被试者的反应产生影响的变量称为自变量;由操纵自变量而引起的被试者的某种特定反应称为因变量;凡是对因变量产生影响的实验条件都称为相关变量,而对因变量不产生影响的实验条件称为无关变量。在相关变量中,实验者用以研究的变量称为自变量,实验者不用于研究的那些相关变量称为额外变量。

4. 实验的控制　额外变量是使实验结果发生混淆的主要根源。为提高护理心理学研究的科学水平,要采取一定的方法来控制额外变量。对额外变量的控制,通常采用以下几种方法。

(1)排除法:把额外变量从实验中排除出去。如果外界的噪声和光线影响实验,最好的办法是进入隔音室或暗室,这样可把它们排除掉。

（2）恒定法：使额外变量在实验的过程中保持固定不变。不同的实验场所、不同的实验者、不同的实验时间都是额外变量。有效的控制方法是在同一实验室、由同一实验者、在同一个时间对实验组和控制组使用同样的实验程序进行实验。

（3）匹配法：使实验组和控制组中的被试者的特点相等的一种方法。使用匹配法时，先要测量所有被试者和实验中要完成的作业具有高相关的特点；然后根据测得的结果把实验组和控制组的被试者的特点匹配成相等的。

（4）随机化法：根据概率理论，把被试者随机分派到各处理组中。

（5）抵消平衡法：通过采用某些综合平衡的方式使额外变量的效果互相抵消以达到控制额外变量的目的的方法。

（6）统计控制法：用统计技术来达到控制额外变量的方法。

 小　结

护理心理学是研究护理人员和护理对象在护理情境下的心理现象及其心理活动规律、特点，解决护理实践中的心理问题，以实施最佳护理的一门应用学科。护理心理学的研究对象是护理工作中的心理问题，包括研究护理对象的心理活动规律、护理人员及其相应的最佳心理护理三大部分。学习护理心理学有助于适应护理模式的改变，提高护理质量；有助于护理学科的发展；有助于提高护理心理评估和心理干预能力；有助于促进心理健康教育水平；有助于尊重和维护病人的隐私及权利；有助于完善护士的职业形象。护理心理学的研究方法分为观察法、调查法、测验法、个案法和实验法。

能力检测

一、选择题

1. 护理心理学是一门（　　）。

A. 偏于基础性的心理学科　　　B. 偏于应用性的心理学科　　　C. 医学学科

D. 精神病学学科　　　　　　　E. 医学分支学科

2. 心理科学诞生的标志是（　　）。

A. 希波克拉底提出气质体液说　　　　　B. 弗洛伊德提出精神分析理论

C. 冯特在莱比锡建立第一个心理实验室　　　D. 詹姆斯等人提出新心理学理论

E. 巴甫洛夫提出高级神经活动类型学说

3. 在控制的条件下观察、测量和记录个体行为的一种研究方法是（　　）。

A. 测验法　　　B. 问卷法　　　C. 实验法　　　D. 个案法　　　E. 观察法

4. 护士通过生活与治疗护理等对病人的心理活动和行为方式所进行的观察属于（　　）。

A. 实验法　　　B. 问卷法　　　C. 测验法　　　D. 个案法　　　E. 观察法

二、简答题

1. 护理心理学的主要任务有哪些？

2. 结合护理专业谈谈学习护理心理学的意义。

（付晓东　刘端海）

模块二　心理学基础

不少人初次听到"心理学"一词，往往好奇地认为"学了心理学就能知道别人心里想的是什么，就可以猜测别人的心理"，把心理学看成玄虚奥妙，深不可测的学问；有的人由于缺乏科学知识，往往又把心理学与相面、测字、算命、看手相等迷信、巫术联系在一起，甚至有的人曾诬蔑心理学是"伪科学"，并把它列为"禁区"，这些是对心理学的错误理解和歪曲。从科学意义讲，心理学是研究人的心理现象及其规律的科学。

第一节　心理现象与心理实质

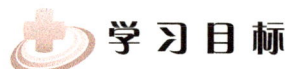

学习目标

掌握：心理活动的结构、心理的本质。
熟悉：心理现象的发生与发展。
了解：心理学流派。

一、心理现象

人的心理现象是人们十分熟悉的现象，它是宇宙间最复杂又最奥妙的现象之一，恩格斯把它誉为"地球上的最美的花朵"。心理现象是心理活动的表现形式，人的心理现象异常复杂，一般可以把人的心理现象分为心理过程和个性心理两个方面。

（一）心理过程

心理过程是指人类共同拥有的心理现象及其活动规律，它包括以下三个方面。

1. 认识过程　当你与一位朋友初次见面，认知过程就是你在认识该朋友的过程中的心理活动。你对朋友的认识过程开始于对他（她）的感觉和知觉，感觉是对该朋友个别特性（如肤色、明暗、声调、胖瘦、高矮等）的认识，知觉是对该朋友的诸多个别特性之间关系的整体认识，如将该朋友的肤色、胖瘦、高矮等个别特性加以综合，就可看到一个具体的人。当通过感知觉所获得的经验在该朋友离开以后并没有马上消失，还停留在你的头脑中，并在需要时能再现出来，这种累积并保存个体经验的心理过程就叫记忆。你还可能会根据自己听他（她）说的话、看他(她)的举止行为,推想他(她)的兴趣爱好、过去的经历等。像这样在感知觉与记忆的基础上,间接、概括性地认识客观对象,进行推理和判断,解决面临的各种问题的过程,就是思维。你还可能对头脑中保存的有关他(她)的具体形象加以改造,使他(她)变得更美,这就是想象。能够用语言将自己的感知觉、记忆以及思维与他(她)或其他同学进行交流,这就是语言活动。

一个处在清醒状态的人,每时每刻总在感知着他周围的环境,有选择地记忆着他所经历过的事情;不时地提取记忆资料去理解和剖析发生的事情,必要时需开动脑筋思考问题,推测想象,以求得恰当的判断和结论。这里的感知、记忆、思维、想象等心理现象,属于人对周围环境由浅入深、由现象到本质的认识过程。

2. 情绪和情感过程　人非草木,孰能无情,你在日常生活中,总会有愉快、痛苦、气愤、悲伤等体验,在认识他人或客观事物时,会对其对象产生一定的态度,如满意、不满意;喜欢、厌恶;愿意接近或者避之唯恐不及等主观体验,我们把这类心理现象称为情绪和情感过程。

3. 意志过程　通常,人在认识客观事物时,不仅仅是认识它,感受它,对它还会采取一定的行动。一个人有意识地提出目标,制订计划,选择方式、方法,克服困难,以达到预期目的的心理活动就是意志过程。

人的认识过程、情绪和情感过程、意志过程都是一个有其发生、发展和完成的完整过程,我们通常将其称为心理过程。认识过程、情绪和情感过程、意志过程又简称为知、情、意过程,这三个过程彼此既有区别,又相互联系。人的认识过程和意志过程中往往伴随着一定的情绪、情感活动;意志过程又总是以一定的认识活动为前提,而人的情感和意志活动又促进了人的认识的发展。因此,心理过程是心理学研究对象中的一个重要方面。

(二) 个性心理

心理过程是人们共同具有的心理活动,但是由于每个人的先天素质和后天环境不同,心理过程产生时又总是带有个人的特征,从而形成了每个人的个性。因此,心理学还要探讨人与人之间的差异,称之为个性心理或差异心理。个性心理由以下两个方面组成。

1. 个性倾向性　个性倾向性是指一个人所具有的意识倾向,也就是人对客观事物的稳定的态度。它是人从事活动的基本动力,决定着人的行为的方向。主要包括需要、动机、兴趣、理想、信念、价值观、世界观等。

2. 个性心理特征　个性心理特征是在一个人身上经常表现出来的本质的、稳定的心理特点。例如,有的人有数学才能,有的人擅长写作,有的人有音乐特长,这是能力上的差异。在行为表现方面,有的人活泼好动,有的人沉默寡言,有的人热情友善,有的人冷漠无情,这些是气质和性格方面的差异。能力、气质和性格统称为个性心理特征。个性心理是心理学研究对象中的另一个重要方面。心理过程与个性心理两者合起来构成了心理学研究的主要对象,如图2-1所示。

人的心理过程和个性心理是相互密切联系的。一方面,个性心理是通过心理过程形成的。如果没有对客观事物的认识,没有对客观事物产生的情绪和情感,没有对客观事物的积极改造的意志过程,个性心理就无法形成。另一方面,已经形成的个性心理制约着心理过程的进行,并在心理活动过程中得到表现,从而对心理过程产生重要的影响,使指代有明显的个性色彩。

二、心理的本质

辩证唯物主义认为,心理是脑的机能,是客观现实的反映。

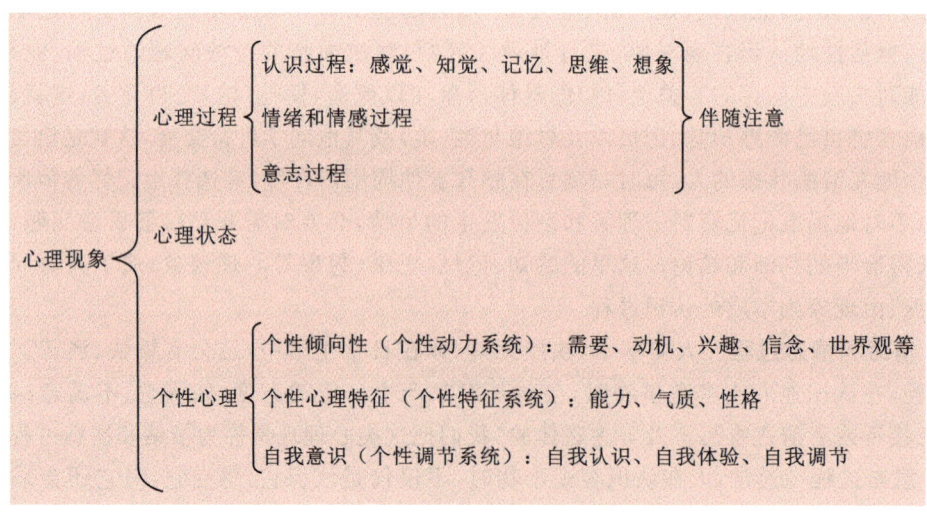

图 2-1 心理现象的结构

（一）心理是脑的机能

1. 从物种发生史来看，心理是物质发展到高级阶段的属性 一切物质都具有反映属性，所谓反映是指物质相互作用时留下痕迹的过程。物质由低级向高级不断发展，其反映形式也随着物质的发展而发展。无生命物质仅具有物理的、化学的反映形式，而有生命物质不仅具有无生命物质的反映形式，而且出现了生物的反映形式。生物体最早出现的反映形式是感应性，即对某些直接影响机体生命的刺激所产生的应答性反应；随后出现感受性，感受性是心理反映形式的开始，昆虫类等低等动物不仅对那些具有直接生物意义的刺激做出反应，而且对那些具有生物意义的信号也做出应答性反应；当进化到脊椎动物，出现了知觉；到灵长类动物，出现了思维的萌芽；到人类，产生了意识。由此可见，心理是物质的一种反映形式，是物质世界长期发展的产物。

2. 从个体发生史来看，心理的发生、发展与脑的发育完善紧密相连 根据大脑研究的资料，儿童在出生时脑重 390 g，3 岁的儿童脑重达 1000 g，7 岁的儿童脑重达 1280 g，12 岁的儿童脑重已接近成人。从人的大脑皮层细胞的机能成熟情况来看，有两个明显的"飞跃"时期：第一个飞跃时期在 6 岁左右，这时全部脑皮层神经纤维的髓鞘化已基本完成；第二个飞跃时期在 13 岁左右，这时脑电波的波形及频率开始与成人相同，大脑皮层细胞的机能已发展到相当的水平。与此相应，儿童的心理水平也随之提高：从感觉阶段发展到表象阶段，从形象思维阶段发展到抽象思维阶段。

3. 近代医学研究证明，人脑的一定部位受到损伤会引起相应的心理功能丧失 如果枕叶受到损伤，人就会失明；顶叶下部与颞叶、枕叶邻近的部位受损，阅读活动就发生困难；如果左半球上中央后回下面三分之一的区域受损，辨别语言就发生困难，因而不能理解别人所说的话；在左半球有一个布洛卡区（broca area），这个区域损坏，人就不能说出复杂的语言，不能说出他想说的事情；无脑畸形儿生来不具有正常的脑髓，因此不能进行正常的思维活动。这些事实都确凿地证明心理活动和脑组织密切相关，脑是心理的器官，心理是脑的机能。

（二）心理是客观现实在脑的反映

1. 心理反映的内容来自客观现实 有人把大脑比作一个加工厂，客观现实比作原材料。

如果没有原材料,加工厂无法生产出任何产品;没有客观事物的刺激作用,大脑也不能产生任何心理现象。客观现实是人心理活动内容的源泉,人的一切心理现象都是对客观现实的反映。拿感觉来说,人具备了眼、耳、鼻等感觉器官和大脑的感觉中枢,具备了产生感觉的主观条件,但看到什么、听到什么、闻到什么,这些内容都不能由人的主观决定,而是取决于外部环境中的具体事物。其他心理现象也是同样,记什么、想什么、喜欢什么、讨厌什么,也都不是无端产生的,都是由现实生活中的具体事物决定的。

知识链接

"狼孩"的故事

1920 年,在印度的一个名叫米德纳波尔的小城,人们常见到有一种"神秘的生物"出没于附近森林,一到晚上,就有两个用四肢走动的"像人的怪物"尾随在 3 只大狼后面。后来人们打死了大狼,在狼窝里终于发现这两个"怪物",原来是两个裸体的小女孩,大的七八岁,小的约两岁。这两个小女孩被送到米德纳波尔的孤儿院去抚养,还给她们取了名字,大的叫卡玛拉,小的叫阿玛拉。到了第二年阿玛拉死了,而卡玛拉一直活到 1929 年。这就是曾经轰动一时的"狼孩"故事。

据记载,"狼孩"刚被发现时用四肢行走,慢走时膝盖和手着地,快跑时则手掌、脚掌同时着地。她们总是喜欢单个人活动,白天躲藏起来,夜间潜走。怕火和光,也怕水,不让人们替她们洗澡。不吃素食而要吃肉,吃时不用手拿,而是放在地上用牙齿撕开吃。每天午夜到早上 3 点钟,她们像狼似的引颈长嚎。她们没有感情,只知道饥时觅食,饱则休息,很长时间内对别人不主动发生兴趣。不过她们很快学会了向主人要食物和水,如同家犬一样。只是在一年以后,当阿玛拉死的时候,人们看到卡玛拉"流了眼泪——两眼各流出一滴泪"。

据研究,七八岁的卡玛拉刚被发现时,她只懂得一般 6 个月婴儿所懂得的事,花了很大气力都不能使她很快地适应人类的生活方式。她 2 年后才会直立,6 年后才艰难地学会独立行走,但快跑时还得四肢并用。到死也未能真正学会讲话:4 年内只学会 6 个词,听懂几句简单的话,7 年后才学会 45 个词并勉强地学会了几句话。在最后的 3 年中,卡玛拉终于学会在晚上睡觉,也不怕黑暗了。很不幸,就在她开始朝人的方向前进时,却死去了。据狼孩的喂养者估计,卡玛拉死时 16 岁左右,但她的智力只及三四岁孩子的水平。

2. 心理是客观现实的主观印象　这种主观印象与所反映的客观现实是很相似的,但两者本质不同。客观现实是具有物质实在性的具体事物,而主观印象只是一种精神现象。心理反映带有主体的特点。心理反映的内容是客观的,但对客观事物的反映都是由每一个具体的人进行的,每一个人都有与他人不同的个体特点,例如,知识经验不同,思想观点不同,人格特征不同,这些个体的特点总会影响一个人对客观事物的反映。大家同看一部电影,但会对这同一部电影产生不同的领会和感受,从而作出不同的评价。这就说明心理反映具有主观性。

3. 人的心理是一种积极能动的反映　脑对客观世界的反映不是像镜子一样机械的、被动的反映,而是一种积极的、能动的反映。心理反映具有选择性,人对客观世界的反映是根据主体的需要、兴趣、任务而有选择地进行的,人在反映中具有主动权。人的反映不仅能认识世界,还能通过意志的作用去改造世界,在反映现实的过程中,还能根据实践的检验不断调整自己的行动,使反映符合客观规律,并随时纠正错误的反映。这些都表现了人的心理反映的能动性。

知识链接

关于"裂脑人"的研究

　　第二次世界大战中,美国兵约翰因头部受伤而成了严重的癫痫病人,医生无可奈何为他切断了连接大脑半球的胼胝体,结果,他的病不再发作了,但精神却失常了,吃饭时,他一只手把饭碗推开,另一只手又把碗拉回来。美国加州理工学院的生物学教授罗杰·斯佩里博士闻讯后,给约翰做了一系列实验。将一张年轻女人照片的左半部和一张小孩照片的左半部,拼成一张照片,采用特殊方法,使照片的左半部置于约翰的左半视野,右半部置于右半视野。斯佩里要他指出他看见了什么?结果,他手指年轻女人,口中却果断地说:"一个小孩!"斯佩里的研究证明了约翰的大脑两半球隔离开来后,他的思维发生了分裂,在一个人身上出现了完全不同的两种思想、两个精神。裂脑人的左右脑半球互不通信息,行动不配合。一个脑半球得到信息,另一个脑半球就接受不到。左脑半球获得的信息,裂脑人能用语言表达出来,而右脑半球得到的信息,却有口说不出。这是因为右脑半球的信息传不到左脑半球,而右脑半球本身没有言语功能。

　　斯佩里长期潜心于对"裂脑人"的研究,初步揭开了人脑两半球功能,曾获得1981年诺贝尔奖。他的实验引起了热烈的讨论,进一步推动了科学工作者对大脑进行新的探索,也更有力地说明了没有头脑的思维是不存在的,人的心理活动与脑密切相关。

三、心理学发展简史

心理学有一个长期的过去,但只有一个短暂的历史。

　　　　　　　　　　　　　　　　　　——艾宾浩斯

　　心理学是一门古老而又年轻的科学。在心理学独立成为科学以前,有关"心""心灵""欲望"和"人性"等心理学问题,一直是古代哲学家、教育家、文学艺术家和医生们共同关心的问题。

　　在欧洲,心理学的历史可以追溯到古希腊柏拉图、亚里士多德的时代。亚里士多德是一位学问渊博的哲学家,对灵魂的实质、灵魂与身体的关系、灵魂的种类与功能等问题从理论上进行了探讨。他的著作《论灵魂》是历史上第一部论述各种心理现象的著作。亚里士多德把心理功能分为认知功能和动求功能。在他看来,认知功能有感觉、意象、记忆、思维等。外物作用于各种不同的感官产生感觉和感觉意象。简括的意象构成经验,从经验抽出概念,构成原理,就是思维。在感觉与思维之间,意象具有重要的作用。他说"灵魂不能无意象而思维",思维所用的概念是由意象产生的。动求功能包括情感、欲望、意志、动作等过程。自由而不受阻碍的活动会产生愉快的情感,这种情感有积极的作用。相反,活动受到阻碍将引起不愉快的情感,它的作用是消极的。亚里士多德的这些思想影响到后来心理学的发展,对当代的心理学思潮也有重要的影响。科学心理学的发展经历一百多年的时间。在发展的过程中,一方面,人们对心理学的研究对象与理论体系进行了数十年的争鸣,形成了各种不同的理论流派,最终在 20 世纪 50 年代达成基本的共识,使心理学不断走向繁荣。另一方面,随着心理学研究的深入和拓展,心理学自身不断分化,衍生出了众多的心理学分支学科,使得心理学的地位越来越重要。下面就从这两个方面简单介绍一下心理学的发展源流。

1879 年,德国著名心理学家冯特在德国莱比锡大学创建了世界上第一个心理学实验室,开始对心理现象进行系统的实验室研究,使心理学从哲学中脱离出来,成为一门独立的科学。这一事件标志着科学心理学的诞生,冯特因此被称为心理学之父。

冯特的实验心理学研究取向明显受到当时以实验为研究基础的化学与物理学的影响。特别是化学研究主要探究物质的结构成分,并以分析与合成的方法来控制物质的变化,冯特试图通过类似化学研究中的元素分析与合成的方法来探究人的心理实质,分析人的心理结构。冯特的这一思想体系被人们称为构造主义。构造主义提出后,受到了心理学界的普遍反对,其结果使得构造主义衰落,但同时因为反对者的主张各有不同,演变成了百家争鸣、学派林立的局面。大凡一门独立科学的形成,都要经过一段不同思想认知之间的争论才能逐步达到统一。

四、心理学流派

(一) 构造主义

构造主义的奠基人为冯特,著名的代表人物为冯特的学生铁钦纳。这个学派主张,心理学应该研究人们的意识,即人对直接经验的觉知,其方法就是内省法。他们把人的经验分为感觉、意象和激情三种元素。感觉是知觉的元素,意象是观念的元素,激情是情绪的元素。这些元素通过联想和统觉就构成了所有的复杂的意识经验。心理学的目的就是通过内省而了解在不同刺激情境下各种元素之间的结构。在他们看来,了解人们的直接经验,要依据被试者自己对经验的观察和描述。

(二) 机能主义

机能主义是由美国著名心理学家詹姆斯在 20 世纪初创立的。詹姆斯受达尔文进化论思想的影响,提出任何物种的特性必定是为某种目的服务的,人类的意识是人类的最重要的一个特性,只有通过研究它的功能才能了解它。因此心理学应该研究意识的功能和目的,而不是它的结构,以思维为例,构造主义关心什么是思维,而机能主义则关心思维在人类适应行为中的作用。而且,詹姆斯批评构造主义只静态地研究意识的元素,而忽视了意识像流水一样有其动态的连续性,即他所谓的"意识流"。20 世纪以来,美国心理学界一直比较重视心理学在教育和其他领域的应用,这和机能主义的思潮是分不开的。

(三) 格式塔学派

1912 年在德国出现了另一个心理学派别,称为"格式塔心理学"或"完形心理学",主要研究知觉和意识的组织过程。其主要代表人物有韦特海默、柯勒和考夫卡。

"格式塔"是德文"gestalt"的译音,其含义是整体或完形。格式塔心理学明确指出:构造主义把心理活动分割成一个个独立的元素进行研究并不合理,因为人对事物的认识具有整体性。人的知觉经验虽然起源于分离零散的外在刺激,但人所得到的知觉却是有组织的。以四条直线构成的矩形为例,人对它的知觉不是对边相等的两条横线和两条竖线,而是一个完整的矩形。这说明,人的知觉和意识不等于、也不能还原为感觉元素的机械总和,而是整体大于部分之和、先于部分而存在,并制约着部分的性质和意义。

格式塔心理学在知觉、学习、思维等方面开展了大量的实验研究,至今有关知觉的实验中还包括很多格式塔规律。格式塔心理学的研究为后来认知心理学的发展打下了基础。

(四)行为主义

20世纪初,在美国正当构造主义学派与机能主义学派争论不休时,出现了另外一个学派——行为主义学派,从根本上改变了心理学的发展进程。1913年,美国心理学家华生发表了一篇题为《一个行为主义者眼中的心理学》的论文,宣告了行为主义的诞生。

行为主义反对研究意识,认为意识带有主观的性质,是看不见、摸不着的,无法对它进行可重复性的、客观的研究,主张科学心理学应当研究可观察的外显的行为,应当把人的意识当作一个黑箱,不管里面装的是什么,只需考察在刺激影响下的反应活动,行为就是由这些反应活动构成的。同时,行为主义反对内省法,认为心理学作为一门科学,应当只限于以客观的方法处理客观的资料,用内省法得到的资料不是客观资料,主张科学心理学应当采用实验法。此外,华生强调环境决定论,认为人的一切行为都是在后天环境的影响下形成的。行为主义产生后,在世界各国心理学界产生了很大的反响。行为主义锐意研究可以观察的行为,这对心理学走上客观研究的道路有积极的作用。但由于它过于极端,否定研究意识的重要性,因而限制了心理学的健康发展。

(五)精神分析学派

精神分析学派是奥地利维也纳精神病医生弗洛伊德创立的一个学派。它的理论主要来自于治疗精神病的临床经验。如果说构造主义、机能主义和格式塔心理学重视意识经验的研究,行为主义重视正常行为的分析,那么精神分析学派则重视异常行为的分析,并且强调心理学应该研究无意识现象。

精神分析学说认为,人类的一切个体的和社会的行为,都根源于心灵深处的某种欲望或动机,特别是性欲的冲动。欲望以无意识的形式支配人,并且表现在人的正常和异常的行为中。欲望或动机受到压抑,是导致神经病的重要原因。所谓精神分析是指一种临床技术,它通过释梦和自由联想等手段,发现病人潜在的动机,使精神宣泄,从而达到治疗疾病的目的。

精神分析学说对心理学的影响很大,不仅在精神病治疗中继续得到应用,而且对个性、动机心理学的研究产生了积极作用,有些概念,如潜意识、自我等也渗透到了心理学研究的主流之中。但是,弗洛伊德是根据自己多年对病人的观察进行推论、解释的,难免以偏概全。而且,弗洛伊德宣扬泛性论,把性欲看作支配人的一切行为的动机,过分夸大了性欲的作用,忽视了社会文化的影响,这一点遭到了广泛的批评,其后继者对此加以修正,出现了新弗洛伊德学派。

值得一提的是,精神分析学说不仅是当时心理学中影响最大的理论之一,而且也是20世纪影响人类文化最大的理论之一,对哲学、文学以及其他社会科学都产生了重要影响。精神分析学说的提出被认为是对人类自尊心的第三次重大的精神打击。第一次打击是发现人不是宇宙的中心;第二次打击是发现人是由猿猴演化而来的;第三次打击就是弗洛伊德认为,人基本上是由许多冲动支配的,这些冲动许多是潜藏在觉知不到的无意识状态之中。人有意识控制自己行为的理性形象受到了挑战。

(六)认知心理学

认知心理学与其他学派不同,不是由某个心理学家提出来的一套理论体系,而是在很多学者研究的基础上产生的。1967年,美国心理学家奈瑟将当时的各种研究成果加以总结,写出了《认知心理学》一书,使得认知心理学明确成为一种学说。

认知心理学是受多种因素的影响逐渐演变而成的。首先是20世纪中期计算机科学的影响,计算机科学的发展要求了解人是怎样在头脑中加工信息的,以及人是怎样认识外界的。只有把人的认识活动规律了解清楚后,计算机才能模拟运算,认知心理学应运而生。其次是心理学自身发展中积累了一些成果,如瑞士著名心理学家皮亚杰在儿童研究中,揭示出在儿童发展的不同阶段思维表现有不同水平等,这些成果证明内部心理活动规律是可以研究的。此外,某些行为主义心理学家在自身的研究过程中,受格式塔学派的影响,逐步引入了一些与心理活动有关的概念和术语,也推动了心理学研究从行为主义向认知心理学的转变。

认知心理学家坚信,要想充分了解一个人的行为必须研究其内部心理活动,内部认知过程是可以运用科学的方法加以研究的。他们在研究推理、决策以及问题解决等复杂的认知过程时采用口语报告的方法,获得了很大成功。口语报告法也称"出声思维",即经过一定训练后,让被研究者在解决某个问题时,大声说出头脑内进行的活动,事后由研究者对其进行分析。口语报告法不同于内省法,它是在行为主义研究方法之上所运用的一种客观的科学研究方法。认知心理学的发展使得人的心理、意识又被带回到了心理学的研究之中。

(七) 人本主义心理学

人本主义心理学是由美国心理学家马斯洛和罗杰斯在20世纪50年代创立的。因为人本主义心理学兴起的年代较精神分析学说与行为主义晚,故而被称为现代心理学上的第三势力。

人本主义心理学反对精神分析学说与行为主义的偏激观点和决定论。人本主义心理学批评精神分析学说只是以精神病病人的心理现象为基础,抨击其有关行为受原始性冲动支配的观点;批评行为主义只是以动物和儿童的心理现象为基础,指责行为主义只研究由零碎的、片面的反应构成的行为,而不是表现行为的整个人,抨击其环境决定论。在人本主义心理学看来,这两种理论都没有把人看作是自己命运的主人,失掉了人的最重要特性。

人本主义心理学主张,心理学的研究应当以正常人为对象,研究人类有别于动物的一些复杂的经验,诸如动机、需要、价值观、情感、生活责任、自我意识等真正属于人性各种层面的问题。人本主义注重人的独特性和社会性,强调人是一种自由的、有理想的生物,其行为主要受自我意识支配;人具有个人发展的潜能和自我成长的需要。人本主义心理学的研究不只是了解人的这些本性,而且要寻求改善环境的机会以利于人性的充分发展,使其达到自我实现的境界。

人本主义心理学对传统心理学的某些批判,对我们有启示作用。但是,他们错误地理解了人类的本质,把人看成人性的人,而不是社会关系的总和,因而他们对人的内心世界的许多描述,常常是从个人主义和利己主义出发的。此外,人本主义心理学的许多主张还带有纲领性质,他们对自己所使用的名词缺乏明确的定义,也没有具体说明他们所采用的研究方法,使他们的理论难以得到检验。

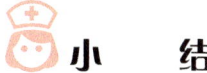

小 结

心理活动是生命活动过程中的高级运动形式,人的心理现象分为心理过程和个性心理两个统一、不可分割的方面,心理是脑的机能,脑是心理的器官,心理是客观现实在脑的反映,客观现实是人心理活动内容的源泉,实践活动是心理发生、发展的基础。1879年,德国著名心理学家冯特在德国莱比锡大学创建了世界上第一个心理学实验室,标志着科学心理学的诞生。

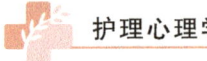
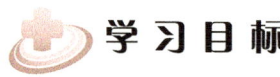 能 力 检 测

一、填空题

1. _____是心理的器官,心理是_____的_____。

2. _____是人心理活动内容的源泉,心理是客观现实在_____的反映。

3. 脑的机能为心理的产生提供了_____,它还必须在_____的作用下,才能产生心理。

4. 心理的本质包括两个方面,即_____,_____。

二、简答题

1. 举例说明心理的本质。

2. 简述主要的心理学学派。

第二节 认知过程

学习目标

掌握:感觉、知觉、记忆、思维、想象、注意等心理活动的概念,运用生活实例分析知觉的基本特征,掌握在学习中提高记忆力的方法。

熟悉:思维的特征、遗忘的规律。

了解:思维的种类。

 临床护理情景描述

　　李某,男性,17岁,某中职学校一年级学生,每天均骑电动车上学。2010年夏季一天早上,在上学路上骑电动车时与汽车相撞后昏迷,被120急救车送至医院。家人急忙赶到医院,任凭母亲怎么呼喊他都没有回应,经抢救一周后苏醒,醒后不能说出受伤的经过。

　　问题:李某受伤后心理活动发生了哪些变化?

　　认知过程是对客观世界的认识和觉察,包括感觉、知觉、记忆、思维、想象、注意等心理活动。

一、感觉

（一）感觉的概念

感觉是人脑对直接作用于感官的客观事物的个别属性的认识。例如,面前有一个苹果,我们看见它有红红的颜色,圆圆的形状,闻到一股清香,尝到一种甜味。这里的红、圆、香、甜是苹果的一些个别属性,这些属性直接刺激了我们的一些感觉器官,从而使我们的大脑认识了苹果的这些属性,这个过程就是感觉。

知识链接

感觉剥夺实验

赫伦和斯科特于1954年首次报告了感觉剥夺的实验结果。在实验中,要求被试者安静地躺在实验室的一张舒适床上,室内非常安静,听不到一点声音;一片漆黑,看不见任何东西;两只手戴上手套,并用纸卡卡住。吃喝都由主试者事先安排好了,用不着被试者移动手脚。总之,来自外界的刺激几乎都被"剥夺"了。实验开始,被试者还能安静地睡着,但稍后,被试者开始失眠,不耐烦,急切地寻找刺激,他们想唱歌,吹口哨,自言自语,用两只手套互相敲打,或者用它去探索这间小屋。换句话说,被试者变得焦躁不安,老想活动,觉得很不舒服。实验中被试者每天可以得到20美元的报酬。但即使这样,也难以让他们在实验室中坚持这种实验2~3天。这个实验说明,来自外界的刺激对维持人的正常生存是十分重要的。

（二）感觉的分类

根据刺激物的性质以及它所作用的感官的性质,可以将感觉分为外部感觉和内部感觉。

1. 外部感觉　接受外部世界的刺激,反映外界事物的个别属性,如视觉、听觉、嗅觉、味觉、肤觉等。

2. 内部感觉　接受机体内部的刺激,反映机体自身的运动与状态,如运动觉、平衡觉、内脏感觉等。

（三）感觉的特性

1. 感受性　生活环境中存在着各种各样的刺激,但并不是任何刺激都能引起感觉,只有达到一定强度的刺激才能引起人们的感觉。例如,我们平时看不见空气中的灰尘,但是当细小的灰尘聚集成较大的尘埃颗粒时,我们就可以看见它。这种刚刚能引起感觉的最小刺激量称为感觉阈限;而人的感官觉察这种微弱刺激的能力,称为感受性。也就是说,感受性是指感官对适宜刺激的感觉能力。一般说来,感受性与感觉阈限成反比关系。

2. 感受性的变化　一个人的感受性高低不是一成不变的。同一人在不同条件下,对同一刺激物的感受是有高有低的。感受性的变化有下列几种情况。

（1）感觉的适应:适应是在刺激物持续作用下引起感受性的变化。这种变化可以是感受性的提高,也可以是感受性的降低。例如,视觉上常见的暗适应就是视觉感受性提高的表现;而视觉的明适应就是视觉感受性降低的表现。

（2）感觉的相互作用:一种感觉的感受性,因其他感觉的影响而发生变化的现象。这种变化也可以在几种感觉同时产生时发生,也可在先后几种感觉中产生影响。如轻微的音乐可使病人的疼痛减轻,强烈的噪声会使病人的疼痛加剧。

感觉的相互作用也可以发生在同一种感觉之间。最明显的就是对比现象,如"月明星稀"。对比现象又分为同时对比和相继性对比。

(3)感觉的发展和补偿:上述两种感受性的变化是暂时的,有一定的时限。要使个体感受性从根本性上提高,则与实践活动的训练有关。在人们的实践活动中,因实践活动的需要,对某种感觉做长期的、精细的训练,能使感受性大大超过其他人。如染料工人能区分十几种浓淡不同的黑色;有经验的医生,能听出心音微小的变化。

由于某种原因造成丧失一种感受能力的人,他们其他感觉能力会由于代偿而得到特殊的发展。如聋哑人的视觉特别敏锐,盲人的听觉和触觉特别发达。护士可以帮助盲人训练其触觉和听觉能力,以提高其生活能力。

(4)联觉:由一种感觉引起另一种心理活动发生的现象。联觉可以出现在各种不同的感觉中,最常见的是视觉联觉。如红、橙、黄等颜色,使人有温暖的感觉,因此被称为暖色;蓝、青、绿等颜色往往引起凉爽的感觉,因而被称为冷色。临床上我们也运用颜色的联觉作用来治疗疾病,被称为"颜色疗法"。

(5)感觉的后像:当外界刺激作用消失后,感觉在短暂时间内仍不消失的现象。例如,某种音乐停止以后,仍然有这个音乐的余音在萦绕,这就是感觉的后像。后像存在于各种感觉之中,但是在听觉和视觉中表现较为突出。现实生活中,电影就是利用人们视觉的后像而将那些间断的画面连续起来产生的动态景象。

二、知觉

(一)知觉的概念

知觉是人脑对直接作用于感官的客观事物的整体属性的认识。仍以苹果为例,我们不仅要知道它的颜色和味道,而且要把它作为一个整体与其他东西(如梨、气球等)区别开来。我们看到了苹果的红色,闻到了苹果的清香,尝到了苹果的甜味,从而认识到了苹果的整体属性,这就是知觉。

感觉是知觉的基础,知觉是在感觉的基础上产生的。但知觉并不是个别感觉信息的简单总和,而是对事物的多种属性和各部分之间相互关系的综合反映。

(二)知觉的分类

根据人脑所认识的事物特性,可以把知觉分为空间知觉、时间知觉、运动知觉三类。

1. 空间知觉 空间知觉是对物体的大小、形状、方位和距离等空间特性的认识,是人出生后在活动中随神经系统与脑功能逐渐成熟并与事物接触的过程中形成的。

2. 时间知觉 时间知觉是对事物的延续性和顺序性的认识。时间知觉的信息线索主要来自自然界周期性的变化和人体自身生理、心理的节律性变化。

3. 运动知觉 运动知觉是对物体和自身机体在空间位移等方面的认识。运动知觉是多种感官的协同活动的结果,参与运动知觉的有视觉、动觉、平衡觉,其中视觉起重要作用。运动知觉对动物和人的适应性行为有重要意义。

(三)知觉的基本特征

1. 知觉的选择性 人所处的周围环境复杂多样,某一瞬间人不可能对众多事物进行感知，而总是有选择地把少数事物作为知觉的对象，而把其他事物当成知觉的背景，这种现象称为知觉的选择性(图 2-2)。这种特性有利于我们更清晰地感知一定的事物与对象。例如，医生在查房时，会把问诊病人的声音、表情、动作等作为知觉对象，而周围环境中的其他声音、人或物便成为知觉的背景。

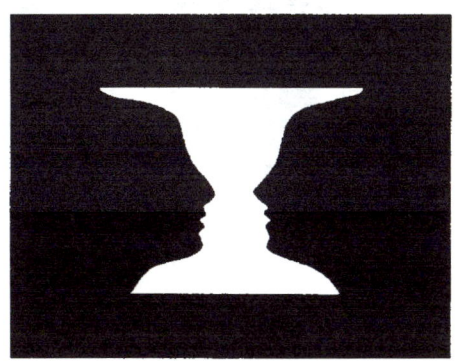

图 2-2　对象与背景

2. 知觉的整体性　知觉的对象具有不同的属性，由不同的部分组成。但是，人并不把知觉的对象感知为个别属性、个别部分，而总是把它知觉为一个统一的整体。知觉的这种特性称为知觉的整体性。图 2-3 中，白背景中的白色三角形，是作为一个整体被知觉的，尽管背影图形似乎支离破碎，但构成的却是一个整体。

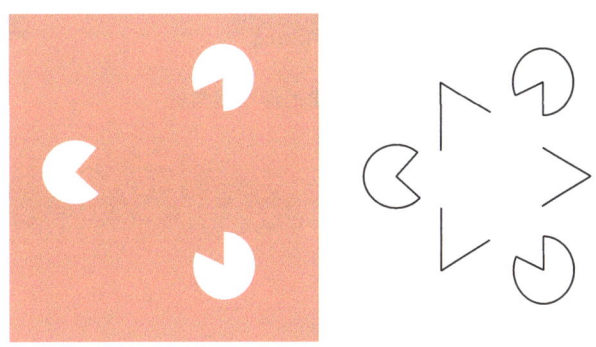

图 2-3　知觉的整体性

3. 知觉的理解性　在知觉的过程中，人总是用过去所获得的有关知识经验，对感知事物进行加工处理，并用概念的形式把它们标出来，知觉的这种特性就是知觉的理解性。对知觉对象的理解情况与知觉者的知识经验直接有关，如图 2-4 所示。

4. 知觉的恒常性　当知觉的客观条件在一定范围内改变时，我们的知觉映像在相当程度上仍保持着它的稳定性，知觉的这种特性是知觉的恒常性。常见知觉的恒常性有形状恒常性、大小恒常性、明度恒常性、颜色恒常性等。恒常性使我们在不同的条件下，始终保持对事物本来面貌的认识，保证了知觉的精确性，如图 2-5 所示。

明度恒常性，或称亮度恒常性，是指尽管照明的亮度改变，但我们仍倾向于把物体的表面亮度知觉为不变。图 2-6 中，两个灰色圆圈的明度相同，但大多数人会觉得左边的圆圈看起来比右边的更暗。视觉系统基于两个圆圈所在的背景比较其明度，因而左边的相对其背景而显得更暗。

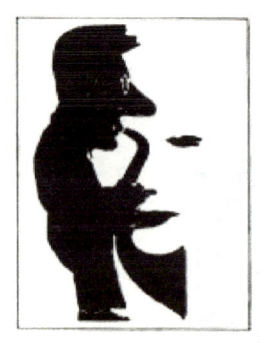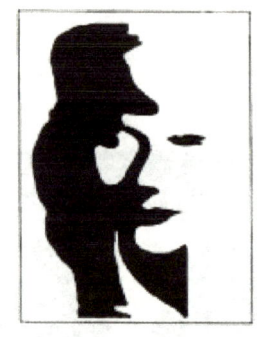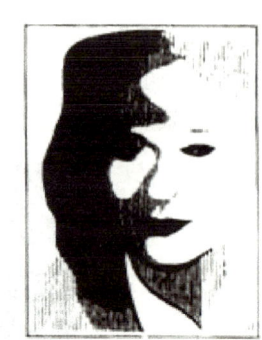

图 2-4　知觉的理解性

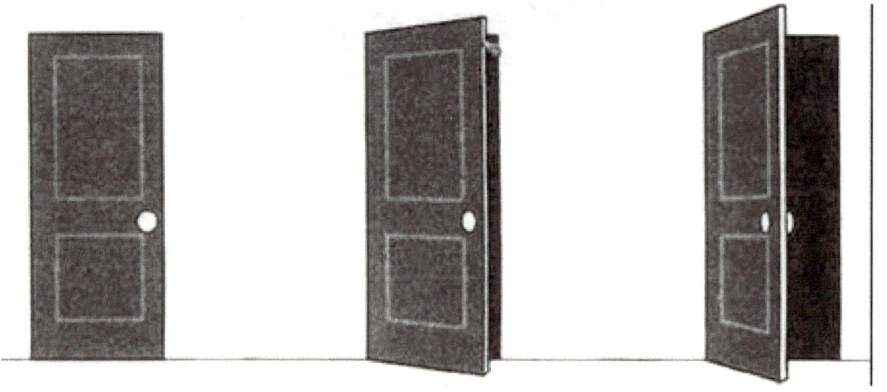

图 2-5　知觉的形状恒常性

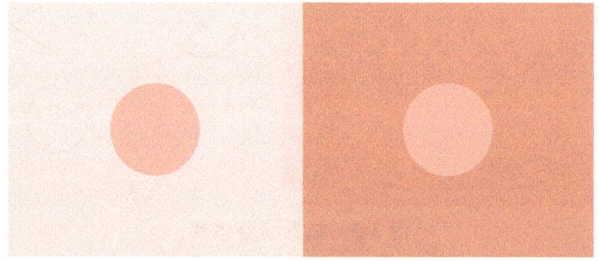

图 2-6　知觉的明度恒常性

图 2-7 中不论光线照射如何,圆柱体的逆光面和向光面都是同一种颜色,这就是颜色恒常性现象。

三、记忆

(一) 记忆的概念

记忆是在头脑中积累和保存个体经验的心理过程。如在前面我们感知过的苹果,现已不在我们面前,但是我们仍能说出它的形状、颜色、味道,这就是记忆。运用信息加工的术语,记忆就是人脑对外界输入的信息进行编码、存储和提取的过程。

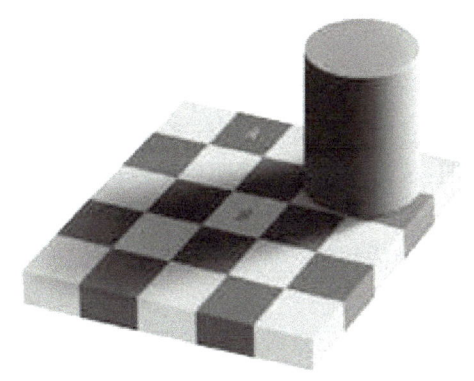

图 2-7　知觉的颜色恒常性

(二) 记忆的分类

1. 根据记忆的内容分类

（1）形象记忆：以感知过的事物形象为内容的记忆。例如，对老师讲解的挂图、模型标本的记忆，就是形象记忆。

（2）情绪记忆：以情绪和情感体验为内容的记忆。例如，当我们第一天到校上学时那种兴奋激动的心情，如今仍记忆犹新，这就是情绪记忆。

（3）运动记忆：以实际行动、动作、技巧为内容的记忆。例如，护士对护理操作程序和身体动作的记忆，就是运动记忆。运动记忆对形成各种熟练技巧有着重要意义。

（4）逻辑记忆：以概念、判断、推理等抽象思维为内容的记忆。例如，对数学公式、法则、定理和对于事物的性质、定义、关系等方面的记忆为内容的记忆。

2. 根据记忆保持时间的长短不同分类（图 2-8）

（1）瞬时记忆：通过感觉器官所获得的感觉信息在 $0.25 \sim 2$ s 的记忆，又称感觉记忆或感觉登记。

（2）短时记忆：所获得的信息在头脑中储存不超过 1 min 的记忆。

（3）长时记忆：保持 1 min 以上甚至终身的记忆。长时记忆中存储着我们过去的所有经验和知识，为所有心理活动提供了必要的知识基础。长时记忆的信息在头脑中存储的时间长，容量没有限制。信息来源大部分是对短时记忆内容的加工，也有由于印象深刻而一次获得的。

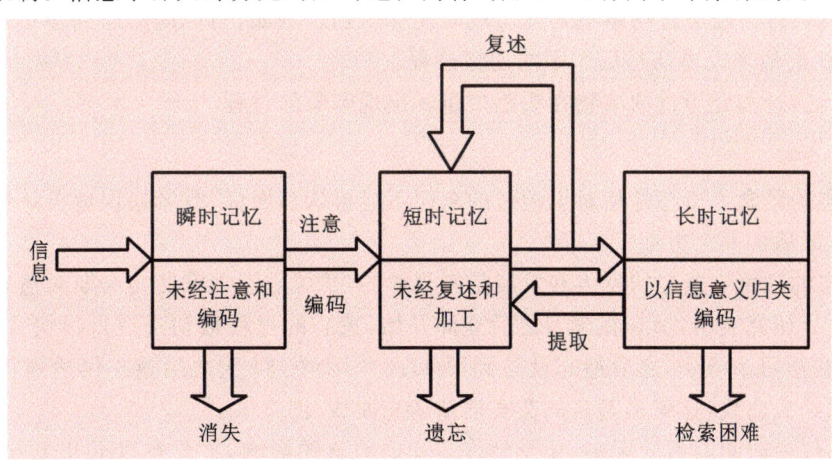

图 2-8　记忆的三个阶段

（三）记忆的基本过程

记忆的基本过程包括识记、保持和回忆。

1. 识记　识记是把所需信息输入头脑的过程，这是记忆的第一步。

（1）无意识记和有意识记：根据识记时有无明确的目的性和自觉性，分为无意识记和有意识记。无意识记指事先没有预定的目的，也不需要任何意志努力的识记。有意识记指按一定的目的、任务和需要采取积极思维活动的一种识记。有意识记能使人获得系统知识和技能，日常的学习和工作主要依靠有意识记。

（2）机械识记和意义识记：根据识记是否建立在理解基础上，可以把识记分为机械识记和意义识记。机械识记，指在对识记材料没有理解的情况下，依靠事物的外部联系、先后顺序、机械重复地进行识记。人们记地名、人名、地址等，常常是机械识记。意义识记，是指在对材料进行理解的情况下，根据材料的内在联系，运用有关经验进行的识记。

意义识记的效果总是优于机械识记。因此，我们在学习中，凡有意义的材料，应积极思维，找出材料之间的内在联系；对于无意义的材料，尽量赋予其人为的意义，以保证记忆的效果。

知识链接

记忆与知识、经验的关系

心理学家的实验：首先给国际象棋大师和新手看一个真实的棋局 5 s，然后将棋子搞乱，要求他们复盘。国际象棋大师第一次尝试就把 90% 的棋子正确复位，而新手只能正确恢复 40% 棋子。但是，如果呈现的不是一个真实的棋局，而是一些随意摆放的棋子，结果国际象棋大师和新手正确将棋子复位的的成绩没什么差别。这个结果说明，国际象棋大师对真实棋局复盘成绩好，是因为他比新手具有更丰富的相关知识和经验，然而对那些无序的棋子则无法运用自己的丰富知识经验，和新手站在了一个起跑线上，不能显示出优势。

2. 保持　保持是对识记过的事物在头脑中储存和巩固的过程，是实现回忆的保证，是记忆力强弱的重要标志之一。保持是信息编码、储存的过程。

3. 再认和回忆　再认和回忆是人脑对过去经验的提取过程。

（1）再认：过去经历过的事物再度出现时能够识别。例如，当你偶然遇到多年未见的儿时伙伴，能够认出他来。再认是低水平的回忆过程。

（2）回忆：过去经历过的事物在头脑中重新出现印象的过程。

（四）遗忘

1. 遗忘的概念　遗忘是指对识记过的东西不能再认和回忆，或者错误地再认和回忆。遗忘与保持是矛盾的两个方面。

2. 遗忘的规律　遗忘的发生和发展是有规律的，德国心理学家艾宾浩斯对遗忘做过深入系统的研究。研究表明，遗忘在学习之后立即开始，遗忘的过程最初进展得很快，以后逐渐缓慢。例如，在学习 20 min 之后遗忘就达到了 41.8%，而在 31 天之后遗忘仅达到 78.9%。他将实验结果绘成曲线，这就是著名的艾宾浩斯遗忘曲线（图 2-9）。

遗忘不仅受时间因素的影响，还受到许多其他因素的影响，主要有以下几个方面：①识记材料的性质与数量：一般认为，对熟练的动作和形象材料遗忘得慢；对有意义的材料比对无意

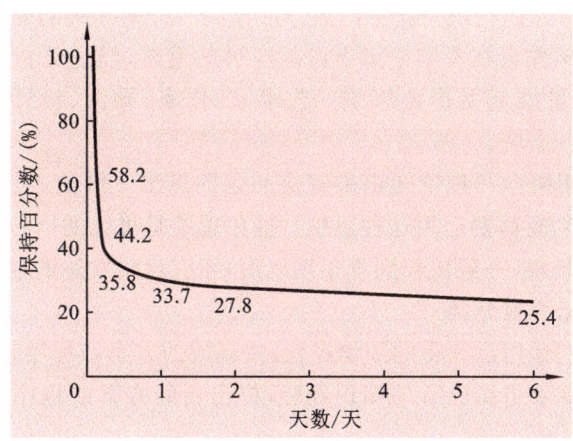

图 2-9　艾宾浩斯遗忘曲线

义的材料遗忘要慢得多;识记材料越多,忘得越快。②学习的程度:研究表明,过度学习达到 $50\%\sim100\%$ 时学习效果最佳,最不易遗忘,所花的时间也最经济。③识记材料的系列位置:一般认为,最后识记的材料最不容易遗忘,其次是最先识记的那些材料,遗忘最多的是中间部分。④识记者的态度:研究表明,在人们的生活中不占重要地位的、不引起人们兴趣的、不符合一个人需要的事情,容易出现遗忘。

四、思维

(一)思维的概念

思维是人脑对客观事物进行的间接的、概括的反映。它反映的是事物的本质特征和内部联系及规律性,属于认识活动的高级阶段。事实上,人没有单纯的、孤立的感知觉,人的感知觉任何时候也不能完全离开思维;思维活动也离不开感知觉和记忆活动所提供的信息。在人的整个心理活动中,思维占有核心的地位。

(二)思维的特征

1. 思维的间接性　思维的间接性表现为人能借助于已有的知识经验或媒介,来理解和认识另一些没有被直接感知或不可能被直接感知的事物。例如,医生通过对病人的问诊、体格检查和辅助检查等,来诊断病人体内有无病变。

2. 思维的概括性　思维的概括性是指在大量感性材料的基础上,把一类事物共同的特征和规律抽取出来,加以概括。它表现在两个方面:一是对一类事物共同的本质特征的反映,如医学上把人体组织在长期致瘤因子作用下,所引起的细胞异常增生的形成物,统称为肿瘤;二是对事物的内在联系与规律的反映,如急性阑尾炎的典型临床症状是转移性右下腹痛,这个症状是在多次经验的基础上总结出来的。

(三)思维的分类

1. 根据思维任务的性质、内容和解决问题的方法分类

(1)直观动作思维:通过实际操作解决直观而具体问题的思维。其特点是思维和动作不可分离,离开了动作,思维也就中止了。3 岁前的幼儿只能在动作中思考,他们的思维基本上属于直观动作思维。

（2）具体形象思维：人们利用头脑中的具体形象（表象）来解决问题的思维。例如，去城市的某个地方参观，我们事先会在头脑中想出可能经过的道路，经过分析与比较，最后选择一条短而方便的路，这样的思维就是形象思维。艺术家、作家、导演、设计师等更多地运用形象思维。

（3）抽象思维：运用概念和理论知识来解决问题的思维。例如，学生学习各种科学知识，科学家进行某种推理、判断都要运用这种思维。抽象思维是思维的一种高级形式，它是人类思维的典型形式，其发展较晚，一般成长到青年期以后，才有比较发达的抽象思维。

2. 根据思维的创新程度分类

（1）常规思维：人们运用已获得的知识经验，按现成的方案和程序直接解决问题的思维。

（2）创造性思维：重新组织已有的知识经验，提出新的方案或程序，并创造出新的思维成果的思维活动。

3. 根据思维探索答案的方向不同分类

（1）聚合思维：也称求同思维，是指个人在解决问题时，总是以已有的知识和经验为根据，遵循逻辑规则去寻求唯一的答案。

（2）发散思维：也称求异思维，是指个人在解决问题时，同时会想到数个可能解决问题的方向，而不是局限于单一答案。

（四）解决问题的思维过程

一般说来，解决问题的思维过程，可分为以下四个阶段。

1. 发现问题和提出问题　思维是从解决问题开始的，问题就是矛盾，矛盾是普遍存在的，找出矛盾的过程就是发现问题和提出问题的过程。

2. 分析问题　分析问题就是明确问题的过程，就是把不确定的问题变为确定的问题。分析问题时要弄清楚问题的要求是什么？哪些是已知条件？已知条件和问题的要求之间有什么联系？进而明确问题的关键所在，即找出问题的主要矛盾，然后针对这个主要矛盾进行思考、探索。

3. 提出假设　提出假设是找出解决问题的方案、策略，根据一定的原则、方法和途径去解决问题。这个阶段是具有创造性的阶段，也是解决问题的一个关键阶段。但解决问题的策略和方法不是简单的就能够立刻找到和确定下来的，而是需要经过假设的形式逐渐形成。

4. 检验假设　解决问题的最后一步是检验假设，也就是通过一定的方法确定所提出的假设是否符合客观规律。检验假设的方法有两种：一种是实际行动，即按照假设去解决问题。另一种方法是智力检验，也就是进行推论。

以上解决问题的思维过程的四个阶段不是孤立的，而是交错进行的。特别是解决复杂的难题时，往往需要把难题分解为几个部分逐步解决。如果通过验证发现假设不能顺利解决问题，就需要重新考虑问题，提出新的假设。

五、想象

（一）想象的概念

想象是对头脑中已有的表象进行加工改造，形成新形象的过程。这是一种高级的认识活动。例如，我们没有去过北极，当看到介绍北极的文章时，在我们头脑中会形成一幅幅北极风光的画面。

想象是在记忆的基础上进行的,它与记忆有密切的联系,但又不同于记忆活动。记忆是表象的再现,而想象是表象的加工,改造组成新的形象。这种新的形象不仅可以是人们从未知觉过的事物的形象,还可以是现实中不存在的或不可能有的形象。例如,《西游记》中孙悟空的形象,就是猴头与人身的结合,尽管这一类形象离奇古怪,有时甚至荒诞无稽,但它们仍来自现实,来自对人脑记忆表象的加工。

(二)想象的种类

按照想象活动是否具有目的性,可以分为无意想象和有意想象。

1. 无意想象 无意想象是一种没有预定目的,不自觉产生的想象。它是当人们的意识减弱时,在某种刺激的作用下,不由自主地想象某种事物的过程。

2. 有意想象 有意想象是按一定目的、自觉进行的想象。在有意想象中,根据想象内容的新颖程度和形成方式的不同,可分为再造想象、创造想象和幻想。

(1)再造想象:根据言语的描述或图样的示意,在人脑中形成相应的新形象的过程。例如,建筑工人根据建筑蓝图想象出建筑物的形象。这种依据别人的描述进行的再造想象有一定程度的创造性,但其创造性的水平较低。

(2)创造想象:根据一定的目的、任务,在人脑中独立地创造出新形象的过程。在新作品创作、新产品创造时,人脑中构成的新形象都属于创造想象。创造想象具有首创性、独立性和新颖性等特点,它比再造想象更复杂、更困难,它需要对已有的感性材料进行深入的分析、综合、加工、改造,在头脑中进行创造性的构思。

(3)幻想:指向未来,并与个人愿望相联系的想象。它是创造想象的特殊形式。当人们依据事物发展的客观规律想象未来时,这种想象称为理想,具有实现的可能性。空想是一种不以客观规律为依据甚至违背事物发展的客观进程,因而是没有实现可能的想象。

六、注意

(一)注意的概念

注意是心理活动对一定对象的指向和集中。注意具有指向性和集中性两个特点。指向性是指心理活动有选择地指向于某些对象,并且能长时间地保持。集中性是将心理活动聚集在所选择的事物上,排除各种干扰,以保证对象得到鲜明、清晰的反映。

注意不是独立的心理过程,它总是在感觉、知觉、记忆、思维、想象、意志等心理过程中表现出来,是各种心理过程共有的特性,它不能离开一定的心理过程而独立存在。注意贯穿于心理过程的始终。一旦注意中止,心理过程将偏离目标,甚至终止。任何一个心理过程自始至终都离不开注意。

(二)注意的种类

根据注意产生和维持有无预定目的以及是否需要意志努力,可将注意分为无意注意、有意注意、有意后注意三种。

1. 无意注意 无意注意是指事先没有目的、也不需要意志努力的注意。例如,上课时,突然从教室外闯进一个人,这时大家会不由自主地把视线朝向他。这种注意就是无意注意。

2. 有意注意 有意注意是指有预定的目的、需要一定意志努力的注意。当我们学习某一门功课时,由于认识到它的重要性,便会自觉、主动地把心理活动集中在这门功课的学习上,而且还会通过意志努力,排除各种干扰,使注意力坚持在要学习的东西上。这种注意就是有意注意。

3. 有意后注意 有意后注意是一种特殊形式的注意,它有自觉的目的、任务,但又不需要意志努力的注意。有意后注意是在有意注意的基础上发展起来的。有意后注意既服从当前的活动目的与任务,又能节省意志的努力,因而对完成长期、持续的任务特别有利。培养有意后注意关键在于发展对活动本身的直接兴趣。

(三)注意的品质

1. 注意的范围 注意的范围又称注意的广度,它是指同一时间内,人的意识所能把握对象的数量。注意的范围受知觉特点的影响,如知觉对象越集中,排列越有规律,越能成为相互联系的整体,则注意的范围就越大。

2. 注意的稳定性 注意的稳定性是指注意能否长时间地保持在某种事物或从事的某种活动上。这是注意在时间上的特征。注意的稳定性是衡量注意品质的一个重要指标。它在人们的生活和工作中具有重要的意义。学生必须具有稳定的注意才能有效地接受教师传授的知识;外科医生只有在手术中聚精会神地工作,才能保证手术的成功。

3. 注意的分配 注意的分配是指个体在同一时间对两种或两种以上的刺激进行注意,或将注意分配到不同的活动中。例如,教师能够一面讲课,一面观察学生的反应。注意的分配是完成复杂工作任务的重要条件,它是建立在同时进行的几种活动的熟练程度或自动化程度的基础之上的。

4. 注意的转移 注意的转移是根据一定的目的,主动地把注意从一个对象转移到另一个对象上去。灵活而又正确的转移是提高工作效率的基础。护士每天要接触大量的不同的病人,这就要求护士有灵活转移注意的能力。

七、认知与临床

认知疗法可以用于治疗许多疾病和心理障碍。其中最主要的是治疗情绪抑郁的病人,尤其对于单相抑郁症的成年病人来说是一种有效的短期治疗方法。根据美国宾夕法尼亚大学的研究报道,认知疗法主要适用于治疗单相抑郁症的门诊病人,抑郁病一般经过12周的认知疗法,80%的病人有显著改善,疗效优于用丙咪嗪药物治疗的对照组,随访一年,疗效稳定。

认知疗法还可作为神经性厌食症、性功能障碍和酒精中毒等病人的治疗方法之一。在对神经性厌食症病人的治疗中,除了药物治疗、饮食治疗和家庭治疗外,还要注意这些病人的认知歪曲,因为这些病人往往存在着对自身外形、面庞等方面的认知异常,因此必须矫正他们的错误认知。例如,可以通过下述合理认知的对话和自我监察来进行:"消瘦的人是吃得过少""消瘦的人进食方式与正常体重人的进食方式不一样""消瘦的人不像正常体重的人那样健美、强壮"。要求病人完成一定量的食物摄入,逐步改变不良认知。神经性厌食病人治疗多不主动,注意处理好医患关系,取得病人信任是非常重要的。

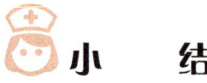

小　结

本节主要讲解认知过程,它是在人们认识世界的时候所产生的心理现象。通过学习,要求掌握感觉、知觉、记忆、思维、想象、注意等心理活动的概念,在学习、生活中学会运用其中的心理学原理分析所学的心理现象。重点是学会利用遗忘和记忆的特性,在学习中防止遗忘、提高记忆力;把握思维的特征,在现实中培养自己的良好的思维品质。

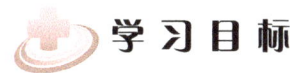

能力检测

1. 知觉有哪些基本特征？
2. 简述记忆的基本过程。在学习中如何防止遗忘？
3. 注意的品质有哪些？
4. 谈谈如何培养创新性思维。

第三节　情绪与情感过程

学习目标

掌握：情绪与情感的概念。
熟悉：管理情绪的方法。
了解：情绪与情感的分类。

临床护理情景描述

张某，女性，17 岁，某中职学校二年级学生，学习委员，品学兼优，家庭经济困难，因此，她立志要好好学习，争取得到每年 2000 元的国家奖学金。一学年结束时学校进行了奖学金评选，她以总成绩 0.3 分之差而未能如愿以偿。事发以后，她整天闷闷不乐，夜晚久久不能入睡，饮食量也减少，人也一天天消瘦。

问题：张某出现了何种不良情绪？如何调适？

一、概述

（一）情绪与情感的概念

情绪与情感是人对客观事物是否符合自己的需要而产生的态度体验。

当客观事物或情境符合主体的需要和愿望时，就能引起积极的、肯定的情绪和情感。例如，我们会因读到一本好书而感到满意，生活中遇到知己会感到欣慰等。当客观事物或情境不符合主体的需要和愿望时，就会产生消极、否定的情绪和情感。例如，失去亲人会引起悲痛，无端遭到攻击会产生愤怒。由此可见，情绪与情感的产生是以个体的愿望或需要为中介的。

（二）情绪与情感的作用

情绪与情感在人们的社会生活中常常处于极敏感的前沿地位，在各个实践领域中起着重要的作用。

1. 适应功能 情绪与情感是有机体适应生存和发展的一种重要方式。情绪是个体早期赖以生存的手段。在成人生活中,情绪直接地反映人们生存的状况,是人们心理活动的晴雨表。也就是说,人们通过各种情绪与情感,了解自身或他人的处境与状况,适应社会的需要,求得更好的生存和发展。

2. 动机功能 情绪与情感是动机的源泉之一,是动机系统的一个基本成分。它能够激励人的活动,提高人的效率。适度的情绪兴奋,可使心身处于活动的最佳状态,进而推动人们有效地完成工作任务。同时,情绪对生理内驱力也具有放大信号的作用,成为驱使人们行为的强大动力。

3. 组织功能 情绪对其他心理活动具有组织的作用。这种作用表现为积极情绪的协调作用和消极情绪的破坏、瓦解作用。中等强度的愉快的情绪,有利于提高认识活动的效果。而消极的情绪如恐惧、痛苦等会对操作效果产生负面影响,消极情绪的激动水平越高,操作效果越差。

4. 信号功能 情绪、情感在人际间具有传递信息、沟通思想的功能。这种功能是通过情绪的外部表现,即表情来实现的。

(三)情绪与情感的分类

1. 原始情绪 又称基本情绪,是人和动物共有的与本能活动相联系的情绪。它包括四种基本类型,即快乐、悲哀、愤怒、恐惧。

2. 情绪的状态 根据情绪发生的强度、速度和持续时间长短的不同,可将情绪状态分为三种类型。

(1)心境:一种微弱而持久的情绪状态,也就是我们平时所说的心情。如心情舒畅、郁郁寡欢、恬静、烦闷等,都是心境的表现。

心境的特点是,从其发生的强度来看,是微弱而较平稳的;从其延续的时间来看,持续时间较长,可以少则几天,多则数年;从其影响范围来看,它具有非定向的弥散性特点,不只是指向某一特定的对象,而是使人们的整个生活都染上某种情感色彩。

(2)激情:强烈的、时间短暂的、爆发性的情绪状态。狂喜、暴怒、惊恐、绝望等都是激情的表现。激情通常是由一个人生活中的重大事件、对立意识的冲突、过度的抑制或兴奋引起的。因此,它具有激动性和冲动性两大特点。

激情有积极和消极之分。为了控制消极的激情,必须用理智和意志加以调节,用语言和其他方式进行合理的释放和转移。同时培养正确的思想意识,加强思想修养,冷静地对待引起激情的事物。

(3)应激:由出乎意料的紧迫情况所引起的急速而高度紧张的情绪状态。在日常的生活、工作和学习中,往往会遇到突如其来的事件和意想不到的危险,它要求人们立即作出决策,并调动自己的全部力量以应付这些突然事件,这时产生的情绪状态就是应激。

3. 社会性情感 社会性情感是指人的社会性需要是否获得满足而产生的情感体验,是与人们的社会性需要相联系的主观体验,是人类特有的心理现象之一。

(1)美感:人根据自己的审美标准对自然或社会现象及其在艺术上的表现,进行美的评价时所产生的情感体验。

(2)道德感:道德生活的需要与道德观念是否得到满足与实现时所产生的情感。当一个人依据一定的道德标准和准则对自己或别人的言行及意图作道德评价时,符合其道德标准和准则的就会产生敬佩、赞赏和自豪,否则,就感到厌恶、愤怒和内疚。

（3）理智感:人的智力活动的需要、愿望是否满足时所产生的情感。理智感与人的求知欲、认识兴趣、好奇心、对解决问题的需要、对真理的追求等密切联系在一起。它体现着人对自己智力活动的过程与结果的态度。

美感、道德感和理智感都是在实践中形成和发展起来的,都与一定的原则标准、社会要求和社会价值联系在一起,因而都是社会性情感不可分割的组成部分,三者是融于一体的。

知识链接

管理情绪的方法

管理情绪的方法,就是要能清楚自己当时的感受,认清引发情绪的理由,再找出适当的方法缓解或表达情绪,我们可以归纳成以下三部曲。

1. WHAT——我现在有什么情绪?

由于我们平常比较容易压抑感觉或者常认为有情绪是不好的,因此常常忽略我们真实的感受,因此,情绪管理第一步就是要先能察觉我们的情绪,并且接纳我们的情绪。

2. WHY——我为什么会有这种感觉(情绪)?

我为什么生气? 我为什么难过? 我为什么觉得挫折无助? 我为什么……找出原因我们才知道这样的反应是否正常,找出引发情绪的原因,我们才能对症下药。

3. HOW——如何有效处理情绪?

想想看,可以用什么方法来纾解自己的情绪呢? 平常当你心情不好的时候,你会怎么处理? 什么方法对你是比较有效的呢? 也许可以通过深呼吸、肌肉松弛法、静坐冥想、运动、到郊外走走、听音乐等来让心情平静,也许会采取大哭一场、找人聊聊、涂鸦、用笔抒情等方式,来宣泄一下或者换个乐观的想法来改变心情。

（四）情绪的表现

与情绪状态相联系的身体外部变化称为表情。人类的表情具有适应意义,并通过遗传而保存下来。正因为其具有生物学根源,所以基本情绪的外部表现,如喜、怒、悲、惧等原始表情是通见于全人类的。当然,人的表情也存在着不同民族、不同国度的社会性差异。对人类来说,表情已变成社会上通用的表达和交流的符号,成为和语言平行的交流手段。表情可分为面部表情、身段表情、言语表情。

二、情绪与临床

消极的情绪可以使人致病或诱发某些身体疾病,而积极的情绪可以治疗疾病。所谓心理治疗,就是通过改变人的情绪,调节生理功能,以达到治疗疾病的目的。

1. 消极的情绪致病　愤怒、焦虑、犹豫、悲伤等不良情绪可以产生或诱发各种各样的疾病。愤怒、焦虑可引起交感神经兴奋产生心血管系统疾病,而忧郁、悲伤易引起副交感神经为主的疾病,如溃疡、哮喘、皮肤癌等。反应性神经病情绪也可以影响人体,产生许多躯体疾病,如愤怒、紧张的情绪易导致或诱发高血压、冠心病和消化道溃疡,长期心情忧郁能使人免疫力减低而易患癌症等。

2. 积极的情绪治病 高兴、愉快、快乐、满意等情绪,以副交感神经的兴奋为主,通过受体调节使免疫力提高。不但对人无害,而且有益于人们的健康,可以治疗人们的疾病。所谓心理治疗,其中重要的方面,就是通过改变人的消极情绪为积极情绪,调动人心理功能,来达到治疗疾病的目的。情绪经常处于良好状态的人,不但病少,而且往往能够长寿。在调查我国在70～105 岁的 109 例老人中,他们情绪的主要特点是知足常乐、自甘淡泊、不图名利、胸襟开阔、心情舒畅、自得其乐、助人为乐。

小 结

情绪与情感在人的心理结构中处于敏感的前沿地位。通过学习,要求掌握情绪与情感的概念、分类、表现、状态,明白情绪与心身健康的关系,运用情绪的原理做好医护工作。课外了解有关情绪理论,真正学会调节自我情绪。

能 力 检 测

1. 什么是情绪与情感? 两者的关系如何?
2. 情绪调节对人的心身健康有什么积极意义?
3. 当你受到情绪困扰时,如何进行自我调适?

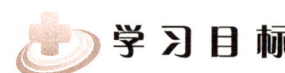

第四节 意 志 过 程

学 习 目 标

掌握:意志的概念、特征及品质。
熟悉:意志与护理的关系。
了解:意志障碍常见的表现。

 临床护理情景描述

张某,男性,33 岁,某卫生学校医士专业毕业生。1995 年毕业后被分配到一家乡卫生院工作。他不满足于现状,边工作边学习,在乡卫生院工作六年期间先后完成了临床医学专业大专、本科学习。后考取了某高等院校硕士研究生,毕业后分配到省级医院心血管内科工作,成为防治心血管疾病的知名专家。

问题:张某作为一名中专生为什么能取得今天的成就? 他具有何种优秀的心理品质?

一、意志概述

意志是指个体自觉地确定目的,并根据目的来支配和调节自己的行动,克服各种困难,从而实现预定目的的心理过程。

意志和行动是不可分的,意志总是通过行动表现出来。人在行动之前,要考虑做什么和怎样做,按照考虑好的目的、计划去行动,并能克服在行动中遇到的困难,作用于客观现实,最后达到目的。这种在意志调节和支配下的有目的、自觉的行动,称为意志行动。

二、意志的特征

(一) 具有自觉的目的性

意志行动的目的性特征是人与动物的本质区别。人在从事活动之前,活动的结果已经作为行动的目的而存在于头脑之中,并且以这个目的来指导自己的行动。

(二) 以随意运动为基础

人类的运动可分为随意和不随意两类。不随意运动是指那些不受意识支配的运动,如心脏跳动、胃肠蠕动、瞳孔反射等。随意运动是受主观意识支配的、有一定的目的的运动,如学习、劳动等。

(三) 与克服困难相联系

人的意志行动是有自觉目的的行动,在目的确立和实现的过程中会遇到各种各样的困难,只有在克服困难的过程中,才能表现出一个人的意志力,没有困难的行动不是意志行动。例如,对一个因病长期卧床正在康复的病人来说,每迈一步都要克服许多困难,这时练习走路就是一种意志行动。

三、意志的品质

人在意志行动过程中表现出来的比较明确的、稳定的特点即意志品质。良好的意志品质主要包括以下几个方面。

(1)自觉性:人在行动中具有明确的目的,并充分认识行动的社会意义,使自己的行动服从于社会要求的品质。具有自觉性的人,通常目的明确,立场坚定,在行动中充分发挥自己的主观能动性,既能倾听和接受合理的建议,又能坚持真理,信守原则,排除诱惑,不盲从,也不固执。与自觉性相反的特征是受暗示性和独断性。

(2)果断性:善于明辨是非,迅速而合理地作出决定,并实现决定的品质。具有果断性品质的人,善于审时度势,善于对问题情境作出正确的分析和判断,当机立断,及时行动。果断性在日常生活中具有重要意义。与果断性相反的意志品质是优柔寡断和草率决定。

(3)坚韧性:人在意志行动中坚持决定,以充沛的精力和顽强的毅力,百折不挠地克服一切困难,实现预定目的的品质。具有坚韧性的人善于抵制各种不符合行动目的的因素的干扰,目标专一,锲而不舍,有始有终。与坚韧性相反的意志品质是动摇和顽固执拗。

(4)自制性:人在行动中善于控制自己的情绪,约束自己言行的品质。自制性集中反映出意志的抑制职能。自制性强的人,善于控制自己的行为去执行所作出的决定,又善于控制自己的情绪冲动,克服盲目冲动的行为,遇事三思而后行。与自制性相反的意志品质是任性和怯懦。

四、意志与临床

（一）意志与健康

意志通过影响人的认知过程和情绪过程对人的健康产生影响。现代生理学的研究证明，意志通过影响人的生理功能从而影响人的健康。坚强的意志和信念，能够影响内分泌的变化，改善生理功能，增强抵抗力。研究结果表明，有的人精神上受到压力时，不知所措，不知道该怎么样应付或处理，导致情绪的波动很大，从而影响心身健康；而有的人在精神上受到类似的压力时，却能泰然处之，可以从主观上控制自己，使情绪不受太大的影响，对健康的影响自然就比较小。因此，意志是心理健康的标志之一，坚强的意志能减少外界压力对人的不良影响，有利于维护心身健康。

（二）意志障碍

意志障碍多从行动障碍中反映出来，常见的意志障碍有意志增强、意志减退、意志缺乏、意志倒错、强迫意向等。

1. 意志增强　意志增强指意志有病态的增强，表现出反常的积极与执着，如坚持做无意义无价值的事等。

2. 意志减退　意志减退指意志消沉，缺乏应有的主动性和积极性，动力不足，思维迟钝，情绪低落，如呆坐、卧床、生活懒散、不修边幅、得过且过、缺乏进取心等。

3. 意志缺乏　意志缺乏是指对任何活动都没有动机和兴趣，思想贫乏，情感淡漠，没有行为面对，没有决断力。

4. 意志倒错　意志倒错指意志活动与正常人的意志相违背，难以理解，该做的事不做，不该做的事却全力以赴去做。

5. 强迫意向　强迫意向指病人反复体验到，想要做某种违背自己意愿的动作或行为的强烈内心冲动。明知是荒谬的，但又不能摆脱这种内心冲动。

（三）意志与护理

护理工作是烦琐而单调的，没有良好的意志品质就不能很好地完成护理工作。护理工作者要注意培养自己具有良好的意志品质，坚定救死扶伤、为护理事业奉献终身的信念，在工作中不怕困难，克服困难，并经常进行自我检查、自我监督、自我调整、自我激励，形成良好的意志品质。而且，应该鼓励病人，帮助病人树立战胜疾病的信心，使病人早日恢复健康。

知识链接

意志创造奇迹

霍金在牛津大学毕业后即到剑桥大学读研究生，这时他被诊断患了"卢伽雷病"，不久，就完全瘫痪了。1985年，霍金又因肺炎进行了穿气管手术，此后，他完全不能说话，依靠安装在轮椅上的一个小对话机和语言合成器与人进行交谈；看书必须依赖一种翻书页的机器，读文献时需要请人将每一页都摊在大桌子上，然后他驱动轮椅如蚕吃桑叶般地逐页阅读……

医生曾诊断身患绝症的霍金只能活两年，他之所以能坚持到今天并取得卓越成就,最主要的是他具有强烈的使命感和极其坚强的意志。他凭着坚毅不屈的意志,战胜了疾病,创造了一个奇迹,也证明了残疾并非成功的障碍。霍金的一生,是人类意志力的记录,是科学精神创造的奇迹。

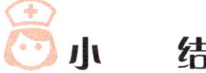

小 结

意志过程通过影响人的认知过程和情绪过程对人的健康产生影响。现代生理学的研究证明,意志通过影响人的生理功能从而影响人的健康。坚强的意志和信念,能够影响内分泌的变化,改善生理功能,增强抵抗力。意志是心理健康的标志之一,坚强的意志能使人减少外界压力的不良影响,有利于维护心身健康。护理人员要培养自己具有良好的意志品质。

能 力 检 测

1. 做一名护士需要具备哪些良好的意志品质?
2. 意志与维护心身健康有什么关系?
3. 结合所学护理专业,讨论如何在工作中培养良好的意志品质。

第五节 人 格

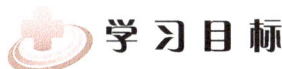

学 习 目 标

掌握:需要、动机、兴趣、能力、气质和性格的概念、分类及相关理论。
熟悉:人格的概念、结构与特征,自我意识的概念及结构。
了解:人格与护理的关系。

临床护理情景描述

黄某,男性,18岁,某中职学校三年级学生。父母离异后跟父亲生活。父亲忙于生计很少关心黄某,还经常因生活小事打骂黄某。由此,黄某从小无法无天,经常打人毁物,一次在学校将一名同学按倒在地用椅子猛打,打得同学头破血流,虽经老师耐心教育也毫无悔改之意,还是我行我素,经常跟一些不法社会青年混在一起,在学校称王称霸,成为学校及家长的一大"难题"。

问题:试分析本例中黄某的人格特点。

一、人格概述

（一）人格的概念

人格一词最初源于古希腊语 persona，原意是希腊戏剧中演员戴的面具，面具随人物角色的不同而变换，表现角色的特点和人物特征，就如同我国戏剧中的脸谱一样。因此，面具是剧中人的行为方式和性格特征的标志。心理学用"面具"转意为"人格"，指一个人在人生舞台上扮演的角色及其独特的精神面貌。心理学家对人格的定义并不完全一致，综合各家的观点，可以将人格定义为一个人整个的精神面貌，即具有一定倾向性的、稳定的心理特征的总和。

学习研究人格，对于我们了解自我、加强自身修养、提高学习工作效率、搞好人际关系、维护心身健康等都具有重要的现实意义。

> **知识链接**
>
> ### 个性与人格
>
> 心理学往往把"个性"一词同义于"人格"，但人格与个性两者存在一定的差异。人格是对一个人的整体属性和本质特征的描述，个性主要探究人与人之间存在着的差异特点。因而，从内涵上讲，个性涉及的是人的独特性特征，而人格则涵盖了人的整体性本质特征。

（二）人格的结构

人格由人格倾向性、人格心理特征和自我意识三部分构成（图2-10）。

人格 {
人格倾向性：需要、动机、兴趣、信念、世界观等
人格心理特征：能力、气质、性格
自我意识：自我认识、自我体验、自我调控
}

图 2-10 人格的结构

（三）人格的特征

1. 人格的整体性 人格是人的整个心理面貌，是由多种成分结合而成的有机整体，这些成分不是孤立地存在着，也不是机械地联合在一起，而是错综复杂地相互作用、相互影响、相互依存，作为一个整体去影响人适应环境、改造环境的活动。人的行为不是某个特定品质运作的结果，而是与其他成分密切地联系和协调一致进行活动的结果。

2. 人格的稳定性 在一个人身上会表现出许许多多的心理特征，只有在行为中比较稳定、经常表现出来的心理倾向和心理特征才能表征他的人格。在行为中偶然发生的、一时的心理特征不能称为人格。俗话说"江山易改，本性难移"，就形象地说明了人格的稳定性特征。

3. 人格的独特性 人格的独特性是指每个人的心理和行为都存在着差异，人与人之间没有完全相同的心理面貌。所谓"人心不同，各如其面"，正说明了人格是千差万别、千姿百态的，这就是人格的独特性。

4. 人格的社会性 人格是在先天遗传素质的基础上，在人类社会文化背景的影响下形成的。如果脱离了人类社会，或者没有受到社会环境的影响，沦落为"狼孩""熊孩"，心理发展也

就定格在动物的水平上,就不可能形成人格,或者不可能形成良好的人格特征。

(四) 人格的形成与发展

一般认为,人格是在遗传与环境的交互作用下逐渐形成的。具体说来,主要有以下几个因素。

1. 生物遗传因素　人格的形成依赖于一定的自然基础,即遗传素质。遗传素质是指人们先天获得的解剖和生理的特性,特别是脑和神经系统特性,其中高级神经活动的类型是人格形成的重要前提条件。通常在智力、气质等这些与生物因素相关较大的人格特质上,遗传因素的作用较重要。

2. 后天环境的因素

(1) 家庭环境因素:家庭是人格形成的启蒙地。家庭的经济、政治地位,父母的受教育水平、教育观点和方法,家庭成员间的关系,家庭的气氛,子女在家庭中的角色,家庭成员的行为方式等都从各方面影响人格形成。研究表明,不同的教养方式对孩子的人格特征具有不同的影响。例如,采用民主型的教养方式,孩子容易形成活泼、直爽、自立、善于交往、思想活跃等积极的人格品质;而采用放纵型的教养方式,孩子容易形成任性、自私、唯我独尊、蛮横无理、胡闹等人格特征。

(2) 学校教育因素:学校是人格社会化的主要场所,教育对学生人格发展起着关键性作用。教师对学生人格发展具有导向作用,而同伴群体对人格发展具有"弃恶扬善"的作用。

(3) 社会文化因素:每个人都处在特定的社会文化环境中,文化对人格的影响是极为重要的。社会文化塑造了社会成员的人格特征,使其成员的人格结构朝着相似性的方向发展,这种相似性具有维系社会稳定的功能。

另外,个人独特的经历、自然物理因素(如生态环境、气候条件、空间拥挤程度等)等也会对人格的形成和发展有一定的影响。

(五) 人格理论

1. 弗洛伊德的人格结构理论　在弗洛伊德看来,人格是一个整体,人格结构是由本我、自我和超我三部分组成。本我处在无意识中,是人格中与生俱来的原始的力量来源。构成本我的成分是人类的基本要求和本能冲动。这些本我不管社会道德原则,只顾寻求需要的即刻满足,因此本我受"快乐原则"支配。

自我是现实生活中的我,是个体出生之后,在现实环境作用下由本我中分化发展而来的。自我受社会规则的制约,使人的行为符合社会规范。它按"现实原则"行动。当人出现本我愿望时,自我就寻找一条既能满足本我又能满足超我的方法。因此,自我实际上是在本我与超我之间起调节作用的。它决定是否允许满足本我的要求。

人格中的另一部分是超我。超我是人格结构中居于统领地位的,是社会道德规则内化在个体身上的表现,它是一个人在社会化过程中形成的。它监督本我、制约自我,让个体的行为符合社会规范和规则。

本我、自我和超我的相互关系构成了人格动力结构。这三个成分是不断相互影响的,一个结构成分的变化,必然导致其他成分的改变,三者处于动态相对平衡状态中,共同构成整体人格。一旦这种平衡关系难以维持或遭到破坏,个体就会产生焦虑或导致人格异常。

弗洛伊德的本能决定论虽然没有得到认同,但他对人格做了深层的研究,开辟了心理学研究的新领域,因而其理论是有科学价值的。

2. 埃里克森的人格发展理论 美国心理学家 E. H. 埃里克森构造了人格发展的"心理-社会论"模式。他将人格发展划分成八个阶段(表 2-1)。在每个阶段都存在着一对矛盾或危机。如果矛盾或危机能够顺利地解决,个体就会形成一种积极的人格特质,有利于个人对环境的适应,否则就会形成消极的人格特质,有碍于个人对环境的适应。

表 2-1　埃里克森的人格发展八个阶段

阶段	基本心理矛盾	大致年龄	矛盾处理所形成的品质		人际交往关系范围
			积极解决,发展顺利	消极解决,发展障碍	
1	基本信任—基本不信任	0～1.5 岁婴儿期	希望	恐惧	母亲
2	自主—羞怯、疑惑	1.5～3 岁幼儿前期	自我控制和意志	自我怀疑	父母亲
3	主动—内疚	3～5 岁幼儿后期	方向和目的	无价值感	家庭
4	勤奋—自卑	6～11 岁学龄期	能力	无能	邻居、学校师生
5	同一性—角色混乱	12～20 岁青年期	忠诚	不确定感	同辈伙伴、小群体,权威模式
6	亲密—孤独	20～24 岁成人初期	爱	孤独寂寞,无法与人相处	朋友、配偶
7	关心下一代—自我关注	25～65 岁中年期	关心他人	自私自利	同事、家庭成员
8	自我整合—失望	65 岁～死亡老年期	智慧	无望和无意义感	全体人类

埃里克森不仅从发展的角度看人格的形成,而且指出每一发展阶段所遇到的矛盾以及发展的可能走向,这对健康人格的塑造很有启发。其中对青年自我同一性问题的见解,是其理论中最具代表性、最有创造性的见解。但埃里克森对许多问题的解释带有臆断性和假设性,如他的关于人格发展阶段的划分,提出的各个发展阶段所要完成的主要任务等,都需要在实践中进一步验证,而他的八个阶段的顺序是由遗传决定的观点则是比较片面的。

3. 卡特尔的人格特质理论 美国心理学家 R. B. 卡特尔认为人格特质是人格建筑的砖石。他认为特质是人在不同时间和情景中都保持的行为形式和一致性。人格就是由许多特质要素构成的。每一个人具有的特质称为个别特质,某一地区、某一集团中各成员共有的特质称为共同特质。但共同特质在各成员身上的强度是不同的,而且其强度在一个人身上也是随着不同的时间而有所不同的。卡特尔把经常发生的从外部可以直接观察的行为表现称为表面特质;而根源特质则是隐藏在表面特质深处并制约外部行为的特质,是个体行为的最终原因,它构成人格的基本特质。每一个表面特质都是由一个或多个根源特质引起的,而一个根源特质也可以影响几个表面特质。经过多年的研究,卡特尔认为根源特质(人格因素)有 16 种,分别为:乐群性(A)、聪慧性(B)、稳定性(C)、恃强性(E)、兴奋性(F)、有恒性(G)、敢为性(H)、敏感性(I)、怀疑性(L)、幻想性(M)、世故性(N)、忧虑性(O)、实验性(Q1)、独立性(Q2)、自律性(Q3)、紧张性(Q4)。

卡特尔16种人格因素普遍存在于年龄和社会文化环境不同的人身上。个人的人格特征不同就是由这16种人格因素在个人身上的组合不同所决定的。这就为人格测验提供了可能性和一定的理论依据。

4. 罗杰斯的人格自我理论 罗杰斯的人格自我理论是以个体的自我为中心的理念。他主张自我实现是人性的本质。实现倾向是人最基本的驾驭人的生命活动的驱动力,是一切有机体天生就有的,体现生命的本质的东西。这种实现倾向赋予人强大的生存动力。人在生活中进行的各种活动,都要通过实现倾向来决定它们对个体的意义。

罗杰斯认为,个体的自我观念是个体在生活环境中与人、事物交互作用时所得经验的综合。个体在形成自我观念时,希望得到别人的好评,希望别人以积极的态度支持自己。当个体得到别人无条件的积极支持时,他的自我观念就会越来越明确,很少发生自我冲突进而获得健康成长。因此,个体在成长中尽量避免给自己带来不快感受的经验以及消极的评价,使其形成和谐的自我观念。

罗杰斯的人格自我理论强调尊重人的尊严和价值,无论是在教育领域还是在心理咨询的临床应用中,都产生了重要影响。

二、人格倾向性

人格倾向性是人行为活动的基本动力,决定着人对现实的态度及认识活动对象的选择与趋向,包括需要、动机、兴趣、信念、世界观等。人在与周围事物的相互作用中,选择与舍弃什么、看重与轻视什么、趋向与回避什么、接受与拒绝什么等,都由人格倾向性所决定。

(一)需要

1. 需要的概念 需要是指个体对自身生存和发展所必备的条件在头脑中的反映。

需要是个体活动的基本动力,是个体行为活动积极性的源泉,常以意向、愿望、动机、抱负、兴趣、信念、价值观等形式表现出来。需要一旦被意识到,就形成一种寻求满足的力量,驱使人朝着一定的对象去活动,以满足这种需要。一般来说,需要越强烈、越迫切,由它引起的活动动机就越强烈。

2. 需要的分类 人的需要是非常复杂的,对需要进行分类的方法也是多种多样的。

(1)根据需要的起源,可以把需要分为生物性需要和社会性需要。生物性需要是指与人维持生命和延续种族相联系的一些需要,如饮食、呼吸、睡眠、排泄、运动、休息、性等需要。社会性需要是人类在社会生活中形成的,为维护社会的存在和发展而产生的需要,如劳动、交往、成就、求知、道德等需要。

(2)根据需要对象的性质,可以把需要分为物质需要和精神需要。物质需要是指人对物质对象的需求,如对衣、食、住等有关物品的需要,对日常生活用品的需要等。精神需要是指人对社会精神生活及其产品的需求,如对文化科学知识的需要、欣赏美的需要、交往的需要和成就的需要等。人类正是由于有了这些精神需要,才促使人去不断地探索和创造,从而使人类的社会生活丰富多彩。

3. 需要层次理论 需要层次理论是由美国人本主义心理学家马斯洛(A. H. Maslow)提出的,他认为人的发展的一个最简单原则就是满足各层次的需要。他将人的需要按其发展顺序及层次高低分为以下五个层次(图 2-11)。

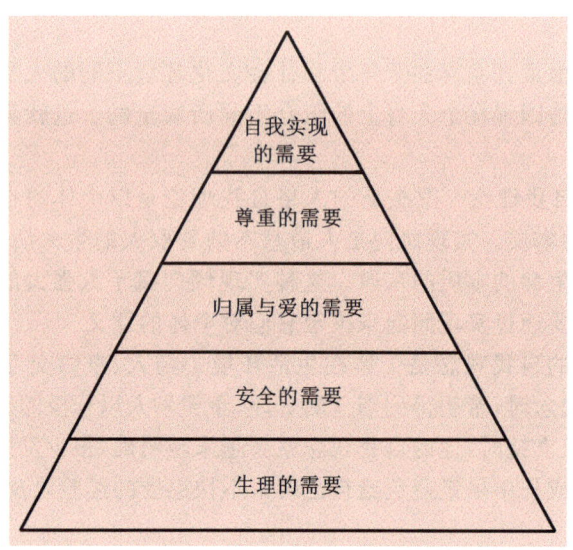

图 2-11　马斯洛需要层次模式

（1）生理的需要：人类最原始、最基本的需要，如对阳光、水分、空气、食物、排泄、睡眠、求偶、疾病的治疗、性的需要等。这些是维持个体生存和生殖繁衍的基本需要。

（2）安全的需要：表现为人们要求稳定、安全、受到保护、有秩序、能免除恐惧和焦虑等。例如，人们希望得到一份较安定的工作，愿意参加各种保险，这些都表现了他们的安全需要。

（3）归属和爱的需要：一个人要求与其他人建立感情的联系或关系，如结交朋友、追求爱情、参加一个团体并在其中获得某种地位等，就是归属和爱的需要。

（4）尊重的需要：包括自尊和受到别人的尊重。自尊包括对获得信心、能力、本领、成就、独立和自由的愿望。来自他人的尊重包括威望、承认、接受、关心、地位、名誉和赏识等。

（5）自我实现的需要：发挥自己的才能和潜能，实现个人的理想和抱负的需要。这是最高层次的需要。

马斯洛认为，这五种需要都是人的最基本的需要，是与生俱来的，它们构成了不同的等级或水平，并成为激励和指引个体行为的力量。马斯洛认为，需要的层次越低，它的力量越强，潜力越大。在高级需要出现之前，必须先满足低级需要。只有在低级需要得到满足或部分得到满足以后，高级需要才有可能出现。

马斯洛的需要层次理论与我国古代"衣食足而知荣辱"的思想颇为一致，对于我们探索人类的需要有一定的启发作用，在临床实践方面也有一定的意义。我们对病人首先考虑的是他们的生存和安全需要，所以要给予治疗，并注意必要的营养和护理，但我们也不可忽视他们对爱的需要、尊重的需要，甚至自我实现的需要。如果病人得到我们的爱护和尊重，他们就容易解除孤独、焦虑、忧愁、抑郁的情绪，产生信心和希望，有利于疾病的治疗和康复。

马斯洛的需要层次理论，有其积极性的一面，但也有其局限性。它忽视了人的主观能动性、需要的社会制约性、各种需要之间的复杂联系等，如"志者不食嗟来之食"就是很好的例证。

知识链接

人本心理学之父——马斯洛

马斯洛(1908—1970),美国心理学家,智商高达194的天才,第三代心理学的开创者,伟大的先知,犹太人。他提出了融合精神分析心理学和行为主义心理学的人本主义心理学,主要著作有《动机与人格》《存在心理学探索》《人性能达的境界》等。他才华横溢,其理论深邃,具有货真价实的独创性;他具有远见卓识,他关于心理学以及人性的见解,是一种追求真理和社会进步的强大力量,曾经震撼了社会科学界及整个文化领域。

(二) 动机

1. 动机的概念　动机是一种驱使人们进行活动,从而满足需要、达到目标的内部动力或内部心理过程。动机是在需要的基础上产生的,如果说需要是人活动的基本动力和源泉,那么动机就是需要的表现形式。

从动机与行为的关系上分析,动机具有三种功能:其一是激发功能,它具有发动行为的作用,能推动个体产生某种活动;其二是指向功能,它能使行为指向一定的目标和对象;其三是维持和调节功能,当动机激发个体的某种活动后,这种活动能否坚持下去,同样受动机的调节和支配。

2. 动机的分类

(1) 根据动机的起源,可以把动机分为生理性动机和社会性动机。生理性动机是以人的生理需要为基础的,如饥饿、渴、睡眠、性、解除痛苦等动机。社会性动机与人的社会性需要相联系,如劳动动机、认识动机、创造动机、交往动机、成就动机等。

(2) 根据动机产生的原因,可以把动机分为外部动机和内部动机。外部动机是指人活动的动机是由外部事物的吸引力诱发出来的,内部动机是指行为的动机出自本身的自我激发,如学生刻苦学习既可能是因为本身的求知欲、上进心等内部动机,也可能是因为得到表扬、避免惩罚等外部动机。

3. 动机冲突　现实生活中,由于人们有多种需要,于是就会形成多种动机。如果这些动机同时存在,但又不能同时满足,就会使人难以取舍,引起矛盾的心理状态,这就形成了动机冲突。动机冲突有以下三种基本形式。

(1) 双趋冲突:两个同时出现的目标对个体具有相同的吸引力,并引起相同强度的动机,但由于条件的限制,二者必选其一,即造成了"鱼和熊掌不可兼得"的难以取舍的矛盾心理状态,称为双趋冲突。例如,周末的晚上既想看电影,又想看书。

(2) 双避冲突:一个人同时遇到两个具有威胁性而都想躲避的情景,迫于环境和条件,他必须接受其中一个才能避免另一个,这样就会产生"前怕狼,后怕虎"的左右为难的心理状态,称为双避冲突。例如,对一位必须在手术和药物治疗间作出选择的病人来说,他既恐惧手术的危险,又担心药物的毒副作用。

(3) 趋避冲突:一个人对同一目标产生两种动机,一是好而趋之,另一是恶而避之,"想吃鱼又怕腥",此种矛盾心理,称为趋避冲突。如一个病人想通过手术治好自己的病,但又害怕做手术;学生想参加各种娱乐活动,又怕耽误时间影响学习等。

以上三种是最基本的动机冲突模式,现实生活中人们的内心冲突是极其复杂的。了解这些基本模式,有助于进一步了解更复杂的动机冲突,也有助于解决内心冲突。

(三)兴趣

1. 兴趣的概念　兴趣是人力求探究某种事物并带有肯定情绪表现的一种认识倾向。表现为个体对客观事物抱有一种选择性态度和自觉的行动,并始终伴随着积极愉快的情绪。例如,一个学生对心理学有兴趣,他就会钻研心理学书籍,并感到乐在其中。

兴趣是在需要的基础上,通过社会实践形成和发展起来的。兴趣是带有积极情绪色彩的一种认识倾向,因而是人们从事活动的内在动力之一,它可以推动人积极地、满腔热忱地去从事社会实践活动,从而促使个体满足对客观事物的需要或实现自己的目标。

2. 兴趣的分类

(1)根据兴趣的内容,兴趣可以分为物质兴趣和精神兴趣。物质兴趣是由人对物质的需要而引起的,如人对住房、家具等的兴趣。精神兴趣是由精神需要而引起的兴趣,如人对科学技术、文化娱乐、社会交往等的兴趣。

(2)根据兴趣所指向的目标,兴趣可以分为直接兴趣和间接兴趣。直接兴趣是对活动过程本身的兴趣。例如,对学习过程本身的兴趣,对开汽车本身的兴趣等。间接兴趣是指对活动结果的兴趣。例如,对通过学习取得文凭的兴趣,对劳动后取得报酬的兴趣等。

3. 兴趣的品质

(1)兴趣的广泛性:兴趣的范围大小。兴趣广泛的人,对许多事物和活动都兴致勃勃,乐于探究,从而丰富自己的知识,更容易在事业上取得成功。当然,良好的兴趣品质不仅应该是广泛的,而且在广泛兴趣的基础上还要形成主导性的中心兴趣,一个人如果"样样都喜欢,样样都不专",一无所长,就很难有所建树。兴趣既博又专,才有可能在某个方面取得突出的成就。

(2)兴趣的倾向性:个体对什么发生兴趣。人们在兴趣的倾向性方面差异很大,如有人喜欢文学,有人喜欢艺术,有人喜欢体育等。兴趣的倾向性在一定程度上反映出一个人的需要、素养、知识水平、信念和世界观。兴趣的倾向性有时直接关系到人的兴趣的性质问题,指向于个人生活享乐的兴趣是低级的兴趣,指向于为社会谋福利的兴趣则是高尚的,是应该提倡的。

(3)兴趣的稳定性:个体兴趣的持续时间或稳定程度。在人的一生中兴趣必然会发生变化,但在一定时期内,保持基本兴趣的稳定性,则是个体的一种良好的心理品质。人有了稳定的兴趣,才能把工作持续地进行下去,从而把工作做好,取得创造性的成就。如果兴趣缺乏稳定性,朝三暮四,见异思迁,在事业上很难获得成功。

(4)兴趣的效能性:兴趣对活动产生的效果。根据个体兴趣的效能水平,一般把兴趣分为有效的兴趣和无效的兴趣。有效的兴趣能够成为推动工作和学习的动力,把工作和学习引向深入,促进个体的发展。无效能的兴趣不能产生实际效果,仅仅是一种向往。

三、人格心理特征

人格心理特征包括能力、气质和性格。它是人格中较为稳定的方面,体现了个体的独特心理活动和行为。

(一)能力

1. 能力的概念　能力是指直接影响活动效率、顺利完成某种活动所必需的个性心理特征。有些因素虽然影响活动的顺利进行,如体力、耐力等,它们不属于人格的组成部分,不能称为能力;有些虽是心理特征,如急躁、稳重、勤奋、谦虚等,但它们不是顺利完成活动必不可少的条件,不直接影响活动效率,因此也不能称为能力。

能力与活动紧密联系着。一方面,人的能力在活动中形成、发展和表现出来;另一方面,从事某种活动又必须以一定的能力为前提。

2. 能力的分类　人的能力是多种多样的,可以按照不同的标准对能力进行分类。

(1)按照能力的倾向性可以把能力分为一般能力和特殊能力。一般能力是顺利完成各种活动所必备的基本能力,如注意力、观察力、记忆力、思维力、想象力等,也就是通常所说的智力。特殊能力是指从事某种专业活动所必需的能力,如画家的色彩鉴别力、形象记忆力,音乐家的区别旋律能力、音乐表象能力以及感受音乐节奏的能力等,均属于特殊能力。

(2)按照活动中能力参与活动性质的不同,可以把能力分为模仿能力和创造能力。模仿能力是指通过观察别人的行为和活动来仿效他人的言行举止,然后以相同的方式做出反应的能力。例如,儿童模仿父母的说话、习字时的临摹等都属于模仿能力。创造能力是指个体不受成规的束缚而能够灵活运用知识经验,产生新思想,或发现和创造新事物的能力。

3. 能力的个体差异　能力的发展及个体差异表现在质和量两个方面,质的差异表现为能力的类型差异,量的差异表现在能力发展的水平和表现早晚的差异。

(1)能力的类型差异:人的能力可以在知觉、表象、记忆、言语、思维等方面表现出具体类型的差异。如在记忆方面,有视觉记忆型、听觉记忆型、运动记忆型和混合型等能力类型差异。另外,不同人往往采取不同的途径或不同的能力组合方式去完成同一种活动。这些都说明人们存在着能力类型的差异。

(2)能力发展水平的差异:主要是指一般能力即智力发展水平上的差异。心理学研究表明,在全人类中,智力水平基本上呈正态分布:两头小,中间大,即智力水平极高的智力超常者和智力水平极低的智力低下者都是极少数,而绝大多数人的智力处于中间不同的层次水平。

(3)能力表现早晚的差异:人的能力的充分表现有早有晚。有的人在儿童时期就显露出某一方面的卓越才华,这叫"超常儿童"。例如,我国唐朝的王勃6岁擅长文辞,10岁能赋,13岁写出脍炙人口的《滕王阁序》。与此相反的另一种情况叫"大器晚成",有些人的才华在中、晚年才表现出来。例如,我国著名画家齐白石40岁时才显露出他的绘画才能,50岁时成为著名画家。

知识链接

情　商

情商(EQ)又称情绪智力,是近年来心理学家们提出的与智力和智商相对应的概念。它主要是指人在情绪、情感、意志、耐受挫折等方面的品质。总的来讲,人与人之间的情商并无明显的先天差别,更多与后天的培养息息相关。情商是一种能力,情商是一种创造,情商又是一种技巧。心理学家普遍认为,情商水平的高低对一个人能否取得成功也有着重大的影响作用,有时其作用甚至要超过智力水平。

情商包括以下几个方面的内容:一是认识自身的情绪。因为只有认识自己,才能成为自己生活的主宰。二是能妥善管理自己的情绪,即能调控自己。三是自我激励,它能够使人走出生命中的低潮,重新出发。四是认知他人的情绪,这是与他人正常交往,实现顺利沟通的基础。五是人际关系的管理,即领导和管理能力。

（二）气质

1. 气质的概念　气质即我们平时所说的脾气、秉性，是表现在心理活动的强度、速度、灵活性与指向性等方面的一种稳定的心理特征。

气质是个体心理活动的动力特征，包括心理过程的强度（如情绪体验的强度、意志努力的程度等）、心理过程的速度和稳定性（如知觉的速度、思维的灵活程度、注意力集中时间的长短等），以及心理活动的指向性（如有人倾向于外部事物，有人倾向于内心世界等）等方面的特点。这些特征为个体的心理和行为染上了一种独特的色彩。例如：有的人性情暴躁，容易发火；有的人遇事沉着，不动声色；有的人活泼好动，能说会道；有的人则多愁善感，胆小怕事。

2. 气质的类型及生理学基础　古今中外许多学者对人类气质的差异及原因进行了探讨，提出了各种学说，其中影响最为久远的是体液学说，比较科学的是高级神经活动类型学说。

1）体液学说　古希腊医生希波克拉底（Hippocrates，公元前460年—公元前377年）认为人体内有四种液体，即黏液、黄胆汁、黑胆汁、血液，这四种体液在人体内以不同的比例混合，就形成了不同的气质类型。在体液中，血液占优势的为多血质，黏液占优势的为黏液质，黄胆汁占优势的为胆汁质，黑胆汁占优势的为抑郁质。希波克拉底用体液多少来解释气质的类型，虽然缺乏科学依据，但人们在日常生活中确实能观察到这四种气质类型的典型代表。因此，这四种气质类型的名称，为许多学者所采用，一直沿用至今。

（1）胆汁质　这种人情绪体验强烈、暴发迅猛、平息快速，思维灵活但粗枝大叶，精力旺盛、争强好斗、勇敢果断，为人热情直率、朴实真诚、表里如一、行动敏捷、生气勃勃、刚毅顽强；但这种人遇事常欠思量，鲁莽冒失，易感情用事，刚愎自用。

（2）多血质　这种人情感丰富，外露但不稳定，思维敏捷但不求甚解，活泼好动、热情大方、善于交往但交情浅薄，行动敏捷、适应力强；他们的弱点是缺乏耐心和毅力，稳定性差，见异思迁。

（3）黏液质　这种人情绪平稳、表情平淡，思维灵活性略差，但考虑问题细致而周到，安静稳重、踏踏实实，沉默寡言，喜欢深思，自制力强，耐受力高，内刚外柔，交往适度，交情深厚；但这种人的主动性较差，缺乏生气，行动迟缓。

（4）抑郁质　这种人情绪体验深刻、细腻持久，情绪抑郁、多愁善感，思维敏锐、想象丰富，不善交际、孤僻离群，踏实稳重、自制力强，但他们的行为举止缓慢，软弱胆小，优柔寡断。

2）高级神经活动类型学说　巴甫洛夫用高级神经活动类型学说解释气质的生理基础。巴甫洛夫认为，高级神经活动的基本过程（即兴奋过程和抑制过程）是个体差异及其特点的基础，个体的所有活动都是在兴奋和抑制这两种神经过程协同活动的支配下进行的。决定气质特点的三个最主要的神经系统特征为神经过程的强度、平衡性、灵活性，这三个基本特性的独特结合就形成了高级神经活动的四种基本类型，即兴奋型、活泼型、安静型和抑制型，它们与体液学说的气质类型有着对应的关系。两者的对应关系见表2-2。

表 2-2　高级神经活动类型与气质类型表

神经过程的基本特征			高级神经活动类型	气质类型
强度	平衡性	灵活性		
强	不平衡		兴奋型	胆汁质
强	平衡	灵活	活泼型	多血质
强	平衡	不灵活	安静型	黏液质
弱	不平衡		抑制型	抑郁质

高级神经活动类型是气质类型的生理基础,气质是高级神经活动类型的外在表现。高级神经活动类型学说为神经活动类型和气质类型的关系勾画了一个轮廓,对气质的实质做了科学的解释。

知识链接

气质与看戏

地点:某剧场门口。

时间:演出开始 10 min 后。

人物:检票员和 4 位迟到的观众。

情节:剧场规定演出开始 10 min 后不许入场。剧中休息时,才能入场。

4 位迟到者分别对检票员说明迟到的缘由,并要求进入剧场,但表现各不相同。

第 1 位:大吵大嚷,怒发冲冠。

第 2 位:软硬兼施,找机会溜进去。

第 3 位:不吵不嚷,虽然遗憾但还是理解剧院的做法,并自我安慰"好戏都在后头"。

第 4 位:垂头丧气,委屈万分,认为自己总是很倒霉。

问题:

1. 这四个人的行为表现分别属于哪种气质类型?

2. 掌握各种气质类型及行为倾向对现实生活和学习有何指导意义?

3. 气质的意义

(1)气质类型不决定人的智力水平和社会价值:从前面对气质类型特征的分析中,我们可以明显地看到,各种气质都有其积极的特点和消极特点,气质类型本身并无好坏之分。再者,气质并不决定一个人的道德品质、智力水平和社会价值。任何一种气质类型的人都可以成为品德高尚、有益于社会的人,也可以成为道德败坏、有害于社会的人。

(2)气质与职业选择:不同的职业对从业者的气质有不同的要求,因此在特定的条件下选择气质特征适合的人从事相应工作,可以提高工作效率,减少失误。一般来说,胆汁质、多血质的人较适合从事需要反应快捷、灵活性强的工作,黏液质、抑郁质的人较适合从事需要持久耐心、细致性的工作。

(3)气质特征与因材施教:依据学生不同的气质特征,采取不同的教育策略,利用其积极方面,塑造优良的个性品质,可以防止其个性品质向消极方面发展。例如,对多血质的学生,要着重培养其朝气蓬勃、满腔热情、足智多谋等心理品质,防止朝三暮四、虎头蛇尾、粗心大意等不良个性特点的产生;对黏液质的学生,要着重发展其诚恳待人、工作踏实、顽强等品质,注意防止墨守成规、执拗、冷淡、迟缓等品质。

(4)气质与医患交往:不同气质类型病人显露出的个性特征,会直接影响到医患交往。例如,胆汁质的人容易冲动,要特别注意晓之以理、动之以情,稳定其情绪,防止冲动行为的发生。而抑郁质的人敏感多疑,要用积极的生活态度启发他们,从多方面对其加以关心,语言要谨慎,防止医源性的不良暗示。

(5)气质与健康:任何一种气质类型都有发展成不良心理的可能。孤僻、抑郁、情绪不稳定、过分性急、冲动等特征都不利于身体健康,而且是某种疾病的易感因素。例如,胆汁质的人易兴奋而不易抑制,生活中强刺激、过度紧张与劳累,会使他们的兴奋过程更强而抑制过程更弱,久而久之,容易出现神经衰弱、心血管疾病等。

(三) 性格

1. 性格的概念 性格是指人对客观现实的稳定态度以及与之相适应的习惯化的行为方式。性格是人与人相互区别的主要心理特征,是人格的核心,是在后天社会环境中逐渐形成的,最能反映一个人的生活经历,体现一个人的本质属性。

2. 性格的特征 性格是由许多个性特征所组成的复杂心理结构,由于每个人性格特征组合的情况及表现形式不同,因而形成了千差万别的性格。性格的结构具有以下四个方面的特征。

(1) 性格的态度特征:人对客观现实的稳固态度方面所表现出来的个体差异,具体表现在以下三个方面。一是对社会、集体和他人的态度特征,如诚实、正直、虚伪、粗鲁、大公无私等;二是对学习、工作、劳动的态度特征,如认真细致、勤劳、有创造精神等;三是对自己态度的性格特征,如自信或自卑、谦虚或自负等。

(2) 性格的理智特征:人表现在认识过程中的性格特征,主要指人在感知、记忆、想象、思维等认识过程中表现出来的认知特点和风格的个体差异,也称为性格的认知特征。如有的人感知敏锐、过目不忘、想象丰富,有的人则感知迟钝、缺乏想象、墨守成规。

(3) 性格的情绪特征:人在情绪活动的强度、情绪的稳定性和持久性以及主导心境等方面表现出来的特征。在情绪活动的强度方面,有的人情绪强烈,不易于控制;有的人情绪微弱,易于控制。在情绪的稳定性方面,有的人情绪波动性大,喜怒无常;有的人则情绪稳定,心平气和。在情绪的持久性方面,有的人情绪持续时间长,有的人则稍现即逝。在主导心境方面,有的人经常处于愉快的情绪状态,有的人则经常郁郁寡欢。

(4) 性格的意志特征:人自觉调节、控制自己行动的方式和水平方面的性格特征。如在行为目标明确程度方面,目的明确、独立性强或盲动蛮干、易受暗示等;在对行为自觉控制水平方面,主动、自制或被动、任性等;在面对紧急或困难情景时,镇定、果断、勇敢或优柔寡断、粗鲁、怯弱等;在经常和长期的工作中,坚忍不拔、持之以恒或半途而废、虎头蛇尾等。

3. 性格与气质 性格与气质彼此有区别又有联系。

(1) 性格与气质的区别:①气质主要是先天获得的,较难改变,也无好坏之分;而性格则主要是后天养成的,有可塑性,可以按照一定的社会评价标准分为好的或坏的。②气质与性格彼此具有相对独立性,同种气质类型的人(如多血质)可以具有不同性格特点(如有的慷慨大方,有的吝啬尖刻),不同气质类型的人也可以有类似的性格特点。

(2) 性格与气质的联系:①气质会影响个人性格的表现和形成,使各个人的性格特征显示出独特的色彩。例如,具有勤劳性格特征的人,多血质的人表现为精神饱满、情绪充沛,黏液质的人表现为操作精细、埋头苦干。②气质影响性格形成和发展的速度。例如,黏液质的人比胆汁质的人更容易养成自制力。③性格可以在一定程度上掩盖和改造气质。例如,护理人员应具备沉着冷静的性格特征,在严格的职业训练活动中,这些性格特征的形成有可能掩盖和改造胆汁质者易冲动的气质特征。

4. 性格类型 性格类型是指在一类人身上所共有的性格特征的独特结合。由于性格的复杂性,至今还没有一个统一的分类标准,也没有一个公认的性格类型学说。最常见的分类如下。

（1）按心理活动倾向性分型：①外倾型：心理活动倾向于外部世界，对外部事物更为关心和感兴趣，情感外露、活泼、开朗、果断、独立、善于交际、不拘小节、遇事易轻率等。②内倾型：心理活动倾向于内部世界，一般表现为以自我为出发点，感情深藏不露、处事谨慎、深思熟虑、冷静沉着、反应缓慢、孤僻寡言、不善交际、较难适应环境。

（2）按心理过程的特点分型：①理智型：以理智来衡量一切并支配行动，处事冷静而善于思考。②情绪型：易于感情用事，其言行易受情绪支配，不善于冷静思考，但情绪体验深刻。③意志型：行为目标明确，积极主动，勇于克服困难，意志坚定，果断而自制。

（3）按个体活动的独立性程度分型：①独立型：有主见，善于独立思考，不易受外来因素的干扰，在困难面前能够镇定自若，有坚定的信念，能够独立地发现问题和解决问题。②顺从型：独立性差，易受暗示，常常是不加分析地接受别人的意见，在紧急情况下往往惊惶失措。

另外，根据心身疾病的易罹患性可将人的性格分为 A 型、B 型、C 型三种性格类型。

四、自我意识

（一）自我意识的概念

自我意识是指一个人对自己的认识和评价。平时我们常说，"我觉得我有点粗心大意""我觉得我是个急性子的人"等，都属于自我意识。自我意识是人的意识活动的一种形式，也是人的心理区别于动物心理的一大特征。

自我意识在个体发展中具有十分重要的作用。自我意识是人的自觉性、自控力的前提，对自我教育有推动作用，它使人能不断地自我监督、自我修养、自我完善。

（二）自我意识的结构

自我意识是一个多维度、多层次的心理系统。

1. 从表现形式上看，自我意识可以分为自我认识、自我体验和自我调控

（1）自我认识是一个人对自己的洞察和理解，是自我意识在认识上的表现。自我认识主要涉及"我是一个什么样的人？""我为什么是这样的一个人？"等问题。正确地认识自己，恰当地评价自己，是自我调控和人格完善的重要前提。

（2）自我体验是一个人对自己怀有的情绪体验，是自我意识在情感上的表现。自我体验主要涉及"我是否满意自己""我能否悦纳自己"等问题。自我体验可表现为自尊、自信、自满、自豪、自卑、自责、自怜、自我欣赏、自惭形秽等情绪状态。

（3）自我调控是一个人对自己的思想、言行的调节和控制，是自我意识在意志上的表现。自我调控表现为个人对自己行为活动的调节、自己对待他人和自己态度的调节等，如"我怎样克制自己""我如何改变自己的现状，使我成为自己理想中的人"等。

自我意识中的自我认识、自我体验和自我调控组成了自我监督和调节的自我监控系统，调节着个体的心理活动和行为。

2. 从心理内容上看，自我意识可以分为生理自我、社会自我和心理自我

（1）生理自我是个体对自己生理状态的认识。例如，个体对自己的容貌、性别、身高、体重等的认识。

（2）社会自我是个体对自己社会属性的认识。例如，个体对自己在各种社会关系中的角色、地位、作用权利、义务等的认识。

（3）心理自我是个体对自己心理状态的认识。例如，个体对自己的情感、需要、能力、气质、性格等的认识。

不同的表现形式和不同的心理内容,构成了一个人不同于其他人的独特的自我意识。

五、人格与临床

(一)人格与健康

人格是心理行为的基础,人格不仅影响到人们对外界的认识过程,还影响着人们调节机制、应对方式的运用,控制着情绪的反应状况,在很大程度上决定了一个人如何对外界刺激做出反应,以及反应的强度、方向、效果。这样,就必然对人的健康产生影响。

第一,"成熟者"模型。美国人格心理学家奥尔波特在哈佛大学长期研究高心理健康水平的人,并把他们称作"成熟者"。从他们身上归纳出七个特点:①有自我扩展的能力;②与他人热情交往,关系融洽;③情绪上有安全感,自我接纳;④具有现实性知觉;⑤客观地看待自己;⑥有多种技能,并专注于事业;⑦行为的一致性是其人生哲学。

第二,"自我实现者"模型。美国人本主义心理学家,人类潜能运动的先驱者马斯洛,对"自我实现者"进行了深入研究。发现这些高成就者都满足了自我实现的需要,所有的能力都得到了运用,所有的潜能都得以实现。马斯洛从"自我实现者"身上归纳出15种特点:①了解并认识客观现实,持有较为实际的人生观;②对自己、对他人、对整个自然能够做到最大限度的认同和接纳;③在情绪与思想表达上较为自然;④有较广的视野,就事论事,较少考虑个人利害;⑤喜欢独处,有超俗的品质;⑥有独立自主的性格;⑦对平凡事不觉厌烦,对日常生活永感新鲜,并有高品位的鉴赏力;⑧对事业与生活富有激情,常有高峰体验;⑨能建立持久的友谊;⑩民主的价值观,尊重别人的意见;⑪有伦理观念,能区别手段与目的,绝不为达到目的而不择手段;⑫带有哲学气质,有幽默感;⑬有创见,不墨守成规;⑭对世俗,和而不同;⑮对生活环境有时时改进的意愿与能力。

马斯洛的"自我实现者"的人格特征在各个领域的引用是很广泛的。

第三,"五因素人格"模型。国际上经过半个世纪的努力研究,在 20 世纪末对五因素人格模型的五个维度的认识逐渐趋向一致,各维度的描述性特质包括:①外倾性:正面表现为健谈,好表现,面部表情丰富,并喜欢做出各种姿势;果断,好交友,活泼,富有幽默感;容易激动,好刺激,趋向于好动、乐观。负面表现为沉默寡言、呆滞。②宜人性:正面表现为善于为别人着想,似乎总是在与别人互动;富于同情心,直率、体贴人。负面表现为充满敌对情绪,不友好,给人以不信任感,缺乏同情心。③责任感:正面表现为行为规范,可靠,有能力,有责任心;似乎总是能把事情做好,处处让人感到满意。负面表现为行为不规范,粗心,做事效率低,不可靠。④情绪性:正面表现为情绪理性化、冷静、脾气温和、满足感,与人相处愉快。负面表现为自我防卫,担忧;情绪容易波动,易产生负面情绪,还易产生非理性的想法,难以控制冲动,在压力状况下比他人效果差。⑤开放性:正面表现为对新鲜事物感兴趣,尤其是对知识、各种艺术形式和非传统观念的赞赏;勤于思考,善于想象,知识丰富,富于创造性。负面表现为自我封闭,循规蹈矩,喜欢固定的生活和工作程序,不善于创造性思考。

由于五因素人格模式的普遍性和具有广泛应用价值,国际上在近年出版的心理学基础学科和应用学科如普通心理学、人格心理学、教育心理学、社会心理学、组织行为学、领导学、管理学等的教科书和专著中居于显著地位,在社会许多领域得到广泛应用。

第四,综合性评价。国内外的研究表明,健全人格是各种人格特征的完备结合,综合起来有以下特点:

①内部心理和谐发展。人格健全者的需要和动机、兴趣和爱好、智慧和才能、人生观和价值观、理想和信念、性格和气质都向健康的方向发展。他们的内心协调一致,言行统一,能正确认识和评价自己的所作所为是否符合客观需求,是否符合社会道德准则,能及时调整个体与外部世界的关系。如果一个人失去他的人格内在统一性,就会出现认知扭曲、情绪失控、行为变态等问题。

②人格健全者能够正确处理人际关系,发展友谊。这样的人在人际交往中显示出自尊和他尊、理解和信任、同情和人道等优良品质。那些嫉妒心很强的人,很难想象他们能在互惠的基础上与人合作;傲慢自大的人也绝不会虚心地倾听别人的意见。人格健全者,在日常交往中既不随波逐流,也不孤芳自赏,能够使自己的行为与朋友、同事、同学协调一致。

③人格健全者能把自己的智慧和能力有效地运用到能获得成功的工作和事业上。他们在学习、工作中被强烈的创造动机和热情所推动,并且与他们的能力有效地结合起来,从而使他们勇于创造,善于创造,经常有所发现,有所发明,有所建树。成功又为他们带来满足和喜悦,并形成新的动机和兴趣,使他们能够得到良性发展。

(二) 人格与护理

病人的能力、性格、气质与价值倾向有很大的差异,这就要求护理人员针对不同病人的人格特点,因势利导,因人施护,对他们给予平等的呵护和尊重。例如,不同气质类型的病人对待疾病、治疗的态度不同,护理人员就应该根据不同病人的气质特点开展护理工作。多血质的病人,头脑灵活,容易沟通,应用热情、关切的语言往往容易奏效;胆汁质的病人,情绪反应强烈,容易冲动,态度生硬或方法粗暴,易引起医患冲突,而和风细雨、入情入理的沟通,他们比较容易接受;抑郁质的病人,敏感多疑,言行不慎,就会给他们带来不良暗示,造成医源性疾病,应给他们更多的关心和鼓励,培养他们的信心和勇气;黏液质的病人,情绪平稳、灵活性差,在沟通中应有耐心,以灵活多变的方式,引起他们心里的共鸣,才能构建和谐的护患关系。

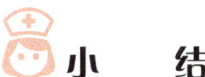

小　结

人格是指一个人整个的精神面貌,即具有一定倾向性的、稳定的心理特征的总和。人格由人格倾向性、人格心理特征和自我意识三部分构成。人格倾向性是人行为活动的基本的动力,决定着人对现实的态度及认识活动对象的选择与趋向,包括需要、动机、兴趣、信念、世界观等。人格心理特征包括能力、气质和性格。它是人格中较为稳定的方面,体现了个体的独特心理活动和行为。自我意识是指一个人对自己的认识和评价,是人的意识活动的一种形式,也是人的心理区别于动物心理的一大特征。

能 力 检 测

一、简答题

1. 简述人格的结构。
2. 试述马斯洛的需要层次理论的内容,以及该理论在临床护理工作中的重要意义。
3. 何谓健全人格?健全人格具有哪些特点?

二、分析题

《西游记》中的孙悟空精力充沛,反应敏捷,乐观大方,但性急、暴躁而缺少耐性。

1. 根据孙悟空的行为特征,他属于什么气质类型?

2. 根据高级神经活动类型学说,他的气质类型相对应的神经活动类型是什么?

3. 与他这种气质类型的人交往应注意些什么?

（石　猛　郑曼曼）

模块三　心理健康与心理应激

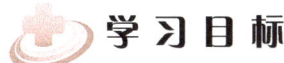

第一节　心理健康

学习目标

掌握：健康的概念、心理健康的标准、不同年龄阶段个体的心理健康的调适。
熟悉：不同年龄阶段生理、心理特点，不同年龄阶段个体的心理健康问题。
了解：健康的有关理论。

临床护理情景描述

　　韩××是中职一年级学生，家境贫寒，进入学校后心理负担很重。周围的同学家里条件大多较好，他觉得自己低人一等，若要改变处境，只有好好学习，越想学好成绩却越不尽如人意，每天都出现头痛、失眠，尤其考试时头痛剧烈，去医院检查后无器质性病变。

　　问题：该生有何种心理问题？其依据是什么？

一、健康与心理健康

（一）健康的概念

　　健康对于人类的生存与发展，社会文化的更新及生活方式的改革都有着重要作用。健康是人体的一种状态，在这种状态下人体查不出疾病，其各种生理参数都稳定地处在正常范围以内，对外部环境的变化有良好的适应能力。

　　传统生物医学模式观念认为"健康就是没有病"。因此有人认为主观感觉良好或检查不出疾病就是健康。随着社会文明程度的不断提高，人们发现对健康的认识不全面。一个人的年龄、社会经济地位、文化背景、教育程度、经验、个人的价值观和希望等都影响他们对健康的看法。健康不仅是身体健康,也包括心理健康,两者具有同等重要的地位。1948 年,在《世界卫生组织宪章》中明确指出,健康乃是一种在身体上、心理上和社会适应功能上的完好状态,而不仅仅是没有疾病。

(二) 心理健康的简史及标准

1. 中外古代心理健康思想的萌芽

(1) 中国古代的心理健康思想:中国是一个具有五千年文明史的国家,也是世界心理健康思想最早的发源地之一。关于维护人类健康,要注意心理健康的思想源远流长。早在 2000 多年前《黄帝内经》中"形神合一""天人合一"的哲学观以及"内伤七情""外感六淫"的疾病观等,强调要保养形体,以促进身体健康,也要保养精神,以促进心理健康。另外,在先秦古籍中,也含有心理健康的思想。《管子》中的《内业》篇,阐述了善心、定心、全心、大心为最理想的心理状态,正静、平正、守一为养心之术。

(2) 西方和中世纪阿拉伯的心理健康思想:西方心理健康思想的萌芽可追溯到古希腊的希波克拉底。阿拉伯医生阿维森纳在《医疗之书》中,提到保护健康必需的内容:情感,阳光与空气,睡眠与兴奋,食物与饮料,新陈代谢,运动与安静。上述的情感属于心理范畴。公元前古罗马的西塞罗在《论友谊》一书中,把友谊列为保护健康的因素。这些表明,人们已认识到情感、人际关系等对健康的影响。各个时代的医生和哲学家们,为解决心理健康的问题探索了方法,其中最重要的方法:通过提高医学知识水平和医学专家们的心理健康活动来增强心理对外部环境有害因素的抵抗力。

当代的心理健康运动是从如何正确认识精神病和给精神病病人以人道主义的待遇开始的。19 世纪前,人们对心理(精神)疾病还没有科学的认识,许多人认为精神病病人的行为是神灵对其的"惩罚"。法国大革命后,比奈医生提出,要以关心的态度对待精神病病人,这样有益于病人康复。因此在精神病病人治疗的过程中发现要以关心的态度来倾听他们的诉说,并且解除其束缚——近乎监狱的生活。于是在 1908 年 5 月成立了世界第一个心理卫生协会"康涅狄格州心理卫生协会"。协会的宗旨有五项:保持心理健康;防治心理疾病;提高精神病病人的待遇;普及关于心理疾病的正确认识;与心理有关的机构合作。从此,心理健康运动迅速发展,世界各国开始为保持人民的心理健康、增进对心理疾病的治疗和预防及提高人类的幸福感而努力。

2. 心理健康的标准　心理是否健康,并不像生理健康那样具有精确的、易于度量的指标。关于心理健康的标准具有相对性,诸多心理学家提出了自己的看法,其中美国心理学家马斯洛的 10 项标准得到了较为广泛的认可,具体如下。

(1) 有充分的适应能力。

(2) 充分了解自己,并对自己的能力做恰当的估计。

(3) 生活目标能切合实际。

(4) 与现实环境能保持接触。

(5) 能保持人格的完整和谐。

(6) 有从经验中学习的能力。

(7) 能保持良好的人际关系。

(8) 适度的情绪发泄与控制。

(9) 在不违背集体意志的前提下,有限度地发挥个性。

(10) 在不违背社会规范的情况下,个人基本需求能恰当满足。

时代的变迁,社会、文化、政治、经济因素的变化,人们从不同的角度提出不同的观点,给出不同的定义。一般认为心理健康是个人能以积极有效的心理活动,平稳正常的心理状态,对当前和发展着的社会环境保持良好的适应能力。第三届国际心理卫生大会宣言指出,心理健康是指在身体、智能及情感上与他人的心理健康不相矛盾的范围内,将个人的心境发展成最佳状态。此外,我国的心理学家还从适应能力、应激耐受力、自制力、人际交往能力、心理康复能力、自我意识水平、情绪调控能力、挫折耐受能力、社会交往能力、环境适应能力等方面阐述了心理健康的标准,其基本内容大同小异。

在一个人的一生中,每个人每时每刻都面临心理健康问题,只不过有的人问题轻些,有的人问题可能一般,而有些人问题则比较严重。像一个人的身体健康一样,心理健康也会不断变化。有时好一些,有时一般,而有时则可能比较差,而比较差时就需要帮助,就像身体生病时需要医生的帮助一样。心理健康发生了问题,也需要心理医生的帮助。一些比较轻的问题往往可以从那些有经验的人那里获得帮助。身体健康可以通过科学的方法来维护,心理健康也同样可以通过科学的方法来维护。

二、不同年龄阶段个体的心理健康

人生的发展是一个连续性的毕生发展过程,在不同的阶段都会有不同的心理特征。处于同一年龄阶段的人有着大致相似的生理和心理特点,不同年龄阶段的人则存在着明显差异。再加上不同年龄阶段所扮演的社会角色往往不同,所以各年龄阶段存在不同的心理矛盾,构成各年龄阶段独特的心理健康问题。如果该阶段的问题不能顺利解决,就会影响下一阶段甚至以后的心身发展。

(一) 胎儿期心理健康

1. 胎儿期生理、心理特点　胎儿期,从受精卵形成到分娩,约 40 周(280 天)。

妊娠最初 8 周为胚胎成型期,经过受精卵分裂、胚泡及三胚层的形成,进而组织分化,建立各器官、系统的雏形,此时胚胎已初具人体外形和各器官的基本结构。妊娠第 10～18 周是胎儿脑细胞生长高峰,是大脑发育的第一个高峰。胎儿期,个体情绪具有潜在性、波及性。胎儿是母体的一部分,胎儿的情绪取决于母体的遗传基因,胎儿的情绪完全受母体情绪的影响。因此,胎儿的情绪不具有直接的外观表现,而是间接的外观表现。

2. 胎儿期心理健康问题及保健措施

(1) 人口优生措施:首先禁止近亲婚姻,提倡进行婚前检查及在最佳的妊娠年龄生育。一般来说母亲的自身条件应良好,如体重正常、身高应高于 140 cm、营养良好、年龄 23～28 岁为最佳,身体无疾病等。另外应注意孕期用药,禁止吸毒、吸烟、酗酒等不良嗜好活动。

(2) 孕妇的情绪状态对胎儿的影响:在怀孕期间过度的担心和焦虑易形成高血压,这种担心和焦虑来自于许多方面,如母亲担心胎儿的健康、智力、性别甚至相貌等,尤其那些有家庭遗传病史的母亲焦虑更大。另外,夫妻感情不和,争吵甚至动手打架,他们所生的孩子出现心身障碍的概率要比其他夫妇所生的孩子要高得多。这些孩子常会表现为格外矮小,身体瘦弱,抵抗力差,神经过敏,与周围人难以相处等。因此,孕妇应情绪稳定,生活有节奏,避免生气等不良刺激。

(3) 母亲所处的环境对胎儿的影响:环境对胎儿的发展也有很大的影响。环境危害来自多方面,主要包括核辐射、工业化学颗粒以及 X 光,还有农业化肥、杀虫剂及食品添加剂,甚至气候过热和过潮也会使胎儿受到影响。这些危害,有些是难以避免的,有些是在个人控制能力之外,需要母亲在怀孕期间努力克服的,以保证胎儿健康发展。

3. 胎教　胎教指在胎儿期的教育,是孕期心理卫生的重要问题。事实表明,可通过胎教,有规律地刺激胎儿的听觉,使其大脑正常发育,为以后的生活、学习和工作打下良好的基础。一般建议胎教在妊娠6个月时开始进行,目前多采用音乐胎教、言语胎教、运动胎教等。

(二) 婴儿期心理健康

1. 婴儿期生理、心理发展特点　婴儿期是指从个体出生至1岁这一时期。此期心身发展极为迅速,从襁褓生活到直立行走,从不会说话到学会用简单的语言表达自己的思想,从仅有感知发展到有一定的思维能力,从完全依赖他人到初具独立生活能力。这样突飞猛进的发育变化必然对以后个体智力的发育、行为模式的塑造、人格的形成以及心理健康产生深远的影响,因此有其特殊的心理健康问题。

2. 婴儿期主要的心理健康问题

(1) 喂养与婴儿的心理发育:合理的喂养关系到婴儿充足营养的获得。营养对婴儿全身尤其是脑的发育非常重要。尤其生后头几年是人脑发育的关键时期,神经细胞体积长大,胶质细胞增生,大脑的体积和重量不断增加。因此,保证充分营养便成了促进婴儿心理发育的必要措施。

(2) 母乳喂养与断奶对婴儿的心理影响:母乳营养丰富,含多种免疫球蛋白,适合消化吸收,可加强婴儿的免疫力。而且母亲在对婴儿哺乳时可进行视、触、听、情感和语言的沟通交流,增进母婴感情,使婴儿在心理上满足,有助于神经系统的发育和健康的发展。那么在给婴儿断奶时,尽可能用自然断奶法,逐步减少母亲对婴儿哺乳的次数和量。在这个过程中,为了保证婴儿能良好发育应添加辅食,让其接受母乳以外的食物,直到完全停止母乳喂养。不提倡用药物或辛辣食物涂在乳头上,进行强制断乳,以免给婴儿造成不良影响。

(3) 睡眠:睡眠是大脑皮层的全面保护性抑制过程。睡眠使全身充分休息,能使人体消除疲劳,补充耗损,从而获得旺盛的精神和体力。3岁以前婴幼儿神经系统尚未发育成熟,对外界刺激反应差,易疲劳,需要更多的睡眠时间。

(4) 情感:婴儿可因需要得到满足产生愉快的情感,也可因需要得不到满足而表现不快。由于婴幼儿神经系统发育尚不完善,其情感往往具有不稳定、易诱发也易向外表达和不能控制的特点,即所谓情感的易感性、易变性、冲动性和脆弱性。

3. 婴儿期的心理健康调适

(1) 给予婴儿动作、行为发育的帮助和训练:父母要有意识地锻炼婴儿抬头、翻身、挺胸、站立、行走,促使婴儿这些动作、行为的迅速发育。

(2) 通过影视、讲故事等言语刺激,促使婴儿的言语发育。

(3) 培养婴儿的良好睡眠习惯,在保证婴儿的生理睡眠外,还要锻炼婴儿在任何情况下都能独自入睡的习惯。逐渐锻炼孩子在夜间不吃东西、不尿床的好习惯。

(4) 父母的爱抚对婴儿心理健康发展至关重要:父母的爱抚有助于婴儿进行良好言语训练,提高与人交往的能力,很多研究结果表明孩子与父母早期的关系好坏与他将来社会交往是否顺利及人格健康与否有直接关系。

(5) 避免寄养,加强亲情:有些年轻的父母出于工作需要或自身事业的发展考虑,将自己年幼的孩子长期寄养在外地的奶奶或姥姥家,当他们把孩子接回,准备再次担负抚养任务时,却发现孩子和他们没有感情。所以不应寄养以减少婴儿离开熟悉的环境所产生的紧张和不安全感,亲子之间失去了早期的感情联系,父母不了解自己的孩子,久而久之本来正常的孩子会出现口吃、遗尿、孤独等心理问题。

（三）幼儿期心理健康

1. 幼儿期的生理、心理发展特点　幼儿期通常指个体 1～6 岁这一年龄阶段。

此期幼儿神经系统的发育很快。3 岁时脑重 1000 g，7 岁时脑重达 1300 g，此时大脑细胞活动能力增强，可从事较为复杂的智力活动。在此期间听觉和视觉敏锐度继续增加。此期的孩子能独立观察事物，但随机性很明显，且不会系统观察。主动注意不稳定、易转移。此外，他们的记忆较形象，而对抽象的词句记忆不足。他们的想象很活跃，但多为随意想象，有时可能会把想象与现实混为一体。另外，此期言语发展很快，孩子已能运用一些复合句来表达自己的思想。

2. 幼儿期常见的心理健康问题

（1）智力开发：这段时期应正确地引导幼儿，发展理解和运用语言的能力，建立数的概念，养成自己动手的良好习惯，注意培养记忆能力，才能迅速提高儿童的智力。有一些家长违背儿童生理、心理发展的规律，强迫孩子做一些不感兴趣的困难作业，一心想培养出小神童、小影星或小提琴家等，结果往往事与愿违。

（2）保持好奇心：幼儿的活动范围扩大了，言语思维能力发展很快，开创了创造性思维活动。他们喜欢探索，求知欲很旺盛，对周围的一切都要打破沙锅问到底。这种好奇心源于婴幼儿期独立自主倾向的发展和培养的结果。但一些家长对于孩子的问题常敷衍了事，严重伤害了幼儿的好奇心，不利于幼儿的发展。

（3）培养良好的性格：儿童在幼儿期便表现出一定的性格倾向。一部分儿童表现安静、温顺，进食、睡眠也很有规律；另一部分儿童特别好哭，好闹好动；还有一部分儿童反应迟钝，不易发笑，也不易激动。学龄前常见的不良性格特征有：任性、腼腆、孤独等。

（4）避免消极暗示的影响：幼儿的模仿性很强，尤其是 4 岁以后的儿童暗示性较强。因此对幼儿要特别注意语言暗示的影响。为了保障幼儿心身健康，对幼儿讲话要避免可能引起不良暗示的语言或动作。

3. 幼儿期的心理健康调适

（1）注意不要过分地娇宠幼儿：这样做容易使幼儿过度地以自我为中心，认为人人都应该尊重他，结果成为自高自大的人。

（2）游戏的重要性：游戏在这一时期成为幼儿的主导活动，是促进心理发展的形式，通过游戏幼儿既能利用假想情境自由地从事自己向往的活动，又不受真实生活中许多的条件限制，继而充分展开想象的翅膀，又能真实体验成人生活的感受及人际关系，认识周围的各种事物。应该鼓励幼儿与同龄人一起学习、生活、玩耍，这样才能学会与人相处的方法。

（3）家长的身教作用："父母是孩子的第一任教师"，幼儿对父母的一举一动都很感兴趣，言语行为中也有许多模仿，因此父母一定要非常注意自己的言行，特别是身教的作用，父母亲应和睦相处，创造一个良好的家庭气氛，才能使幼儿无忧无虑快乐生活，发展才华，形成良好的个性。要让幼儿的心理健康发展，不但要给予他们良好的教育，每一位做父母的更要给他们做出良好的榜样。

（4）正确对待幼儿：对幼儿太严厉、苛求甚至打骂，欺骗和无谓地恐吓幼儿，做一些不能胜任的事情，对幼儿喜怒无常等，这样只会打击他们的自信心，使孩子养成自卑、敏感多疑、情绪不稳、胆小、畏缩、逃避等不健康心理。

（5）帮助幼儿去分析他所处的环境：帮助幼儿解决困难，而不是代替他们解决困难，应教会幼儿分析问题、解决问题的方法。

（四）儿童期的心理健康

1. 儿童期生理、心理发展特点   儿童期指个体 6～7 岁到 12～13 岁这一年龄阶段。

这是儿童心理发展的一个重要转折时期,此期儿童心身快速发展,其行为的最大变化是以游戏为主的生活过渡到以学习为主的活动。这一时期也称为学龄期,大脑的发育逐渐成熟,到 12 岁时脑的重量约为 1400 g,达到了成人的平均脑重。其中,额叶显著增大,大脑皮层的兴奋和抑制过程都在发展,但平衡能力比较差。儿童期是智力发展最快的时期,记忆容量显著增加,有意记忆逐渐占据主导地位,口头语言迅速发展,开始掌握书写言语,词汇量不断增加,思维逐渐由形象思维向抽象逻辑思维过渡。儿童情绪直接外露,好奇心强,自我意识在幼儿期的基础上不断发展和深化,自我评价的独立性日益增强,个性品质及道德观念逐步形成,喜欢模仿,但辨别力差。

2. 儿童期常见的心理健康问题

（1）攻击性行为:个体对他人进行言语和身体的攻击。男孩比女孩表现得更明显。主要表现:言语较多,喜欢与人争执,好胜心强。任性执拗,喜欢生气,时常乱发脾气,稍不如意就可能出现强烈的情绪反应。经常向同伴发起身体攻击。

（2）学习能力障碍:又称特殊发育障碍,是指言语、学习技能（包括阅读、书写、拼音、计算等）、运动技能等方面的发育延迟,表现出与实际智力水平有明显差距,然而不是由于严重的智力低下、情绪障碍、感觉器官的缺陷或缺乏学习机会所造成。

（3）吮手指、咬指甲:90％的正常婴儿都有吮手指的行为,特别是儿童长牙的时候,这是正常现象。一般说来,儿童到了 2～3 岁,这种吮手指的现象就会消失,但如果过了这一年龄阶段,还经常吮手指,则属于不正常现象了。

（4）口吃:又称"结巴",是儿童常见的一种语言障碍。其表现是说话时频繁地不自主地言语重复、发音延长或停止。

3. 儿童期的心理健康调适

（1）小学生入学的适应:这一阶段学习已成为儿童的主导活动。儿童从家庭进入学校,好奇心极强。求知欲旺盛、想象力丰富,面对陌生的环境一时难以应对。应在儿童入学前做好适应训练。

小学的学习是一种系统、正规的教育活动,与幼儿园的学习有很大的不同。小学生活对孩子各方面都提出了新的要求。因此,老师和家长对新入学的儿童应多给具体的指导和帮助,首先应给孩子做入学准备,进行入学教育。其次,要教育孩子热爱学习、向往学校。还要注意教学的直观性、趣味性,注意培养孩子的学习兴趣,鼓励孩子好好学习,帮助他们尽快适应学校生活。

（2）让儿童学会学习:进入学校学习是儿童生活的一个重大转折。培养良好的学习习惯（如按时起床、按时入学、按时完成作业等）可以帮助儿童尽快地适应学校的生活。从进入学校的第一天起,老师就要着手培养儿童养成良好的学习习惯,教育儿童遵守学校的规章制度,教会学生如何预习、复习、阅读,培养儿童认真学习、积极思考的学习品质。

另外,刚入学的儿童往往缺乏良好的学习方法,这就需要老师加强指导,引导儿童不但要注意学习的结果,还要注意学习方法是否正确。在学习中,应鼓励儿童积极思考,克服困难,学会学习。老师对上课淘气、不写作业的孩子,不能随口说"笨蛋"使得孩子对自己的评价一落千丈,甚至敌对老师。

（3）防止不良行为习惯发生：儿童期的孩子模仿力较强，但因其知识经验贫乏，辨别是非能力差。既容易被新奇事物所吸引，也可能会沾染一些不良行为，如说谎、说粗话、逃学、偷窃等。家长、老师应抓住儿童的心理、年龄特点，循循善诱，正确引导。每位老师都应懂得儿童心理，自觉地维护老师在孩子心中的高尚形象。

（五）青少年期心理健康

1. 青少年期的生理、心理特点　青少年期指个体 12～18 岁这一年龄阶段。

青少年期是生动活泼、思想完善、充满理想的人生黄金时期，同时心理状态最不稳定，易出现各种各样的问题。因此，应充分掌握其心身发展特点和规律，以维护青少年期的心理健康。

随着青少年期的来临，体格加速发展、身高加速增长，达到了人生发育的第二高峰。在性激素的分泌刺激下，男、女两性器官和第二性征发育。青春期随着性机能的逐渐成熟，性意识开始觉醒；意识到两性间的差别关系，对异性充满好奇。可能受性冲动的驱使，而导致"早恋"现象。家长和老师应正确对待这一阶段青少年的性意识，引导青少年珍惜青春的大好时光，将注意力投到学习、生活中，从而逐渐成熟起来。

2. 青少年期常见的心理健康问题

（1）对性发育的困惑：在青少年期，人体生殖系统开始迅速发育，这是其突出的特点。有些青少年对自身的性发育及性成熟的生理变化常感到神秘不解。

（2）独立意识发展迅速：随着年龄的增长，青少年与社会的交往、接触越来越广泛。他们渴望独立的愿望也日益变得强烈，往往听不进去父母的合理建议。

（3）伙伴之间的影响：多数青少年都具有群体观念，他们常感到在群体当中有一种安全感。他们的爱好、言行、衣着打扮都互相影响，信任伙伴胜过信任老师和家长，不愿意同家长交流内心情感。他们互相倾吐内心的秘密和苦恼，得到同情、理解和温暖，而这种情感从成人那里却难以得到。因此，父母和老师应关心他们交朋友的情况，并敏锐地发现问题，及时进行疏导。

（4）认识社会能力不足：青少年虽然独立意识发展很快，但他们对社会的认识能力不成熟，在思考问题上常表现出直观易感性。青少年的情感还不够稳定，容易从一个极端走向另一个极端，这提示我们对青少年要因势利导，做好疏导工作，从而提高他们认识社会的能力，减少心理问题的产生。

（5）沾染不良习惯和不良嗜好：青少年好奇心及模仿性强，这种心理状态使他们很容易受别人影响。

（6）学习压力：中学生学习负担过重，常给他们带来沉重的心理压力。如果青少年承受不了这些心理压力，有时会表现出异乎寻常的反抗情绪，有极个别人甚至走上自杀道路。

3. 青少年期的心理健康调适

（1）正确对待自己的变化：青少年所发生的一系列形态、生理、心理和行为的改变程度，对每一个个体来说，都是他一生中要经历的变化。懂得如何使自己的心理保持健康状态，并养成良好的心理健康习惯。在性道德方面，应知道遵守哪些规范，养成良好的性道德行为习惯。

（2）积极主动与他人沟通：青少年身体发育快，在外形上发展已和成人没有多大区别。他们的"成人感"增强、渴望具有成人一样平等的地位和权力，像成人一样担当一定的义务和责任。另外，他们也怕别人把他们看成"小孩子"。青少年为表现他们是强者，易做出一些冒险行为。因此家长和老师对他们的评价应恰当，尊重并承认他们是一个独立的成员，平等相待。

（3）开展性健康教育：青少年期第二性征和性发育成熟，性意识增强，少男少女对性充满好奇与敏感,经历着性欲冲动的困扰和异性交往问题。所以,应积极开展性健康知识和伦理道德教育,正确理解性意识与冲动,增强自信心,把感知和思考的方向转向正当的文体活动,转移对性的注意力,并增进男女之间正常的交往。

（六）青年期

1. 青年期的生理、心理发展特点 青年期指个体18～45岁这一年龄阶段。

青年期是人生的黄金时代。从生理上讲,其心肺功能、体力和速度、免疫力和性机能等各系统的生理机能都达到最佳状态,疾病的发生率最低,进入身体健康的顶峰时期。从心理上讲,其认知能力、情感和人格的发展都日趋完善,开始形成稳定的人生观和价值观。

2. 青年期常见的心理健康问题

（1）社会适应问题:青年人从学校踏入社会,面对纷繁复杂的社会,他们会新奇、新鲜,之后一部分人渐渐适应工作,适应周围的环境;另一部分人则不适应,要么觉得工作压力大,感觉自身资源难以挖掘,心、身难以焕发出活力,要么觉得工作无挑战性,琐碎、无聊,周而复始,看不到希望,看不到前途,一片迷茫。

（2）情绪情感问题:作为社会成员,青年人一方面感到体力和智力已达到成年人水平,迫切地要求生活独立,希望摆脱他人的束缚,并产生各种各样的强烈的社会性需求;另一方面,他们对社会的复杂性,对自己愿望及行动的合理性,往往还缺乏足够的认识。这样就使得个体需要、不合理的需求与社会规范常常处于矛盾状态。当需要得不到满足时,就易出现狂热、消沉等不良情绪。

（3）性心理的问题:青年人的性生理与整个身体的发育已基本成熟,但性心理的发展滞后。由于受传统伦理观念的影响,性的问题一直被蒙上神秘的面纱,一直难以获得系统、完整、科学的性生理、性心理、性道德等方面的知识。科学的性知识的缺乏,使得健全的性心理在青年人身上尚未完全确立。

青年人对性冲动往往持否定、抵制的态度,采取压抑的方式。性压抑的结果不仅有碍性心理的健康发展,严重的会导致性变态或性过错。与此相反,有的青年人对性持放纵态度,性意识受到错误强化,沉迷于谈情说爱之中,甚至已发生性过失、性犯罪。

3. 青年期的心理健康调适

（1）树立正确的择偶观,正确对待爱情中的挫折:爱情是婚姻的基础。青年人在择偶与恋爱时应学习有关恋爱、婚姻方面的知识,要去把握人的内在美,不要以貌取人。另外掌握好与异性交往的分寸,避免受到损害。如果在恋爱中遭受挫折,不要沉浸在苦恼和悲痛之中,更不应该采取报复手段。因为爱情不是一厢情愿的,应通过参加各种娱乐活动、体育锻炼来转移自己的注意力,做到失恋不失态。

（2）增强择业意识的自主性,促进职业生涯的顺利发展:选择职业或专业要考虑自己的兴趣、能力和性格特点,不要单纯地考虑经济收入和就业机会。选择自己感兴趣的、擅长的、适合自己性格特点的职业或专业,就会提高学习、工作效率,增强工作满意度,降低职业倦怠感,这对人的一生的发展是极其重要的。

（3）稳定情绪:到了成年初期的青年,开始学会体验人际关系的内涵,并掌握一定的与人交往的艺术。一方面渴望与朋友建立深厚的友情,另一方面又常甘受孤独,甚至自闭。由此,老师、家长应引导青年确立适当的人际交往期望值,在生活、工作学习中使情绪获得适当表现的机会,增加愉快生活的体验。

（4）提高社会适应能力,积极适应社会变化:青年已开始意识自己身体发育已趋向成熟,认知能力有所提高,要求应在社会、在家庭有一定的地位。因此,应帮助青年正确认识自己,学会辩证的思维,树立积极而有评价性的目标。在工作、学习、生活中学会同别人沟通,认识自己的优点与不足,提高分析综合和判断能力,在社会中具备一定的生存能力。

(七)中年期心理健康

1. 中年期的生理、心理发展特点 中年期指个体 45~60 岁这一年龄阶段。

中年期是生理的成熟期,心理的稳定期,又是从青年期向老年期转化的过渡时期。各种感觉器官及其功能也在发生变化,内脏器官和脑也逐步走向退化。中年人情绪稳定,个性固定,特点突出,心理成熟,智力发展到最佳状态。这个时期的心理发展特点既能体现出稳定性,又表现出过渡期的变化性。

2. 中年期常见的心理健康问题

(1)心理压力超负荷:大多数中年人社会责任和工作任务较重,加之对事业成就的追求,其心理压力较大。同时在家庭中还需赡养父母和抚育子女,双重压力常常压得中年人喘不过气来。心理压力超负荷可导致多种负性情绪及不良反应。

(2)复杂的人际关系:中年期是各种人际关系最为复杂的时期,中年人既需要依赖工作带来的收入来维持家庭的生活,承担起家庭的经济责任。在工作关系中要妥善处理好与老年同事、年轻同事的关系,还要处理好上、下级同事间的关系。他们通过获取职业上的成就来维护中年人的尊严,体现自我的存在价值。

(3)婚姻适应不良:近年来,我国中年人的离婚率有上升的趋势。中年人的家庭中常出现动荡不安的现象,婚姻适应不良往往使中年人本已繁重的心事又添了一桩,而且是极其重大的问题,常引起情绪上的波动,有时会出现焦虑、失眠等症状,可能产生暴力行为或自杀倾向,也常常诱发神经症、抑郁症等心理疾病。

(4)烟酒等物质依赖引起的心理问题:"物质"包括各类其他药物和烟酒等生活物质。如果滥用这些物质成瘾,就称为物质依赖。中年人面临的家庭、社会、自身问题多,许多中年人为缓解精神上的紧张和压力易形成对药物、烟酒等物质的依赖。这些物质依赖对人的心身健康危害十分大。

3. 中年期的心理健康调适

(1)劳逸结合:中年人应正视任务繁重和精力减退的现实,学会自我松弛,注意保持心态的平和,学会心胸开阔地面对现实,不必事事争强好胜,掌握科学的工作、学习方法,合理安排时间表。

(2)调适婚姻生活,获得家庭幸福:婚姻是否幸福对中年人的心理健康十分重要。婚姻幸福的基本前提:珍惜、维持爱情和婚姻。留给相互独处的时间,要相互沟通、体谅。对子女的教育方式和态度应一致。对子女的期望值一定要从子女的能力和特点出发,要适度。

4. 更年期的来临 更年期是生命周期中从中年向老年的转折,是生活历程中的一个必然经历的阶段。将进入和已经进入更年期的人,尤其是妇女,要从心理上和知识上有准备地去适应这一变化。应学习有关更年期的知识,了解更年期的心理、生理变化规律,避免因轻视、疏忽而导致的焦虑不安。

(八)老年期心理健康

1. 老年期的生理、心理发展特点 一般来说年龄超过 60 岁即为老年期。

人到老年个体各系统功能明显下降并开始全面衰退,出现耳聋眼花,形体缩小,大脑皮层开始萎缩,使得整个大脑功能下降,应变功能下降,易体弱多病。智力水平和认知功能开始下降,对社会的变化较难适应,很多人面临退休、社交环境及生活环境改变等,对心理影响非常明显,比如会出现对未来的恐惧,害怕一个人独处,在性格上表现为刻板、固执等。

2. 老年期常见的心理健康问题

(1)离退休综合征:到了适当年龄,就要离开工作多年的职业岗位,这是自然规律,但离退下来的老人却由于适应不了所处的生活习惯和环境的突然改变,易出现情绪的消沉和偏离常态的行为,甚至会因此而引发其他疾病,严重影响健康。

(2)衰老无能感:衰老是生命的自然规律,由于生理功能和组织结构的退行改变,老年人出现外貌的变化,感觉机能和脑功能的减退,免疫力降低,对环境适应能力和平衡能力减弱,自我心理调节能力变差,容易产生孤独、自责、失落、自卑、感情脆弱、情绪低落等负性心理,尤其是在患病之后更甚。

(3)空巢和孤独感:儿女大了,陆续离家而去,甚至老伴也早走了,只剩下“空巢”和只身孤影。

(4)睡眠障碍:大多数老年人睡眠特征与年轻时明显不同,睡眠减少,入睡慢,睡眠浅,稍有响动就会惊醒,睡眠中自然醒来的次数也较多,常起夜,因此夜间睡眠质量差。白天的精神也随之受影响,常打瞌睡,女性老年人比男性老年人更为严重。

3. 老年期的心理健康调适

(1)保持乐观的情绪:乐观地看待老年期,清闲的时间与亲朋好友高谈阔论、吟诗下棋,有充裕的时间来完成以往没有时间完成的愿望,不必再承担养家糊口、为子女操劳的主要责任,不再有学业、事业成功的强大压力。

(2)养生及养德:注重养生之道,采用健康的生活方式是长寿老人的一大共同特点。应注意进行体育锻炼和劳动、劳逸适度、修身养性、陶冶情操等。

(3)充分利用自我、完善和实现自我:事实上,老年人晚年生活是否幸福、充实很大程度上取决于自己,老年人应注意保持心理开放,避免脱离社会,继续工作,不断地学习,继续人格的自我完善。

(4)社会、家庭对老年人生活的关注:全社会应提倡尊重老年人,创造能够使老年人健康、愉快的生活环境。家人应关注老年人的生活。

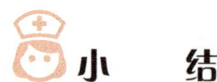

小   结

健康的概念古而有之。最初,人们所说的健康是指身体健康,强调身体没有缺陷和疾病。随着社会的发展和科学技术的进步,人们对自身的认识不断深化,从而深刻地认识到人体是生理与心理的统一体,心理健康是健康概念中不可分割的组成部分。第三届国际心理卫生大会上指出,心理健康是指在身体、智能及情感上与他人的心理健康不相矛盾的范围内,将个人的心境发展成最佳的状态。

能 力 检 测

1. 根据所学内容谈谈你对健康的认识。
2. 对照心理健康的标准,判断自己的心理是否健康。
3. 结合自身特点谈谈如何进行青春期心理健康的维护。

第二节　心理应激

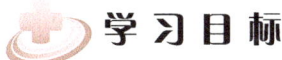

学习目标

掌握:心理应激(简称应激)的概念、心理防御机制的概念及常见心理防御机制的形式。
熟悉:应激的过程。
了解:应激的有关理论,心理应激与护理工作。

临床护理情景描述

2008年5月12日14时28分04秒,四川汶川、北川发生8级强震,大地颤抖,山河移位,满目疮痍,生离死别……这是新中国成立以来破坏性最强、波及范围最大的一次地震。此次地震重创约50万平方公里的中国大地。造成大量人员伤亡,房屋被毁,灾难给灾区人民带来的心灵创伤无法估量。

问题:地震灾难对人的心身健康有哪些影响?

一、应激的概念

加拿大生理学家 Selye(1936)首先提出应激(心理应激)这一概念。"应激"一词源自英文"stress",意为"紧迫、逆境反应、紧张、压力、应力"。Selye 认为,应激是指动物在外界和内在环境中,一些具有损伤性的生物、物理、化学以及特种心理上的强烈刺激作用于机体后,随即产生的一系列非特异性全身性反应或非特异性反应的总和。

二、应激的过程

应激的过程包括应激源输入、应激中介、应激反应、应激结果四个过程。应激过程模式图如图 3-1 所示。

(一) 应激源

应激源是指能引发应激反应的刺激或环境要求。生活中的应激源是大量的,但只有能引起人们紧张感的客观刺激或外界动力被视为应激源。应激源主要来自以下三方面。

1. 外部物质环境　包括人为的和自然的两类因素。属于自然环境因素的有寒冷、酷热等。属于人为因素的有大气、水、食物及射线、噪声等。

2. 个体的内环境　内环境的许多问题常来自于外环境,如感觉剥夺、营养缺乏、刺激过量

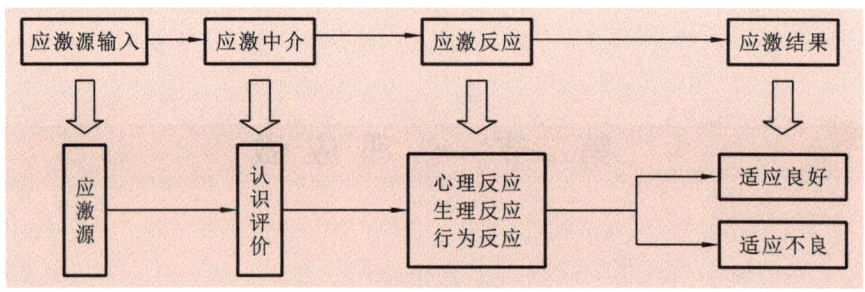

图 3-1　应激过程模式图

等。机体内部各种必要物质的产生和平衡失调,如酶和血液成分的改变,既可以是应激源,也可以是应激反应的一部分。

3. 心理-社会环境　大量事实说明,心理-社会因素可以引起全身性适应综合征,具有应激性。尤其亲人的离丧常常是更需注意的应激源,因为在悲伤过程中往往产生明显的躯体症状。

(二)应激的中介机制

1. 认知评价过程　应激中介是个体从自我的角度对应激源进行认知和评价的过程,即认知评价,它是心理应激的中间环节、重要环节。对同一个应激源可因个体对其认知评价的不同而出现很大的差异。

认知评价过程分为两个方面:初级评价和次级评价。初级评价是个体在某一事件发生时立即通过认知活动判断其是否与自己有利害关系。如果个体在初级评价中感到刺激与自己没有利害关系,既没有威胁,也不是逃脱战,则不发生应激反应。一旦得知与自己有利害关系,个体立即会根据事件是否可以改变即对个人的能力做出估计,这就是次级评价。如果评价为个体有能力应对,则应激反应程度低,如果评价为个体没有能力控制,则应激反应强烈。

由于认知评价是认知加工过程,个体的认知及应对能力不同,可对同一应激源作出不同评价。影响认知评价的因素很多,主要来自几个方面:应激源、社会环境、生活经历及自我调节机制。

(三)应激反应

应激反应是机体对应激源做出的生理和心理反应,是随着生物进化而产生的一种保护应激的心理反应。常见以下几种反应。

1. 情绪反应　由于个体的差异,对于相同的事件应对和适应能力不同,情绪反应强度也不同,常见的情绪反应:恐惧、焦虑、抑郁。

2. 行为反应　当应激引起的唤醒超过调适水平,躯体协调行为技能及其他方面都会受到损害,更有甚者为回避应激源而逃离现场、辞退职务,甚至厌世自杀。另一方面,机体为缓冲应激对个体自身的影响,摆脱心身紧张状态而采取应对行为策略,以顺应环境的变化。常见的行为反应有逃避与回避、退化与依赖、敌对与攻击、无助与自怜、物质滥用等。

3. 生理反应　应激的生理反应以及最终影响心身健康的中介机制涉及神经系统、内分泌系统和免疫系统。

(1)心理-神经中介机制:主要通过交感神经-肾上腺髓质轴进行调节,当机体处在应激状态时,应激信息进入大脑,经认知评价后由下丘脑进行处理。交感-肾上腺髓质轴被激活,释放大量儿茶酚胺,引起肾上腺素和去甲肾上腺素的大量分泌,导致中枢兴奋性增高,从而导致心理、躯体及内脏功能改变,导致非特异系统功能增高,而与之对应的营养功能则降低。

（2）心理-神经-内分泌中介机制：通过下丘脑-腺垂体-靶腺轴进行调节。当应激源作用强烈或持久时，冲动传递到下丘脑引起促肾上腺皮质激素释放因子分泌，经过垂体门脉系统作用于腺垂体，促进腺垂体释放促肾上腺皮质激素特别是糖皮质激素，从而抑制分解蛋白质和脂肪，升高血糖，增加游离脂肪酸，为机体应对应激提供必要的能量。

（3）心理-神经-免疫中介机制：一般认为短暂而不太强烈的应激不影响或略增强免疫功能，但是，长期较强烈的应激会损害下丘脑，造成皮质激素分泌过多，使内环境严重紊乱从而导致免疫功能抑制，可降低淋巴细胞的数量和作用，导致机体缺乏对感染和疾病的抵抗力。

总之，通过神经系统、内分泌系统、免疫系统的中介，心理应激因素引起生理反应，并由此诱发身体器官的病理变化而导致心身疾病。应激反应生理变化见图3-2。

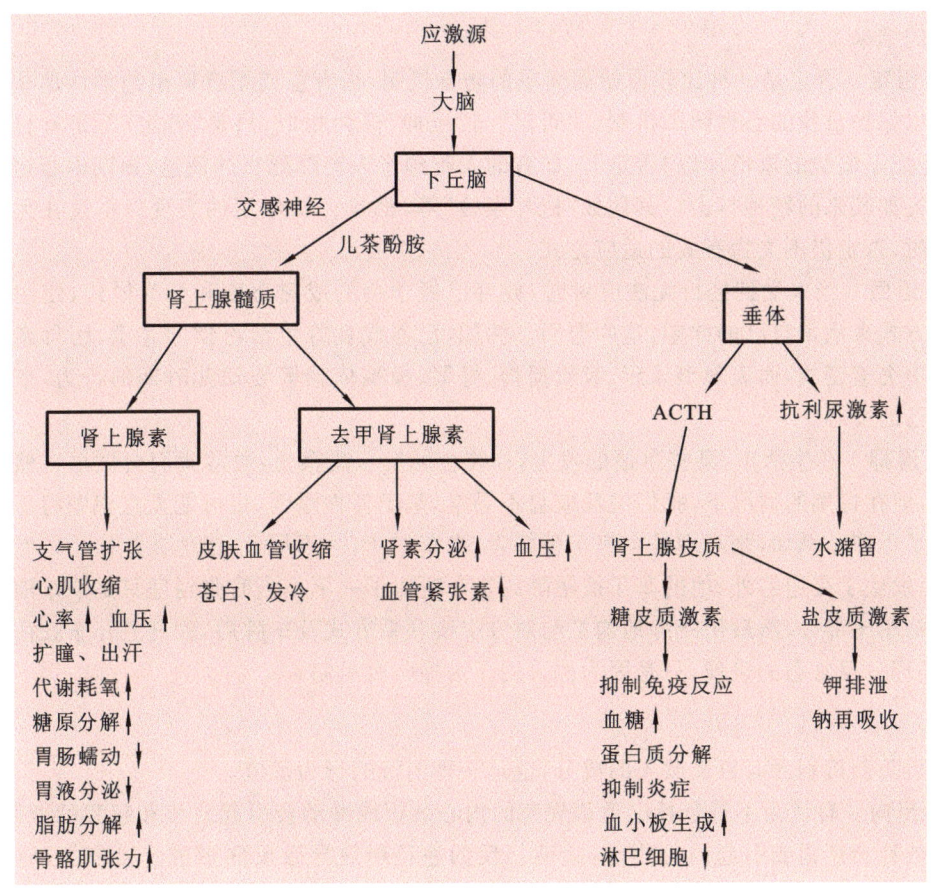

图3-2　应激反应生理变化模式图

（四）应激的结果

应激的结果可以是适应良好，也可以是适应不良。适度的应激能促进人的神经系统的发展、躯体的健康及人格的成熟。长期的超强度的应激则使人心理难以适应，导致心身疾病、心理问题或心理疾病。

三、心理防御机制

心理防御机制是指个体面临挫折或冲突的紧张情境时，在其内部心理活动中具有的自觉或不自觉地解脱烦恼，减轻内心不安，以恢复心理平衡与稳定的一种适应性倾向。心理防御机制种类很多,常见的有以下五大类十六种。

(一) 逃避性防御机制

逃避性防御机制是一种消极性的防御,以逃避性和消极性的方法去减轻自己在挫折或冲突时感受的痛苦。这就像掩耳盗铃,当作听不见一样。这类防御机制有以下四种形式。

1. 压抑　压抑是各种防御机制中最基本的方法。当一个人的某种观念、情感或冲动不能被自我接受时,就被潜抑到无意识中去,使个体不再产生焦虑、痛苦,这是一种不自觉的主动遗忘和抑制。压抑作用,表面上看起来我们已把事情忘记了,而事实上它仍然在我们的潜意识中,在某些时候还会影响我们的行为,以致在日常生活中,我们可能做出一些自己也不明白的事情。例如,在日常生活中,有时我们做梦、不小心说漏了嘴或偶然有失态的行为表现,都是这种压抑的结果。

2. 否定　否定是一种比较原始而简单的防御机制,指有意或无意地拒绝承认那些不愉快的现实以保护自我的心理防御机制。"否定"与"压抑"极为相似,只是"否定"不是有目的地忘却,而是把不愉快的事情加以"否定"。如有的人听到亲人突然死亡的消息,短期内否定有此事以减免突如其来的精神打击。其他如"掩耳盗铃"等,都是否认作用的表现。不过在无能为力的情况时,否定仍不失为有效的适应方式。

3. 退回　当人受到挫折无法应对时,放弃已经学会的成熟态度和行为模式,使用以往较幼稚的方式来满足自己的欲望,这叫退回。例如,已养成良好生活习惯的儿童,因母亲生了弟妹或家中突遭变故,而表现出尿床、吸吮拇指、好哭、极端依赖等婴幼儿时期的行为,来引起家人对自己的关心。

4. 潜抑　在生活中,某些事情的发生,往往会触发一些感受,通常我们会做出自然与直接的表达,但在特别的情况下,我们的反应会不寻常,基于各种原因,很可能无意识中将真正的感受进行了压抑。例如,张经理是个汽车爱好者,惜车如命,一天早上,当他在赶往公司参加会议时,不幸发生了交通意外,他的车子被尾随的货车碰撞了一下。当时张经理只是下车随便望望被撞毁的车尾部分,然后便冷静地匆忙与对方交换联系方式及车牌后,就马上开车驶往公司开会,张经理一反常态的表现,只是因为他采用了潜抑防御机制。

(二) 自骗性防御机制

此类防御机制含有自欺欺人的成分,也是一种消极的行为反应。

1. 反向　自认为不符合社会道德规范的内心欲望或冲动会引起自我和超我的抵制,表现出来会被社会惩罚或引起内心焦虑,故朝相反的途径释放导致反向形成。换言之,使用反向者,其所表现的外在行为,与其内在的动机是成反比的。在性质上,反向行为也是一种压抑过程。如"此地无银三百两"的故事等是反向的表现。

反向行为如使用适当,可帮助人在生活上使之适应;但如过度使用,不断压抑自己心中的欲望或动机,且以相反的行为表现出来,轻者不敢面对自己,而活得很辛苦、很孤独,重者会造成严重的心理困扰。在很多精神病病人身上,常可见此种防御机制被过度使用。

2. 合理化　个体遭受挫折时用利于自己的理由来为自己辩解,将面临的窘境加以文饰,以隐瞒自己的真实动机,从而为自己进行解脱的一种心理防御机制,换句话说,"合理化"就是制造"合理"的理由来解释并遮掩自我的伤害。事实上,在人生的不同遭遇中,除了面对错误外,当我们遇到无法接受的挫折时,短暂采用这种方法以减除内心的痛苦,避免心灵的崩溃,无可厚非,如狐狸吃不到葡萄就说葡萄是酸的。

3. 仪式与抵消　无论人有意或无意犯错,都会感到不安,尤其是当事情牵连他人,令他人无辜受伤害和损失时,就会很内疚,倘若我们用象征式的事情和行动来尝试抵消已经发生的不愉快事件,以减轻心理上的罪恶感,这种方式,称为仪式与抵消。例如,一位在外忙碌而未照顾家人的丈夫,送钻戒给妻子来消除心中的不安,并且以这个行动来证明他是个尽责的丈夫。

4. 隔离　所谓"隔离"是把部分的事实从意识境界中加以隔离,不让自己意识到,以免引起精神上的不愉快。最常被隔离的是与事实相关的个人感觉部分,因为此种感觉易引起焦虑与不安。如人死了,不说死掉而用"去世""长眠""归天",个体在感觉上就不会因"死"的感觉而悲伤。

5. 理想化　在理想化过程中,当事人往往对某些人或某些事与物作了过高的评价。这种高估的态度,很容易将事实的真相扭曲和美化,以致脱离了现实。例如,某家长在人们面前,总是说他的孩子天文地理无所不知,引得周围邻居很羡慕,可找到他的孩子一问,发现孩子并不是那么优秀。

6. 分裂　有些人在生活中的行为表现,时常出现矛盾与不协调的情况。且有时在同一时期,在不同的环境或生活范畴,会有十分相反的行为出现。在心理分析中,我们可以说他们是将意识割裂为二,在采用分裂防御机制。例如,黄某在家里是一位难得的慈父,家人很喜欢。但是,在外面,总是干一些违法的事,也绝无道义可言。

(三)攻击性防御机制

人心里产生不愉快,又不能向对象直接发泄时,便会利用转移作用,向其他对象以直接或间接的攻击方式发泄,或把自己的不是转嫁到别人身上,并判断他人的对错。

1. 转移　转移是指原先对某些对象的情感、欲望或态度,因某种原因(如不合社会规范、具有危险性或不为自我意识所允许等)无法向其对象直接表现,而把它转移到一个较安全、较易被大家接受的对象身上,以减轻自己心理上的焦虑。如自己在单位被领导批评了,心里不好受。回到家里,看见儿子在玩游戏机,过去打了儿子一巴掌。儿子莫名其妙受了气,内心难受。这时,他看见小猫在地上,上去就踩了一脚。小猫醒后,张起爪子在沙发上乱抓。

2. 投射　精神分析学者认为投射是个体自我对抗超我时,为减除内心罪恶感所使用的一种防御方式。所谓"投射"是指把自己的性格、态度、动机或欲望,"投射"到别人身上。例如,有些人贪污了很多钱,内心害怕被抓,于是总是说别人在贪污钱。

(四)代替性防御机制

代替性防御机制是用另一样事物去代替自己的缺陷,以减轻缺陷的痛苦。这种代替物有时是一种幻想,因为现实上得不到实体的满足,他便以幻想在想象世界中得到满足,有时用另一种物件去补偿他因缺陷而受到的挫折。

1. 幻想　当人无法处理现实生活中的困难,或是无法忍受一些情绪的困扰时,将自己暂时离开现实,在想象的世界中得到内心的平静或达到在现实生活中无法经历的满足,称为幻想,如画饼充饥等。

2. 补偿　当个体因本身心理或生理上的缺陷致使目的不能达成时,改以其他方式来弥补这些缺陷,以减轻其焦虑,建立其自尊心,称为补偿。例如,一个婚姻失败的人,整日酗酒而无法自拔。

(五)建设性防御机制

建设性防御机制是在防御机制中较好的一类,是向好的方面去做补偿,属于建设性的,它可分为认同和升华两种类型。

1. 认同　在人生中,每个人都有一些重要的事情需要去完成,而其中主要的一项是完成"认同"的历程。"认同"意指个体向比自己地位或成就高的人的认同,以消除个体在现实生活中因无法获得成功或满足时,而产生的挫折所带来的焦虑。例如,一个自幼失明的人,被某医院治疗痊愈后,不断向人夸耀他是一个能看见世界的人。

2. 升华　"升华"一词是弗洛伊德最早使用的,他认为将一些本能的行动如饥饿、性欲或攻击的内驱力转移到一些自己或社会所接纳的范围时,就是"升华"。有打人冲动的人,借锻炼拳击或摔跤等方式来满足;喜欢骂人,以成为评论家来满足自己等都是升华作用的例子。升华是一种很有建设性的心理作用,也是维护心理健康的必需品,如果没有它将一些本能冲动或生活挫折中的不满怨愤转化为有益于人们的行动,这个世界将增加许多不幸的人。

四、心理应激与护理工作

任何疾病都是一种应激源,都可能引起病人的心理状态或行为改变。病人住院后,生活环境及个人角色的改变(从正常人转变为病人),又给病人增添了新的应激因素,可能诱发新的疾病,使病情变得更加复杂,增加治疗的难度。因此,对病人不仅要重视治疗,重视护理,也要关注病人的心理应激反应。

(一)病人心理应激反应表现机制

病人产生应激反应,在一定程度上能够激发机体的免疫力,也能够引起病人对疾病的重视,有助于病人积极配合诊断和治疗,但是病人对应激反应过强,易发生心理失衡。一方面产生焦虑、恐惧、烦躁不安等不良情绪甚至不配合诊疗和治疗;另一方面,通过影响神经、内分泌、免疫系统,使病人生理或病理发生改变,免疫力降低,病情加重。

(二)病人心理应激反应的处理

帮助病人将心理应激反应调到适宜心态,是医护人员应该做的工作。医护人员可从以下几个方面对病人进行帮助。

1. 改变认知水平　通常情况下,心理的失衡,总是以对现实的歪曲理解为基础,往往从一个片面的或极端的角度来推断现实事物。医护人员应让病人知道有关病情及检查治疗方案,使病人形成对自己疾病的正确认知,减轻其焦虑、恐惧,以乐观的情绪对待疾病。

2. 提高自我控制能力　病人住院后,或多或少都会精神紧张,尤其是针对自己的诊断和治疗,都要配合医生和护士,他们感到自己对各种事情失去控制,于是激活了机体的应激反应,觉得自己情况很糟,活不下去了。如果长期下去可能加重病人的病情,应指导病人进行放松训练,转移病人的注意力、减轻病人的心理焦虑及紧张情绪,使病人在精神压力不大或没有精神压力的情况下完成治疗。

3. 提供社会支持系统　医护人员和家属要在生活上关心病人,给予适当的生活照顾,对于病人的疑问要耐心解释,使病人密切配合治疗。

4. 症状处理　对于应激反应过强,焦虑、紧张、恐惧的病人,应给予心理放松护理,必要时用镇静药等对症处理。对因疼痛而心理应激反应过强的病人,可给予镇痛剂,还应转移病人对疼痛的注意力,降低病人的心理应激反应。对于表现为意志消沉、抑郁的病人,应给予适量抗抑郁药,并给予精神激励措施,使病人重新树立生活的信心,积极配合治疗。

总之,医护人员要主动采取一些必要措施,防止发生过强的心理应激反应,避免对病人产生不利的影响。

小　结

　　心理应激是机体在某种环境刺激作用下由于客观要求和应对能力不平衡所产生的一种适应环境的紧张反应状态。如果刺激超出了人所能承受的适应能力,就会引起机体心理、生理平衡的失调即紧张反应状态的出现。心理应激的产生可提高人的警戒水平,应对各种环境变化的挑战。但长时间的应激状态则会损害人的心身健康。心理应激对健康的影响究竟是积极的还是消极的,受许多因素的影响。一般而言,由于青年处于生命的旺盛时期和心理的可塑阶段,经过科学的教育和心理疏导,多可使心理应激发挥对健康的积极作用。对老弱妇孺则应通过关爱和帮助,尽可能使心理应激对健康的消极作用降到最低程度。

能 力 检 测

1. 自己在应激时会出现哪些反应? 如何应对?
2. 试判断下列心理防御机制的形式。
(1) 一学生在学校挨老师批评,回到宿舍后大骂室友。
(2) 当医生告知病人身患重病时,病人马上回答:"不可能,是你们弄错了!"
(3) 一大学生失恋后埋头苦读,毕业时考研成功,失恋的痛苦随之消失。

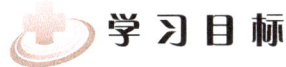

第三节　心理-社会因素与健康

学习目标

掌握:健康的概念。
熟悉:常见的影响健康的心理因素和社会因素。
了解:心理-社会因素与健康。

 临床护理情景描述

　　小林以当地第一名的成绩考入北京某重点高校,第一学期期末,本来踌躇满志准备获取奖学金的她未能如愿。她的情绪从此一落千丈,变得郁郁寡欢,无心学习,也无法处理好与同学的人际关系,还整夜失眠。最后不得不去医院精神科检查,结果诊断她患了抑郁症。

　　问题:试分析小林心理异常产生的原因。

一、概述

健康对每个人都很重要,人们也非常关注自己是否健康,健康与疾病问题一直是医学理论和实践研究的基本内容,但随着当前世界医学模式由传统的单纯生物医学模式向生物-心理-社会医学模式的转变以及疾病谱和死亡谱的变化,许多非传染性疾病和慢性退行性疾病的增加,人们对健康与疾病的观念正逐渐发生根本性改变,生物学指标已不能作为简单衡量健康的标准。

最近世界卫生组织进一步发展了健康的定义,即生理、心理、社会功能和道德方面都保持完好的状态或最佳状态才称为健康。这一定义从生物学、心理学及社会学三个维度界定了健康。人不仅是个生物体,人同时是生物、心理和社会存在的统一体。故人具有社会属性和心理活动。因此,人类的健康必然会受到各种社会因素及心理因素的影响,同时人类的健康和疾病的相互转化不仅会受生物学因素的影响,也会受心理-社会因素的影响。大量的研究调查也证实无论是社会因素还是心理因素对健康的影响都非常广泛,它们在疾病的发生、发展、转归及防治过程中都起着极其重要的作用。

目前,把影响人类健康和疾病的心理、社会和文化等方面诸多因素均归于心理-社会因素的范畴,为了清楚描述起见,现分别就心理因素和社会因素加以阐述。

二、心理因素

心理因素是指影响人类健康的认知、情绪、人格特征,价值观念以及行为方式等。其中,个体的认知、情绪及人格特征与遗传有密切的关系,保持相对稳定性,并且决定其待人处事的行为模式,同时对健康与疾病的发生有着决定性的意义,心理学称为内在的心理品质。而个体的应对方式和生活方式因其与后天获得性有关,故称为外在的心理品质。研究认为,心理因素赋予个体某些疾病倾向,如果在某些特定社会文化环境作用下,则可能表现出心理障碍和躯体疾病。

(一)人格特征

每个人都有其独特的、稳定地表现于个体的心理特质,这即是人格特征。它是由遗传和环境共同决定的。个体的人格特征使其对某种生活事件会做出固定的反应,因此个体的人格特征和健康是密切相关的。如性情内向拘谨的人可能处世谨小慎微,有较好的卫生习惯,其传染病的发病机会便会降低;而性情外向爽朗的人,人际关系较好,抑郁症的发病机会就会变少。

具有某些人格特征尤其是消极人格的人相对会呈现低的健康水平。例如,Meyer Friedman 和 Ray H. Rosenman 首先提出的 A 型性格。这种类型的人性格急躁,缺乏耐性,具有强烈的竞争和挑战意识,敌意性非常强。后期的研究显示,A 型性格的人容易患冠心病。

(二)情绪、情感

人类的情绪、情感变化影响着内脏器官的活动,也就意味着人的心理活动会对机体产生影响。积极、愉快的情绪、情感可以提高机体的活力,使呼吸、脉搏、血压等人体各种机能处于良好的平衡状态下,增进身体的健康。而消极的情绪、情感会降低人的免疫力,进而促进疾病的发生。巴甫洛夫曾说过,一切顽固的忧愁和焦虑,足以给疾病大开方便之门。研究显示,情绪的异常往往也是心理问题或某些精神疾病的先兆。

知识链接

事故倾向个性

调查显示：外科常见的车祸发生率，与心理-社会因素有一定的关系，车祸肇事者的心理特点多显示轻率、任性、不愿受约束等"事故倾向个性"。同时心理-社会刺激与车祸的发生也关系密切。214 名因车祸受伤的司机中，伤前有较多的心理-社会刺激，97 名车祸致死的司机中，20％在事故前 6 h 内有急性情绪障碍，如与家人吵架等。

（三）心理冲突

心理冲突是当人们面对难以抉择的处境时产生的矛盾心理状态，心理冲突往往又形成心理压力。适当的心理冲突和心理压力可以激发人的创造力，成为工作、学习、生活的动力，但剧烈而持久的心理冲突无疑会损害人的心身健康。在工业发达国家，有 65％～81％的人承受着不同程度的压力，医学问题 60％～80％都与压力有关。

三、社会因素

社会因素指与人类健康有关的社会环境中的各种事件，包括社会政治、经济、文化、工作、生活状况、医疗条件等，个体接触社会各个方面越多，其面对的社会因素也越多。角度不同，社会因素的分类也不同，我们通常分为以下六类。

（一）经济因素

社会经济的发展可明显改善人们的生活水平及生活质量，促进人们的健康水平的提高。经济的发展在维护人群健康的同时又为人群的健康做根本保证。反之，社会经济也依赖于人们的健康水平。但经济的发展也会带来一些新的社会问题，如环境的污染和破坏、不良生活方式、负性事件的增多等，这些又对人的健康有着潜在的危害。

（二）社会关系

人是生活在各种社会关系结合而成的社会群体中的，包括家庭、朋友、工作单位等。人在这个社会关系网络中关系的和睦、协调与否，不仅影响健康，而且是健康的基础。例如，融洽的人际关系除了可以获得情感上的支持，同时也是获得社会支持的基础。此外，家庭结构、功能及关系对每个家庭成员的健康都是有影响的。

（三）教育

教育是一种文化传播手段，但从健康的角度看，教育水平的高低将直接影响着人的健康生活的能力和生活方式。早期良好的家庭教育会使个体的潜能得到激发，使之今后更倾向于选择健康的生活方式。美国（1992 年）做过关于 45～60 岁白人教育水平与疾病谱之间的关系调查，发现受教育不足 8 年的人，其全部死因的死亡率都比受过大学教育及以上者高（表 3-1）。

表 3-1　美国 45～60 岁白种人死因类别、死亡率与受教育程度

死因	不足 8 年	初中	高中	大学及以上
全部死因	115	106	97	77
结核病	184	119	80	21

续表

死因	不足 8 年	初中	高中	大学及以上
肿瘤	109	112	94	83
糖尿病	103	80	124	71
脑血管病	117	102	90	92
动脉粥样硬化性心脏病	101	101	107	81
流感与肺炎	163	106	76	63
意外死亡	145	116	92	64

（四）风俗习惯

风俗包括民族习俗和地区习俗，是历代相传形成的风尚和习俗。有些风俗习惯是对健康有益的，例如，我国回族是严禁饮酒的，认为酒是万恶之源，香烟虽不绝禁，但一般不吸。可也有些风俗习惯有损于健康，例如，我国某些地区喜吃腌制的咸菜，而导致食管癌的高发。

（五）宗教

宗教伦理及教义是以观念意识注入人的思想，影响人的心理过程及行为。宗教对人类的健康有双面性的影响。宗教在某种程度上推动医学的发展，并且宗教能给人以精神寄托，从而可以缓解精神压力，对健康是有利的。但有时，因为过于相信宗教的力量而忽略现代医学的治疗技术也会影响治疗结果。

（六）亚文化

亚文化是指某一文化群体或次级群体独特的价值观、生活观，并非全社会性的思想文化。先进的、文明的亚文化可以促进人类的健康。但一些落后、腐朽的亚文化则会严重影响人的心身健康，例如，吸毒曾成为青少年的一种时尚亚文化，却残害了很多少年。

四、心理-社会因素与健康

随着医学心理学研究方法的改进，关于心理-社会因素与健康的关系方面取得了前所未有的成就。根据我国在 1982—1983 年的流行病学调查数据显示，心脏病、脑血管病和肿瘤三者占死亡总数的 67.59%，同时在所列与死因有关的四个因素中，生物学因素占 1/3 左右，而一半以上因素与环境、生活行为方式有关，充分说明心理-社会因素在疾病与健康转化过程中的重要意义。

根据现代生物-心理-社会医学模式，我们应当这样理解心理-社会因素与健康的关系。

1. 心身统一　一个完整的个体包括心和身两个部分，这两者是相互影响的，并以"心"为主导。心身应作为一个整体对外界环境做出反应。因此，在评价个体的健康和疾病时，要注意心身双方面的反应，不能只注意这一方面而忽略另一方面。

2. 人与环境的统一　一个完整的个体，除了是生物学意义上的人，而且还处在特定的自然环境和社会环境之中，因此也是自然环境和社会环境中的一部分。故在考虑个体的健康和疾病时，不仅仅要考虑其生物学特性，更要考虑到自然环境和社会环境对个体的影响，使个体达到古人所言的"天人合一"的最佳健康状态。

3. 失衡与适应的统一　生活在自然和社会环境中的个体，不可避免地要遇到许多自然和社会的不利因素，引起个体心身失衡。但大多数人均能保持良好的健康状态。这是因为个体在与外界环境因素长期相互作用中已经形成一个相对稳定的应对行为模式,能使个体主动调节自己的行为,来适应环境的改变,从而使个体健康维持着一种动态的、稳定的平衡状态,并与外界环境保持相对的和谐一致。因此,个体自身的心理特征是保持健康和抵御疾病的重要力量。

心理的物质基础是大脑,躯体活动与心理活动是相互伴行、彼此相互作用的。疾病在造成生理损伤的同时,也会形成许多不良情绪;反之,不良情绪同样会引起躯体的负性反应,引发许多疾病。

社会因素并不仅指社会环境,还包括个体在社会化的过程中转化的跟个体有关的社会实践、社会行为、文化素养等多重因素,这些综合性的因素会影响人的健康,而当社会因素影响健康时,最终也是通过个体生理及心理变化发挥其作用的。

社会因素影响人类健康主要是通过心理活动这个中心环节来起作用的。社会因素首先被人的感知系统纳入,再经过中枢神经系统的调节和控制,形成一定的心理折射,产生相应的心理反应和行为、社会适应及躯体功能的变化。因此。这两者在对健康的影响过程中是相互依赖、相互影响的。人的健康离不开社会和心理因素的影响,而健康的恢复也不能脱离社会和心理因素的支持。

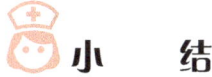

小　结

健康不仅仅是没有疾病或不虚弱,而是包括身体、心理和社会方面的完好状态。因此对个体健康的影响因素除了肯定的生物因素之外,还有人格、情绪情感、心理冲突等心理因素以及众多诸如经济、教育、亚文化等社会因素。而且心理因素与社会因素在疾病与健康的转化中是相互依赖、相互影响的。

能力检测

1. 试述对心理健康的看法及其判断标准。
2. 查找自己在健康方面的最大问题是什么? 应如何改进?
3. 在今后的临床工作中,你认为如何做才能更加有利于病人的康复?

第四节　异常心理

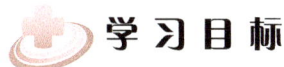

掌握:正常心理和异常心理的概念。
熟悉:异常心理的判断标准,常见的异常心理的种类。

了解：异常心理的预防。

临床护理情景描述

王某，女性，43岁，离异，女儿在外地上大学，近两年来对工作及生活均失去信心，觉得自己是世界上最不幸的人，对任何事情都不感兴趣，失眠，经常有轻生的念头。由于不能很好地完成本职工作而经常请假在家休息。

问题：王某是心理问题还是心理异常？如何处理？

一、概述

(一) 概念

正常的心理活动是一个完整的统一体，每个心理过程之间能够相互联系、相互影响，并协调一致地在人的实践活动中发挥作用。正常的心理活动能保障人顺利地适应环境，健康的生存、发展；同时能保障人正常地进行人际交往，使其赖以生存的各种社会组织正常运行；而且能够正确认识客观世界的本质及客观规律，创造性地改造世界。

异常心理是相对于正常心理而言的，那么，什么称之为异常心理？因为研究的角度不同，各家对异常心理的看法和定义也不一样。目前，比较能达成共识的解释是个体的心理过程发生异常改变，对客观现实反映的紊乱和歪曲，使个体无能力按社会公认的方式行动，最终造成对本人或社会都不适应的后果。

(二) 正常心理与异常心理的区分标准

正常心理与异常心理是相对存在的，绝对的健康和正常很难找到，心理障碍的人，心理活动也不完全是异常的。正常与异常的心理在某些情况下可能有本质的区别，但在许多情况下只有程度的不同，并且两者会互相转化。因此，判断心理活动正常与否，一定要结合当时的具体情况，把其心理状态和行为放到当时的客观环境、文化背景中，参照多方面的因素（如教育程度、宗教信仰、民俗习惯等）进行分析，另外，还需与本人平时一贯的心理状态和人格特征进行比较，方能判断此人有无异常心理，以及心理异常的程度。

通常采用以下几种方法来进行区分及作为判断正常与异常心理的标准。

1. 经验标准 主要依据日常生活经验和认识来判断他人的心理活动是否正常，该方法简便实用，但有一定的主观性及局限性，适于作定性判断，不能量化。

2. 心理学的标准 根据科学心理学的定义，去分析个体的主观世界与客观世界是否统一，心理活动的内在协调性如何以及人格的相对稳定性。

3. 社会适应标准 人是生活在特定的社会文化环境中的，并能够按照社会生活的需要来适应和改造环境。通常，心理正常的人能调整自我而达到与环境的协调一致性。若个体的心理异常，则会有与社会不相适应的行为后果。

4. 客观检查标准 数量化的症状是比较客观和可靠的指标，包括生理和组织的检查指标以及心理的检查指标，例如，大脑是心理的器官，心理的异常就可以借助于大脑的生理和组织的检查指标。而智力测验、人格量表等心理测验工具就可以作为辅助诊断工具。

5. 统计学标准 判断个体心理是否正常,最重要的标志就以大多数人的心理活动与之作比较,那么人群的心理测量结果常显示常态分布,居中的属于正常,远离中间的两端则被视为异常。

上述的每一种标准都有其根据,同时在判断心理正常或异常方面都有一定的使用价值,但不能用某一种标准来解决全部问题。在临床实践中,应相互借鉴,并同时考虑客观环境、文化背景、年龄、性别、职业、宗教信仰等多重参照条件。

(三) 异常心理的理论解释

异常心理的原因和机理目前仍处于研究和探索中,各种理论学派也形成了各自的观点来解释异常心理产生的原因、机理。主要有以下几种。

1. 医学理论模式 异常心理的产生与生物因素有关,包括:①遗传因素;②大脑或机体有损害;③代谢紊乱;④个体素质存在缺陷。上述生物因素的确可引发某些心理疾病,但临床上尚有很大一部分心理疾病未能找到明确的生物学原因,故此模式有一定的局限性。

2. 心理动力学模式 被压抑的负性情绪形成了内心的冲突,而这种冲突往往引起焦虑,为了减轻或消除焦虑,机体动员了一系列的心理防御机制,当这些防御机制发生作用时,外部表现可能即是一种变态心理。

3. 行为理论模式 认为各种行为都是后天习得的,异常行为也是后天学习的结果。虽然该理论在实践中有重要的意义,但其过分强调外显行为,却忽视思维、情绪对异常心理的影响。

4. 人本主义理论模式 认为人天生具备充分发展和发挥自己潜能的意愿,异常心理是个体没有充分发挥出人的巨大潜能,实现自我价值导致心理和行为的错乱。

5. 社会文化模式 个体的心理品质和行为是在各种文化关系的综合影响下形成的,当某些关系发生变化时,其强度与速度使人无法承受时,即可引发个体的心理出现问题。

6. 生物-心理-社会理论模式 异常心理的产生应从生物、心理、社会多重因素去考虑,这样可以弥补其他理论的不足和片面。

二、心理问题

心理问题是指人们心理上出现的各种问题,如情绪消沉、心情不好、焦虑、恐惧、人格障碍、变态心理等不良的心理,都是心理问题。如果一个人能按社会的适宜方式行动,其心理状态和行为模式能被常人理解,即使因为个人可能遇到的感情(婚恋)、人际关系、学习和工作等对其造成的一定影响而出现的焦虑、抑郁,我们也通常称之为"心理问题"或称心理不良状态,但这种心理问题因持续时间短、程度较轻而无需药物治疗,故不能称之为异常心理。

为了更好地认识人的心理活动,方便科学研究及临床经验的交流,国内的医学心理学流派按心理偏移常态的程度不同,将常见的心理问题进行了以下分类。

1. 轻度心理障碍 与心理-社会因素关系密切,程度较轻,如各种神经症、创伤后应激障碍等。虽有着不同程度的心身不适但有基本完好的生活能力。这部分病人可采用心理和药物的联合治疗。

2. 严重心理障碍 各种因素导致的人的精神活动严重受损的精神疾病。如精神分裂症、情感性精神病等。这类病人即会表现出心理活动内在的不协调性。因此无法与外部环境正常接触,因而也无法进行正常的社会生活。

3. 心理-生理障碍 由于心理-社会因素导致的躯体疾病(包括器质性的和功能性的),如各种心身疾病等。

4. 躯体器质性疾病伴发的心理障碍 常见有大脑损害或躯体其他疾病伴有的精神障碍，如内分泌紊乱引起的心理障碍。

5. 人格障碍、性心理障碍 许多性心理障碍病人并没有突出的人格障碍。

6. 损害健康行为和不良行为习惯 影响健康的各种行为，如烟瘾、酒瘾、厌食、贪食、网络成瘾等。

7. 特殊条件下产生的心理障碍 在药物、催眠、航空等条件下产生的心理障碍，典型的诸如海洛因、酒精等状态下的精神障碍。

三、常见异常心理的种类

（一）人格障碍

人格障碍是指没有认知过程障碍或智力障碍的情况下，形成一贯的反映个人生活风格和人际关系的异常行为模式。这种行为模式明显影响其社会功能和职业功能，造成个体对社会环境的适应不良，并为此感到痛苦。常见的人格障碍如下。

1. 偏执型人格障碍 以猜疑和偏执为主要特点。表现为对周围的人或事物敏感、多疑、不信任，过分警惕与抱有敌意；对侮辱和伤害不能宽容，长期耿耿于怀；明显超过实际情况所需的好斗和追求个人不够合理的权力和利益；过分自负，把失败归于别人，总认为自己是正确的；易记恨别人，对他人的过错不能宽容；自尊心过强，对他人"忽视"自己深感羞辱、满怀怨恨，人际关系往往反应过度。

2. 分裂型人格障碍 以观念、行为、外貌装饰的奇特，情感冷漠和人际关系明显缺陷为特点。表现为性格明显内向，与家庭和社会疏远，除生活或工作中必须接触外，基本不与他人主动交往，缺少知心朋友；表情淡漠，对批评和表扬无动于衷，缺乏深刻或生动的情感体验；喜欢幻想和孤僻自处、有奇异的信念或与文化背景不相称的行为、怪癖，常不修边幅，服饰奇特，行为古怪，行为不合时宜或目的不明确。

3. 反社会型人格障碍 以行为不符合社会规范、经常违法乱纪、对人冷酷无情为主要特点。表现为对人冷酷无情，对他人的感受漠不关心，缺乏同情心；没有责任心，忽视社会道德规范、行为准则和义务；缺乏自我控制，易激惹、冲动，并有攻击行为；行动无计划，不考虑后果，并常有冲动和暴力行为；极端自私与以自我为中心，往往是损人利己或损人不利己，无羞耻感；不能与他人维持长久的关系。

4. 冲动型人格障碍 以情感暴发伴有明显行为冲动为主要特征。表现为对事物往往做出暴发性反应，不能控制的发怒，易于和他人争吵或冲突；行为有不可预测性和不计后果的倾向；反复无常；生活无目的，做事缺乏计划性；容易出现人际关系的紧张或不稳定，时常导致情感危机；经常出现自杀、自伤行为。

5. 表演型人格障碍 以过分感情用事或夸张言行吸引他人注意且情绪不稳定为主要特征。表现为情感肤浅，不真诚，情绪不稳定，往往有幻想倾向；感情用事，过分夸张地自我表演；暗示性很高，很容易受他人的影响；以自我为中心，自我放纵和不为他人着想；渴望他人关注，爱表现自己，行为夸张、做作，为了引起注意，不惜哗众取宠、危言耸听，或在外貌和行为上表现过分。

6. 强迫型人格障碍 以过分的谨小慎微、严格要求与完美主义以及内心的不安全感为特征。表现为优柔寡断，过分谨慎，表现出深层的不安全感；刻板固执，做事循规蹈矩、墨守成规；缺乏自信，办事犹豫不决，反复考虑，反复核对复查，唯恐疏忽和差错；拘泥细节，甚至生活小节也要"程序化",否则就不安、重做,不能体验工作之后的愉快、满足感。

7. 焦虑型人格障碍　以一贯感到紧张、提心吊胆、不安全及自卑为特征。懦弱、胆怯,有持续和广泛性的紧张及忧虑感觉;因有自卑感而希望受到别人的欢迎和接受,同时对被拒绝和批评过分敏感;对日常生活中的潜在危险惯于夸大,且有回避某些活动的倾向;人际交往有限,缺乏与别人联系和建立关系的勇气。

8. 依赖型人格障碍　其特点是缺乏自信、缺乏独立性,感到自己无助、无能和没有精力,害怕被人遗弃。表现为过分依赖,把自己的需求依赖于他人,对别人的意志过分服从,要求和允许别人安排自己的生活,在逆境和不顺利时有将责任推脱给他人的依附倾向。

知识链接

表演型人格障碍

李某,男性,26岁,因喜欢表现自己,感情用事,易激惹13年入院。病人于13年之前,不明原因逐渐表现爱模仿演员的动作,身着戏装或其姐的红毛衣,头扎鲜花,抹口红,打扮自己,行为举止女性化。同时容易发脾气,自己的愿望如不能得到满足,就烦躁,甚至打人。变得非常自私,把家里的电视机和洗衣机搬至自己的房间,不许别人使用,并常紧锁门户,防止他人进入。爱听表扬的话,与人谈话时,总想让别人谈及自己如何有能力,亲戚如何有地位,自己外貌如何出众等,如果别人谈及别的话题,病人常常千方百计地将话题转向自己,而对别人的讲话内容则心不在焉。因此病人常与家庭地位、经济情况、个人外貌等不如他的人交往,而对强于他的人常常无端诋毁。病人常常感情用事,以自己高兴与否判断事物的对错和人的好坏,对别人善意的批评,即使很婉转,也不能虚心接受,不但不领情,还仇视别人,迫使别人不得不远离他。因此许多人说他不知好歹。与别人争论问题时,总要占上风,即使自己理亏,也要编造谎言,设法说服别人。病人常到火车站站口或公共汽车上帮助检票、售票。有时对人过分热情,但若别人稍违于他,就与别人吵架,从而导致关系破裂,几乎无亲密朋友。近几年来,病人与人发生纠纷次数有所增加,给家庭带来许多麻烦。

(二) 进食障碍

1. 神经性厌食　病人对自身体象有歪曲感知,担心发胖而故意限制饮食,以致体重明显下降的同时伴有内分泌系统紊乱的表现。

(1) 病态地恐惧肥胖:病人表现出对肥胖的强烈恐惧及对形体的严格要求,病人虽无确切标准,但却要求体重不断下降,明显低于正常的标准。因此有些病人已经骨瘦如柴了仍认为自己太胖,即使他人劝说也无效。

(2) 想方设法控制体重:病人为限制体重的增加采用各种措施,最常用的就是严格限制饮食。另外病人还常常通过过度运动来避免体重的增加,部分病人还会利用引吐、服用泻药、利尿剂和减肥药的方法来避免体重的增加。

(3) 常伴有精神障碍:病人常合并一种或多种精神障碍,较多见的为抑郁症状,病人情绪低落、易冲动,甚至有自杀想法。

(4) 生理功能紊乱:长期热量摄入不足,导致各种生理功能改变,病人会出现一系列躯体症状。轻者出现消瘦、皮肤干燥、脱发、闭经、睡眠障碍等;重者会导致器官功能障碍甚至水、电解质紊乱而死亡。女性病人因闭经常出现于体重下降之前,故常以闭经而就医。

2. 神经性贪食 神经性贪食是以反复出现的强烈摄食欲望和难以控制的暴食行为,同时又有惧怕发胖的观念的一种进食障碍。与神经性厌食交替出现,多数还是神经性厌食的后续者,发病年龄较神经性厌食晚,但病理心理机制相似。

(1)不可控制的暴食:此病的主要特征是不可控制的发作性暴食。发生时常基于不愉快的心情,一旦发作,则无法控制,有强烈的大量进食欲望,且进食时,吃的又快又多,进食量远远高于一般水平。

(2)清除行为:病人非常关注自己的体形,并很在意他人的评价,因此为消除暴食引起的体重增加,病人又会采用各种措施(如催吐、导泻、过度运动等)来清除摄入的热量。

(3)生理功能受损:催吐剂、泻药等药物的滥用,最终导致病人出现一系列的躯体并发症,如水、电解质紊乱,胃、食道黏膜的损伤,头痛、咽喉疼痛,月经紊乱、闭经等。

(4)精神障碍:神经性贪食病人的心理障碍较神经性厌食病人重。往往在暴食前,病人会内心紧张或者抑郁。通过暴食可以缓解其紧张,但过后,病人的抑郁症状反而加重,甚至悔恨、内疚。

(三)性心理障碍

1. 性心理障碍概念 性心理障碍以前又称"性倒错",源于拉丁文的 perversus,泛指违背社会道德或危害个人身心的恶癖。目前的性心理障碍泛指性对象发生歪曲以及性行为异常的一种心理障碍,表现出病人在两性行为中的心理和行为发生明显的偏离常态,因此病人会在性行为的方式及寻求性满足的对象上与常人不同,甚至有强烈改变自身性别的愿望,但不包括单纯的性欲减退或亢进及性生理功能障碍。

2. 性心理障碍判别标准 因为国家、种族对性行为的不同理解及明显的社会规范差异,判别性心理和性行为的正常与否,只能用相对标准,从生物学属性和社会文化角度,结合变态心理的一般规律性和特殊性进行判别。

(1)行为是否符合当时社会认可的标准。例如,同性恋在我国被认为是一种性变态行为,但在美国,同性恋即符合法律规范也符合道德规范。

(2)其行为是否对他人造成某种伤害,如诱奸儿童、施虐等。

(3)本人体验的痛苦性,这种痛苦与其道德标准和生活状态有关。

3. 性心理障碍的分类 世界卫生组织在 ICD-10(《国际疾病分类》)中规定,性心理障碍包括:性身份障碍、性偏好障碍、与性发育和性取向有关的心理及行为的障碍。表 3-2 列举了 CCMD-3 和 ICD-10 的分类。

表 3-2　CCMD-3 与 ICD-10 的分类

CCMD-3	ICD-10
62.1 性身份障碍: 易性症,其他待分类的性身份障碍	F64 性身份障碍: 性别改变症、双重异装症、童年性身份障碍,其他性身份障碍
62.2 性偏好障碍: 恋物癖、异装癖、露阴癖、摩擦癖、性施虐症、混合性偏好障碍,其他待分类的性偏好障碍	F65 性偏好障碍: 恋物症、恋物性异装症、露阴症、窥阴症、恋童症、施虐受虐症、性偏好多相障碍,其他性偏好障碍

CCMD-3	ICD-10
62.3 性指向障碍： 同性恋、双性恋,其他待分类的性指向障碍	F66 与性发育和性取向有关的心理及行为障碍： 性成熟障碍、自我不和谐的性取向、性关系障碍,其他性心理发育障碍

4. 常见的性心理障碍

（1）恋童癖：性活动对象针对同性或异性儿童的一种性变态,以抚摸或强奸形式表现出来,对性冲动不能控制,常选择弱小的对象进行发泄。对此,需要承担法律责任。

（2）恋物癖：通过接触异性穿戴或饰品（如内衣、内裤、丝袜、发带等）而引起性兴奋的性心理障碍。特点是这些物品明显与性有关或直接接触异性肉体。病人通过抚摸、嗅、咬等方式获得性满足。为获取这些物品,常采用盗窃方式,以致触犯法律。

（3）异装癖：通过穿异性服装得到性兴奋的性心理障碍,以男性多见,其形成原因与心理和家庭环境因素有关。例如,父母将男孩打扮成女孩,从而造成心理障碍。

（4）露阴癖、窥阴癖、摩擦癖：露阴癖是通过在毫无准备的陌生人面前暴露外生殖器而获得性幻想的一种障碍。窥阴癖是反复观察他人的脱衣服或性活动而激起性幻想的一种障碍。摩擦癖是与不同意该行为者进行接触、摩擦获得性幻想的一种障碍。

（5）性施虐癖、受虐癖：性施虐癖通过反复让对方受到心理或躯体的痛楚,而激起性幻想、性迫切愿望或行为。性受虐癖则以被羞辱、被捆绑或殴打来激起性幻想、性迫切愿望或行为。

（6）性身份障碍：又称易性癖,对自身性别的认定及解剖生理的性别特征呈逆反心理,并有通过手术、异性激素变换性别的强烈愿望。其性爱取向为纯粹同性恋。

（四）睡眠障碍

睡眠是一种可逆的周期性静息现象,在于醒觉交替进行过程中为个体提供恰当的生理、心理环境。睡眠障碍是睡眠和觉醒的正常节律性发生了紊乱,也是睡眠量不正常及睡眠过程中出现异常行为的表现。

1. 失眠症　失眠症是最常见的睡眠障碍,有长时间的睡眠质和量的不满意。主要表现为入睡困难、睡眠浅、易醒、多梦、醒后不易再次入睡、醒后乏力等多种形式。最常见的即为难以入睡、早醒和维持睡眠困难。病人会因此而心力交瘁、焦虑、困倦、易怒,甚至影响工作、学习。最后导致形成"失眠—焦虑—失眠"的恶性循环而久治不愈。

引起失眠的原因很多,最常见的是心理-社会因素,如各种生活事件等；其次为躯体因素,如疼痛、瘙痒、饥饿等；还有环境因素及人格特征、遗传等都可能是引起失眠的原因。

2. 嗜睡症　嗜睡症是不存在睡眠量不足而出现的白天睡眠时间延长,醒时不能完全达到完全觉醒状态的过渡时间延长,表现为白昼睡眠时间延长,而醒时要想达到完全觉醒状态又较困难。醒后呼吸、心率增快,常伴抑郁情绪。

3. 梦魇症　睡眠过程中被噩梦惊醒,梦常涉及的是恐怖内容,如被追杀、攻击等。病人醒后能清晰回忆恐怖内容,伴有心率加快和出汗等症状,但很快又恢复定向力。

4. 睡惊症　出现在夜间的极度恐惧和惊恐发作,常伴有自主神经的高度兴奋,以及有言语、运动等状态。病人可出现大喊、骚动、双目圆睁及呼吸和心率的加快,对别人的询问、劝慰无反应,醒后只能有片段回忆,次晨完全遗忘,且无梦境体验。

5. 睡行症　俗称梦游症,是一种睡眠和觉醒同时并存的意识模糊状态。表现为病人在睡

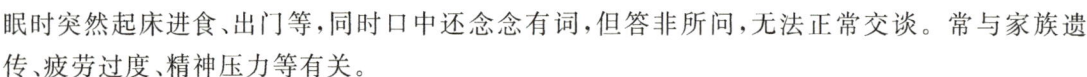

眠时突然起床进食、出门等,同时口中还念念有词,但答非所问,无法正常交谈。常与家族遗传、疲劳过度、精神压力等有关。

知识链接

世界睡眠日

睡眠是人体的一种主动过程,可以恢复精神和解除疲劳。充足的睡眠、均衡的饮食和适当的运动,是国际社会公认的三项健康标准。为了提高人们对睡眠重要性的认识,国际精神卫生和神经科学基金会于 2001 年发起一项全球睡眠和健康计划,并将每年 3 月 21 日定为"世界睡眠日"(World Sleep Day)。2003 年,中国睡眠研究会将世界睡眠日正式引入中国。

四、异常心理的预防

一般情况,个体都是有了明显的症状之后才去医院求治,实际从疾病的发生、发展过程看,严重的心理障碍如果在症状出现前进行预防性治疗,效果可能好得多。因此需要借助心理干预手段来有计划、有步骤的对干预对象的心理、个性特征和行为施加影响,使之健康化发展。

异常心理的预防就是利用预防性干预手段具有针对性地降低危险因素和增强保护性因素,从而可以有效地阻断心理障碍的形成和暴发。目前主要采用的方式有:普遍性干预、选择性干预及指导性干预。

1. 普遍性干预　面向广大普通人群,针对某个使人群发病率增加的危险因素,进行心理健康教育或宣传性干预。例如,针对青少年后期抑郁症发病率增高,可以通过普及认知及行为技能来减少抑郁的发作。

2. 选择性干预　针对一部分高危人群,虽然还没有出现明显的心理问题或障碍,但是这些人的发病危险性比普通人群要高,如离婚家庭子女的抑郁症的发病率明显增高,因此需要针对这类家庭实施预防性干预。

3. 指导性干预　干预的对象是已经有轻微先兆和体征的人群,那么通过干预可以防止障碍加重。

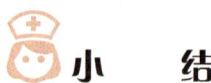

小　结

异常心理是相对正常心理而言的,指个体的心理过程发生异常改变,对客观现实反映的紊乱和歪曲,使个体无能力按社会公认的方式行动,最终造成对本人或社会都不适应的后果。临床护理人员在临床实践的过程中,需要依据常用的判别原则对病人正常心理和异常心理作出可操作的区分和判断,识别常见的心理异常,诸如进食障碍、性心理障碍、睡眠障碍以及人格障碍,以便进行相应的预防性干预和帮助。

能 力 检 测

1. 常见的异常心理有＿＿＿＿＿、＿＿＿＿＿、＿＿＿＿＿、＿＿＿＿＿。

2. 最常见的睡眠障碍类型是＿＿＿＿＿＿＿＿＿。

3. 试述可以通过哪些原则来判断心理异常。

4. 请调查失眠症的人群，并写出相应的分析报告。

第五节　心身疾病

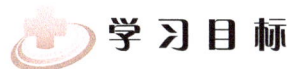

学习目标

掌握：心身疾病的概念、心身疾病的特点。

熟悉：常见心身疾病病人的护理方法。

了解：心身疾病的分类。

临床护理情景描述

王××，女性，46岁，性格争强好胜，自我要求严格。其父患肺癌住院，母病（甲状腺功能减退症）在家，其夫胆囊炎住院手术，其子适值高考。本人工作重担在肩，不能脱身，每日除完成大量艰巨工作外，还奔波于两所医院，照顾父亲和丈夫。回家后还要关心和照顾儿子。近一个月以来，病人出现明显上腹痛，经胃镜检查提示十二指肠溃疡。

问题：你认为病人十二指肠溃疡发生的心身原因有哪些？

一、心身疾病的概述

（一）心身疾病的概念

心身疾病或称心理-生理疾病是指心理-社会因素在疾病的发生、发展和转归中起重要作用的躯体器质性疾病和躯体功能性障碍，如原发性高血压、消化道溃疡。从定义上看，心身疾病的病因中，心理-社会因素起重要作用，有人称之为主导作用或主要原因。心身疾病有广义和狭义两种含义。广义的心身疾病泛指心理-社会因素在疾病的发生、发展和转归中起重要作用的躯体器质性疾病和功能性障碍。而狭义的心身疾病指心理-社会因素在疾病的发生、发展中起重要作用的躯体器质性疾病。曾有人将心身关系分为以下三类。

1. 心身反应　机体在应激状态下出现的一系列短暂反应，如心率加快、血压上升、呼吸急促、骨骼肌张力增强或减弱等。当应激消除后，上述反应也随之消失。心身反应是机体在应激状态下有效对抗各种刺激的防御机制。

2. 心身障碍　心理应激持久而剧烈时,机体难以适应,出现的一系列自主神经功能、内分泌紊乱,机体内环境平衡失调,出现临床症状,却无显著的躯体器质性改变,如睡眠障碍等。

3. 心身疾病　心身障碍进一步发展或合并其他致病因素,当机体的病理改变具有器质性改变时,便称之为心身疾病。由于此种分类在理论上容易理解,可在实际操作中却难以明确界定。世界卫生组织在《国际疾病分类》第十版(ICD-10)建议用"disorder"取代"disease"。

医学界已日益重视到心身疾病对人类健康构成的严重威胁。目前,门诊与住院病人中大约有1/3的心身疾病病人,人群的心身疾病的患病率达10%～60%。内科病人中心身疾病的比例更高,徐俊冕(1993年)调查结果表明,内分泌科心身疾病的患病率达75.4%,心血管内科达60.3%,呼吸内科达55.6%,普通内科达30.8%。

知识链接

心身疾病

"心身"这个术语最早见于德国哲学家和精神病学家海因洛茨发表的一篇文章中,之后他和德雷铂又使用了"心身医学"这一术语。而弗洛伊德认为,心理冲突在疾病的发生、发展中起重要的作用,当这种冲突变成被压抑的精神活动来源时,就会通过躯体途径释放,从而会导致"心身疾病"的发生。

随着医学科学技术的不断发展,医学模式正逐渐由"生物医学模式"向"生物-心理-社会医学模式"转变。人们逐渐认识到精神与躯体是一个统一体,心理因素与人们熟悉的细菌、病毒等生物因素一样,在许多疾病的发生、发展和转归中起着重要的作用。

(二) 心身疾病的特点

(1) 有明确的病理生理过程,以躯体症状为主。

(2) 个体的某种个性特征会导致疾病发生。

(3) 心理-社会应激事件及情绪与疾病的发生、发展有关。

(4) 在生物或躯体因素作为某些心身疾病的发病基础之上,心理-社会因素往往起着"扳机"作用。

(5) 心身疾病通常多发生于自主神经支配的系统或器官。

(6) 心身综合性治疗比单用生物学治疗效果好。

二、心身疾病的分类

美国心身疾病专家亚历山大最早提出经典的七种心身疾病是原发性高血压、消化性溃疡、甲状腺功能亢进症、支气管哮喘、溃疡性结肠炎、类风湿关节炎及神经性皮炎,并且认为其与特定的心理冲突有关。但随着对心身疾病相关研究的深入和心身疾病概念的无限扩展,以及现代医学模式和多因素发病理论的广泛认可,凡是在疾病发生、发展、治疗、康复各环节受到心理-社会因素影响者,均属于心身疾病的范畴。因此,世界各国对心身疾病的分类方法虽不尽相同,但目前比较公认的心身疾病按器官系统分类如下。

1. 呼吸系统的心身疾病　支气管哮喘、过度换气综合征、神经性咳嗽等。

2. 心血管系统的心身疾病　原发性高血压、冠状动脉粥样硬化性心脏病（简称冠心病）、阵发性心动过速、偏头痛、原发性低血压、心律不齐、雷诺病等。

3. 消化系统的心身疾病　消化性溃疡、溃疡性结肠炎、肠道易激惹综合征、神经性呕吐、神经性厌食等。

4. 内分泌系统的心身疾病　甲状腺功能亢进症、糖尿病、肥胖症、更年期综合征、低血糖等。

5. 泌尿生殖系统的心身疾病　经前紧张综合征、功能失调性子宫出血、性功能障碍、慢性前列腺炎、遗尿症、早泄等。

6. 皮肤系统的心身疾病　神经性皮炎、银屑病、斑秃、多汗症、湿疹、慢性荨麻疹等。

7. 肌肉骨骼系统的心身疾病　类风湿关节炎、腰背痛、痉挛性斜颈、颈肩综合征等。

8. 神经系统的心身疾病　睡眠障碍、抽动症、自主神经功能失调、血管神经性头痛等。

9. 妇科心身疾病　痛经、月经紊乱、功能性不孕症等。

10. 外科心身疾病　术后神经症、器官移植综合征、整形术后综合征、肠粘连症等。

11. 儿科心身疾病　夜惊、口吃等。

12. 眼科心身疾病　原发性青光眼、眼睑痉挛、弱视等。

13. 耳鼻喉科心身疾病　梅尼埃病、咽部异物感等。

知识链接

心身疾病家庭

　　一家人一天到晚都非常讲道理，每个人都处处为他人着想，真的"相敬如宾"，自己有伤痛都自己消化，从来不把自己的痛苦带给他人。也许按照社会的标准来讲，这正是我们理想的家庭，但你们知道我们把这样的家庭叫什么？我们把这样的家庭叫"心身疾病家庭"，这种家庭的成员很容易患各种心身疾病，如肿瘤、高血压、冠心病、消化道溃疡等。

三、常见心身疾病

（一）原发性高血压

原发性高血压是以慢性动脉血压升高为特征的临床综合征，是最早被确认的一种心身疾病，近年来其发病率呈现上升趋势，此病因致残率、致死率极高，国际上称之为"无敌杀手"。目前普遍认为其发生与心理-社会因素关系密切。

1. 心理-社会因素与原发性高血压

（1）社会环境因素：流行病学调查及动物实验结果均证实应激性生活事件、精神紧张、生活方式、社会环境的改变都可引起高血压。第二次世界大战期间，围困在列宁格勒三年之久的人，高血压患病率由战前的 4％ 上升到战后的 64％。而且据报道长期警觉、高标准、严要求的职业从业人员高血压的患病率都较正常人群高。说明社会环境因素与高血压的发病是有关的。

（2）情绪因素：焦虑、愤怒、恐惧和敌对情绪都可引起血压的升高，实验结果表明长期压抑愤怒的情绪也可明显导致血压的升高。

（3）不良行为因素：大量流行病学调查研究证明，高血压的发病率与高钠饮食、肥胖、超重、大量吸烟、酗酒、缺少运动等行为因素有关。进一步研究说明，这些不良行为因素又直接或间接受心理及环境的影响。

（4）人格特征：多数研究发现高血压的发病与病人的性格特征有关。Bunber 认为焦虑反应和矛盾的压抑是高血压病人的主要心理因素，也是其主要的人格特征。

2. 原发性高血压病人的心理反应　　高血压是一种慢性疾病，起病隐匿，病程长，早期病人发现时，常表现出紧张、焦虑、敏感、易怒。之后又因为对疾病认识不足、早期代偿期症状轻，又忽视疾病。当处于失代偿期，症状再次出现时，病人又会再度紧张。

3. 原发性高血压病人的心理护理

（1）缓解心理应激：护士要善于运用沟通技巧，评估病人的心理状态，制订有效的护理措施，使病人学会随遇而安，有效应对生活事件，缓解心理应激，减轻心理压力。

（2）运用心理治疗的方法：在生物治疗的基础上，我们运用运动疗法、松弛疗法及生物反馈疗法都可有效地降低心搏次数，减少血压波动，降低收缩压和舒张压。尤其对 I 期高血压与临界高血压病人我们运用生物反馈疗法可以取得非常好的疗效。

（3）指导自我护理：原发性高血压病程漫长，病人需要一个健康的心理状态及家庭、社会支持的环境进行自我护理。因此，应使病人对该病有正确的认知，并做好与疾病做长期斗争的心理准备。在日常生活中，教会病人调控情绪，合理安排工作和休息，以利于稳定血压。

（二）冠心病

冠心病是心血管系统的常见病、多发病、高发病，也是最常见的心身疾病之一。现已成为成年人死亡的第一大原因。大量研究提示在冠心病的发生、发展过程中心理-社会因素起着重要作用，同时冠心病病人在患病后也会有明显的心理反应。

1. 心理-社会因素与冠心病

（1）个性心理特征：20 世纪 50 年代，美国两位心脏病专家 Friedman 和 Rosenman 提出 A 型行为（type A behavior pattern，TABP）与冠心病的发生有关。A 型行为的人具有时间紧迫感、竞争精神、争强好胜、雄心勃勃而又急躁易怒及敌对倾向等特征。相反，不争强好胜，容易满足，具有耐心、谦虚、随遇而安的心理特征即是 B 型行为。

西方协作组（WCGS）对 3154 名健康成年男性进行了为期 10 年的跟踪调查，发现 A 型行为个体在冠心病总发病率上的危险性是 B 型行为个体的两倍，进一步研究发现，A 型行为中愤怒和敌意的特质在病因学中意义更大。Friedman 研究认为心肌梗死病人接受行为治疗后，其复发率明显降低。A 型行为现已被确认是冠心病的一个独立的危险因素。

（2）社会环境因素：当今世界经济飞速发展，竞争的激烈使工作和生活压力增大，必然带来个体的情绪紧张，心理压力增大，造成了社会生活与个体生物节律性的失衡，这种失衡构成了心血管疾病尤其是冠心病的发病前提。国内外学者的回顾性调查显示，心肌梗死病人在发病前 6 个月～1 年内，生活事件明显增多。

（3）行为因素：除外 A 型行为是冠心病发病的危险因素，吸烟、过食、肥胖、缺乏运动及对社会的适应不良也同样构成了冠心病的发病危险因素。这些行为往往在特定的社会环境和心理环境条件下形成，并进一步通过机体的病理生理作用促进冠心病的发生。

知识链接

C型性格特征与恶性肿瘤

　　临床研究发现,人格特征与癌症的发生、发展有一定的关系。许多资料表明,具有C型性格的个体患病率较高,且患癌症的人数较多,C型性格往往表现为内向、乖僻、小心翼翼、情绪不稳、多愁善感、易冲动,常常过分要求自己,具有克制压抑的人格特点。李跃川等人研究指出,C型行为者食道癌发生的相对危险度(OR值)为3.09,高出正常人3倍以上。国内高北陵(1989)对245例癌症病人进行艾森克人格问卷调查,认为癌症病人多情绪不稳,易产生焦虑、紧张、抑郁情绪,且情绪一旦被激发后就很难平复下来。

2. 冠心病病人的心理反应

　　(1)焦虑:焦虑的出现发生于病人因胸痛、胸闷被诊断为冠心病后,焦虑的程度取决于病人对疾病的认知。倾向于悲观归因思维模式的病人充满对预期死亡的焦虑,甚至继发抑郁症。冠心病的危险度会随着焦虑水平提高而增加,猝死型冠心病与焦虑水平是呈正相关的。

　　(2)抑郁:大量的研究表明重性抑郁与冠心病的患病率及死亡率有关,冠心病病人抑郁症的患病率是普通人群的3～4倍,为17%～22%,对已经发生急性心肌梗死病人的研究证实,心肌梗死病人6个月内死亡的独立危险因素仍然是重度抑郁。故抑郁发作可作为病人死亡的一个明显预兆。

3. 冠心病病人的心理护理

　　(1)指导正确认知:帮助病人对冠心病的形成原因、诱发因素及用药常识形成正确的认识,通过正确的认知,改善病人的情绪反应,达到良好的治疗效果。

　　(2)实施行为矫正:护士应评估病人的行为方式是否属于A型行为,并分析其心理根源,与病人共同探讨训练计划,采用综合性的方法,如松弛训练、改变期望、人际交往训练等各种方法,长期、逐步的改变,从而矫正病人的行为方式。

　　(3)积极调整心态:开导病人以平和的心态对待竞争,学会随遇而安,凡事不必追求完美,调整心态,减轻心理压力。

(三) 消化性溃疡

　　消化性溃疡是胃、十二指肠发生的慢性溃疡,也是典型的与心理-社会因素有关的心身疾病,其发病因素在遗传、不规律饮食、某些药物副作用、幽门螺杆菌感染及心理-社会因素的不良作用下,通过心身交互引起溃疡的发生。

1. 心理-社会因素与消化性溃疡

　　(1)心理应激:实验研究结果发现,动物的胃液分泌会因抑郁、失望、退缩而被抑制。第二次世界大战期间,德国和日本集中营的幸存者中,消化性溃疡的发生率明显上升。常见的心理应激有家庭环境变故(父母离异、配偶及亲属丧亡),工作、学习压力过大,严重的自然灾害、战争动乱等。上述生活事件均会对病人构成持久的心理应激,从而导致消化性溃疡的发生。

　　(2)人格特征:Dunbar曾提出消化性溃疡病人有明显的压抑个性特质,表现为犹豫内向,苟求井井有条,行为被动、顺从、依赖,不愿表达自己的敌对情绪,缺乏创造性。

2. 消化性溃疡病人的心理反应

（1）焦虑：病人由于上腹痛症状而往往表现出紧张、焦虑的情绪，尤其病情较重的病人因担心引发严重并发症而惶恐不安，情绪不稳定。

（2）抑郁：消化性溃疡的病程漫长，病情反复发作，给家庭、经济造成不同程度的负担，病人自觉病苦和拖累家人，常常会出现自责、抑郁。

（3）恐惧：病人在出现剧烈腹痛时，精神极度紧张、恐惧，担心急性穿孔、消化道大出血及溃疡癌变。而过度的紧张、恐惧会引起胃部收缩增强或痉挛，胃酸分泌增多，形成恶性循环，加重溃疡的程度。

3. 消化性溃疡病人的心理护理

（1）指导正确认知，消除不良情绪：病人因缺乏对疾病的正确认知，即容易出现焦虑、抑郁、恐惧等情绪。因此，护理人员应通过通俗易懂的语言解释所患疾病的病因、特点、治疗手段，从而消除病人的不良情绪，建立良好的心理状态，战胜疾病。

（2）提供心理支持：护士应耐心倾听病人内心的压力与烦恼，教会病人运用自控技术调节负性情绪，有效应对生活事件，避免不良情绪对机体的损害。

（3）协调人际关系：要帮助病人协调好护患关系、病人之间的关系及病人与亲属之间的关系，有利于病人在温馨和谐的人际氛围中尽快康复。

（4）防止疾病复发：指导病人出院后保持平和的心态，合理安排生活，避免精神紧张，遵医嘱按时、按量服用药物。介绍疾病防治的相关知识，有效防止溃疡的穿孔、出血及癌变等并发症的发生。

（四）糖尿病

糖尿病是由于胰岛素分泌缺陷或对胰岛素抵抗为特征的代谢性疾病。目前认为糖尿病的发生既有生物学因素也有心理-社会因素。生物学因素如遗传、肥胖、"节约"基因、免疫机制异常等。心理-社会因素如都市化生活方式、各种心理应激、心理冲突及环境影响等。

1. 糖尿病与心理-社会因素

（1）情绪状态与应激：研究发现情绪应激状态下，所有病人均可显示出糖尿病的某些症状，但非糖尿病病人在应激解除后可恢复正常，糖尿病病人却不能。而且焦虑、紧张、犹豫、苦闷等情绪应激都与血糖水平有关。说明情绪应激可影响糖代谢。

（2）生活事件：Rohe 调查糖尿病的发生同各种生活挫折有关，生活单位越大，糖尿病病人的病情相对也越重。美国黑人死于糖尿病的比白种人高出一倍多。

（3）人格因素：回顾性调查显示，糖尿病病人大多性格不成熟，优柔寡断、拘谨、抑郁、自卑、神经质、有攻击倾向。

2. 糖尿病病人的心理反应

（1）负性情绪：糖尿病属于终身性疾病，病人一经确诊，就会表现出各种悲观、愤怒、抑郁与失望的负性情绪，对生活失去信心，情绪低落，精神高度紧张。

（2）怀疑、拒绝：糖尿病病人的饮食要求及生活方式的改变会让病人拒绝治疗饮食，甚至拒绝胰岛素的使用，上述心理反应均会影响正常的治疗计划的实施，而加重病人的病情。

（3）厌世：随着病程迁延，多器官、多系统的并发症的出现，病人对未来生活失去信心，适应生活的能力下降，开始自暴自弃，甚至导致自杀行为。

3. 糖尿病病人的心理护理

（1）糖尿病病人及其家庭的健康教育：开展对糖尿病病人及其家属的健康宣教，让他们了解糖尿病的基本知识,血糖监测的重要性,胰岛素的正确使用方法。

（2）改变生活方式:饮食治疗是糖尿病病人的基础治疗手段,要求病人严格执行医嘱,按食谱进食,通过一些行为治疗方法提高病人的依从性。

（3）心身自护,调整不良情绪:教会病人调整不良情绪,学会心身自护,建立长期与疾病做斗争的信心。

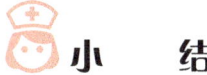

小　结

心身疾病是指心理-社会因素在疾病的发生、发展和转归中起重要作用的躯体器质性疾病和躯体功能性障碍。临床护理人员应在掌握心身疾病的概念、特点的基础之上,进一步理解常见的心身疾病如原发性高血压、冠心病、消化性溃疡、糖尿病的心理-社会因素影响因素,从而更好地做好病人的心理护理,促进疾病的康复。

能 力 检 测

1. 心身疾病的发生、发展和转归与＿＿＿＿＿＿因素、＿＿＿＿＿＿因素有关。
2. 冠心病与＿＿＿＿＿＿行为有关。
3. 请准确说出心身疾病的概念,并描述其特点。
4. 请说出经典的七种心身疾病的名称。
5. 请分组调查糖尿病病人患病后的心理反应,并做出心理护理计划。

（刘端海　张　静）

第二篇

技能篇

JINENG PIAN

模块四 心理护理的基本技能

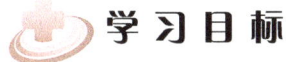

学习目标

掌握:心理评估的概念、心理评估的方法。

熟悉:心理评估的目的。

了解:心理评估的要素。

临床护理情景描述

王某,女性,48岁,因患多发性子宫肌瘤而入院,医生决定采取手术治疗——行子宫切除手术。病人担心手术出现意外,因此,烦躁不安,坐卧不宁,晚上久久不能入睡,食量明显减少。

问题:如何对此病人进行心理评估?

一、心理评估的概念

心理评估是依据心理学的理论和方法,通过对观察、晤谈及心理测验等手段所获得的信息,对个体心理现象做全面、系统和深入的客观描述的过程。心理评估在心理学、医学、教育、人力资源、军事司法等部门有多种用途,其中为临床医学目的所用时,便称为临床心理评估。借助心理评估可以了解病人在患病前的心理状况以及与躯体疾病伴发的心理问题或心理障碍,以便采取相应的心理护理措施,同时心理评估也是评价心理护理效果的重要手段。

二、心理评估的目的

(1)辅助心理诊断,如对智力低下下诊断等。

（2）指导制订心理咨询及治疗方案。

（3）进行疗效评价。

（4）用于科学研究。

（5）对当事人责任能力的鉴定，如司法鉴定等。

（6）其他，如人才选拔、职业咨询等。

三、心理评估的要素

（一） Vincent 提出五项心理评估要素

1. 个人行为方面　如个人衣着、饮食、卫生习惯等。

2. 心理行为方面　如个人生活、行为动机及沟通方式和处理问题的能力等。

3. 社会行为方面　如家事的处理、社交活动和工作情形等。

4. 医疗行为方面　如个人接受健康检查、门诊治疗及服药情形等。

5. 病人家属及病人的互动行为　如家人与病人的沟通情形及对病人的态度等。

（二） Synder 和 Wilson 提出十项心理评估要素

1. 对压力的反应　人在不同时期、地点有不同的需要，当需要不能被满足时，即有压力的产生。面对压力，人类有一些可预测的机制。应对是一个人意识中以理智的方式来减轻或降低压力的影响。防御机制则是一个潜意识中借以解决问题的方式。由个人对压力的反应，可以预测他对问题的解决能力。

2. 人际关系　人与人之间的关系不好可以形成压力的来源，借观察个人与周围人物关系的亲疏可以评估该人对人际间的需要及其自尊。

3. 动机和生活方式　由个人的生活方式可以看出他对生命的态度，由个人日常生活的表现也可以看出他需要的层次。

4. 思考和言谈　思考是看不见的，但思考可以在言语中表达出来，并在言语内容中显示出思考是否正常、合理。正常的思考过程虽然受到潜意识及其他因素的影响，但大多数是在个人意识中进行的，能被当事人所了解，同时它的进展有序，也符合逻辑。评估病人的思考过程可以区分精神病病人及其他异常状况，更可以了解个人受其潜意识的支配情形。

5. 非言语性行为　姿势、表情、动作、外观等非语言性的信息内容更容易表达出一个人的反应，也不容易作假或隐瞒，甚至它可以加强言语内容的意识或透露言语内容的矛盾之处。因此，非语言性行为是心理-社会评估的重要项目。

6. 情绪的控制和自我认识　个人的感觉是他自我认识的一部分，而自我认识对个人的行为又有绝对的影响，但是个人的感觉却常被他自己忽略，或被个人有意识地阻断，造成个人对自我认识的不完整，继而个人的行为不能完全地被自己掌握。

7. 外在资源　若将病人当作一个系统，认识到他不断地与他的家庭、医院、工作单位和生活环境等有彼此的互动，才能生活、生存下去，就需要认识病人的外在资源，增进对病人的了解。此外，评估病人的外在资源时应该看到正、反两方面的意义。病人的价值观、人生观等无形的资源，以及护理人员本身能为病人做些什么也应列入评估范围。

8. 潜能及个人长处　包括人格特质和适应特征。当一个人有较多的潜能及长处时，凭借他已有的能力，容易达成目标。

9. 身体健康情况　疾病同样影响个人的工作及日常生活的进行，形成疾病以外的压力源。长期或慢性的情绪压力可以导致生理方面的功能失调。护理人员必须加上自己的判断，将病人的身体健康情形与其他相关的资料以及行为做综合性评估与处置，才能提供适当的护理。

10. 会谈　护理人员与病人会谈及建立人际关系的过程是具有治疗性目的的，护理人员必须要先能顾及个人的言行，才能注意到会谈过程中对方的表现。由于个人的背景、经验不同，看世界的态度不同，为增加评估病人的客观性，护理人员认识自己的主观意识是非常重要的。

四、心理评估的方法

（一）调查法

调查法是指通过书面或口头回答问题的方式，了解被调查者的心理活动的方法。调查法的主要特点是能够同时收集到大量的资料，使用方便，并且效率高。调查时既可以向被调查者本人做调查，也可以向熟悉被调查者的人做调查。调查法可以分为书面调查和口头调查两种。

（二）观察法

观察法是指在自然的情境中或预先设置的情境中对人的行为进行直接观察后进行心理评估的方法。观察的主要内容有仪表、行为、言语、感知、情绪、思维、智力、自知力等。观察法的优点是可以观察到被调查者在自然状态下的行为表现，获得的结果比较真实。观察法的主要缺点是研究者处于被动的地位，往往难以观察到研究所需要的行为，收集资料较费时。

（三）晤谈法

晤谈法是指评估者与被评估者进行面对面交谈。晤谈可分为非结构式晤谈与结构式晤谈两种。非结构式晤谈又称自由式晤谈，这种晤谈方式是使被评估者在自由谈话中毫无戒备地吐露出自己的思想和情感，从而使评估者容易掌握被评估者的真实体验，对评估提供有意义的资料，但所掌握的资料肤浅而不全面。结构式晤谈是根据心理评估的要求，编制晤谈的提纲，晤谈时根据事先编制的提纲向被评估者提出问题，让被评估者按要求回答。其优点是重点突出，能够收集到比较系统的资料。

（四）心理测验

心理测验在心理评估中具有十分重要的作用，是前面三种方法无法代替的心理评估方法（详见本模块第二节心理测验）。

五、心理评估的基本程序

1. 决定评估内容　与病人商定评估内容、方法与步骤。

2. 确定评估目的　评估鉴定智力、人格特征及判定有无心理障碍。

3. 选择评估标准　用常模与病人具体情况相结合来确定评估标准。

4. 收集评估资料　应用观察法、晤谈法和心理测验等方法收集有关的信息。

5. 分析评估资料　对收集的信息进行处理，做出评估分析、判断等。

6. 充分交流评估信息　与病人交流沟通，做出心理评估报告，并提出建议。

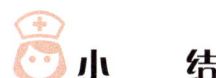

小　结

心理评估是通过观察、晤谈及心理测验等手段对个体的心理现象做全面、系统、深入的客观描述的过程。它有助于心理诊断、制订心理咨询和治疗方案以及进行疗效评价。常用的心理评估方法有调查法、观察法、晤谈法、心理测验,在对护理对象进行心理评估时应灵活运用。

能力检测

1. 请判断下列哪一项不是心理评估的常用方法?(　　)。
A. 晤谈法　　　B. 心理测验　　C. 实验法　　　　D. 调查法　　　E. 观察法
2. 你认为下列哪两项不列于心理评估的内容?(　　)
A. 睡眠状况　　B. 病人衣着　　C. 体温　　　　D. 思维逻辑　　E. 人际交往
F. 经济状况　　G. 饮食状况
3. 简述心理评估的基础程序。

第二节　心理测验

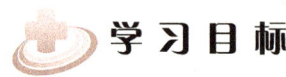 学习目标

掌握:心理测验的概念、90 项症状自评量表、焦虑自评量表及抑郁自评量表的施测方法。

熟悉:心理测验的种类。

了解:比奈-西蒙智力量表、韦氏智力量表、艾森克人格问卷、卡特尔 16 种人格因素问卷、明尼苏达多相人格问卷的适用范围。

 临床护理情景描述

李某,女性,43 岁,因患乳腺癌而入院,医生决定采取手术治疗——行双侧乳房切除手术。病人担心手术后影响女性特征及今后的生活质量,同时也害怕手术出现意外,因此,整日闷闷不乐,唉声叹气,不愿与人交谈,不能熟睡,早醒,食量也明显减少。

问题:对此病人应选用何种量表进行评估?

一、心理测验的概念

心理测验是指依据一定的心理学原理和技术,对人的心理现象或行为进行数量化测量,从而确定心理现象在性质和程度上的差异的一种手段。

二、心理测验的种类

（一）按测验功能分类

1. 能力测验 智力测验、特殊能力测验及能力倾向测验等。

2. 人格（个性）测验 明尼苏达多相人格问卷（MMPI）、艾森克人格问卷（EPQ）、卡特尔16种人格因素问卷（16PF）等。

3. 临床评定量表 90项症状自评量表（SCL-90）、焦虑自评量表（SAS）、抑郁自评量表（SDS）等。

（二）按测验材料的性质分类

1. 文字测验 指测验材料以文字的形式出现。其特点是实施方便，但易受被试者文化水平的影响。

2. 非文字测验 指以图形、实物、工具、模型的辨认和操作进行测验。其特点是受文化水平的影响很小，但不利于大量的团体施测。

（三）按测验方法分类

1. 问卷法 通过对问卷回答的方式进行心理测验的方法称为问卷法。

2. 作业法 以完成某些任务（作业）的方式进行心理测验的方法称为作业法。

3. 投射法 指让被试者通过一定的媒介，建立起自己的想象世界，在无拘束的情景中，显露出其个性特征的一种个性测试方法。测试所用的刺激多为意义不明确的各种图形、墨迹或数字，让受测者在不受限制的情境下，自然做出反应，通过对反应结果的分析来推断受测者的人格。

（四）按测验方式分类

1. 个体测验 指在同一时间内由一位主试者测量一位被试者。其优点是对被试者观察详细，提供的信息准确，容易控制施测过程。

2. 团体测验 指在某一时间内由一位主试者测量多名甚至几十名被试者。其优点是短时间内可以收集比较多的信息资料，适用于群体心理的研究。

（五）按测验的用途分类

1. 临床测验 在医疗部门使用。

2. 职业测验 主要用于人员选拔。

3. 教育测验 在教育领域使用。

三、常用心理测验

> **知识链接**
>
> **我国目前常用的心理测验**
>
> 心理测验的数目很多，据统计达5000多种，其中有的过时已废弃不用，有的本身流传不广，现在比较通用的是一些经过广泛应用与多次修订，已被许多国家和地区使用，比较有实用价值的测验。我国目前常用的心理测验有以下22种。

1. 中国韦氏儿童智力量表(WISC-CR)　　2. 中国韦氏幼儿智力量表(C-WYCSI)

3. 中国韦氏成人智力量表(WAIS-RC)　　4. 艾森克人格问卷(EPQ)

5. 明尼苏达多相人格问卷(MMPI)　　6. H.R神经心理成套测验(HRB)

7. 卡特尔16种人格因素问卷(16PF)　　8. 90项症状自评量表(SCL-90)

9. 中国韦氏记忆量表(WMS-RC)　　10. Raven渐进模型测验(RPM)

11. 抑郁自评量表(SDS)　　12. 焦虑自评量表(SAS)

13. 中国比奈量表　　14. 临床记忆量表

15. 儿童适应行为评定量表　　16. 洛夏测验

17. 成人智残评定量表　　18. 汉密顿抑郁量表(HDS)

19. 简明精神病评定量表(BPRS)　　20. 老年认知功能量表

21. 丹佛发育筛查测验(DDST)　　22. A型行为问卷

（一）智力测验

1. 比奈-西蒙智力量表　　比奈量表是智力测验最早的智力量表。该量表第一次由法国心理学家比奈和西蒙二人于1905年发表,称为比奈-西蒙量表,后于1908年及1911年分别进行了修订。美国斯坦福于1916年进行修订后称为"斯坦福-比奈量表"。我国由陆志韦首先于1935年修订斯坦福-比奈量表,以后于1936年与吴天敏合作将适用于江浙地区的版本进行修改,使之也适用于北京地区。1983年吴天敏对修订本再次进行修改,称为"中国比奈量表"。有人将1905年比奈-西蒙量表称为"近代智力量表之父"。1916年的修订工作,不仅将量表标准化,而且提出智商(IQ)为智力单位。

比率智商是由儿童的智力年龄与实际年龄的比率求得。其计算公式:比率智商＝(智力年龄/实际年龄)×100。比率智商的特点是将个人智力发展水平与年龄大小相比,从而反映出智力发展是否与年龄发展平行或退后或提前,由此判断智力发展水平。

2. 韦氏智力量表　　韦氏智力量表由美国心理学家韦克斯勒所编制,是继比奈-西蒙智力量表之后在国际通用的另一套智力量表。目前已形成智力测验的系列量表,即韦氏学龄前儿童智力量表(WPPSI),适用于4~6岁儿童;韦氏儿童智力量表(WISC),适用于6~16岁儿童;韦氏成人智力量表(WAIS),适用于16岁以上者,以上量表都有中国修订版,北京师范学院林传鼎主持修订了韦氏儿童智力量表并制订全国常模,湖南医科大学龚耀先先后主持修订韦氏成人智力量表与韦氏幼儿智力量表,制订了这两个量表的全国常模。

韦氏智力量表包括言语量表与操作量表两部分。言语量表分为常识、背数、词汇、算术、理解、类同6个分测验,操作量表分为填图、图画排列、积木图案、拼图、译码、迷津6个分测验。背数与迷津两个分测验是备用分测验,是在其他某个分测验失效时作为替代补充用。本智力测验属个别测验。其显著特点是能提供言语量表智商、操作量表智商、全量表智商以及各个分测验的量表分,使我们得以了解受测者智力结构。

1949年韦克斯勒在他编制的儿童智力量表中首次提出了离差智商的概念。所谓离差智商,实际上是一个人的成绩和同年龄组被试者的平均成绩比较而得的相对分数。计算公式:

$$IQ=15(X-M)/S+100$$

式中:X为被试者的原始分数;M为被试者所在年龄组的平均分数;S为该年龄组分数的标准差;15是经计算所得智力分布的标准差;100为大多数人的平均智力水平。

与比率智商相比,离差智商适用于任何年龄的被试者。

按照智商的高低,智力水平分为若干等级,可作为临床诊断的依据。智力等级分布见表4-1,智力缺陷等级分布见表4-2。

表 4-1　智力等级分布表

智力等级	IQ 范围	人群中的理论分布比率/(%)
极超常	≥130	2.2
超常	120～129	6.7
高于平常	110～119	16.1
平常	90～109	50.0
低于正常	80～89	16.1
边界	70～79	6.7
智力缺陷	≤69	2.2

表 4-2　智力缺陷等级分布表

智力缺陷等级	IQ 的范围	占智力缺陷的百分率/(%)
轻度	50～69	85
中度	35～49	10
重度	20～34	3
极重度	0～19	2

(二) 人格测验

1. 艾森克人格问卷(EPQ)　由英国伦敦大学心理学和精神病研究所艾森克夫妇在"艾森克人格调查表"基础上发展而来的,分儿童问卷(适用于7～15岁)与成人问卷(适用于16岁以上)两套,含E、N、P、L四个分量表。E、N、P分别测量人格结构的三个维度,L用以测谎,用以考察被试者回答问题的一致程度。

E(内外向性):与中枢神经系统兴奋、抑制的强度密切相关。高分表示外向乐观,低分表示内向好静。

N(情绪稳定性):高分者可能焦虑、紧张、担忧,低分者情绪反应弱,平静缓慢。

P(精神病性):这一特质在所有人身上都存在。如果某人表现很明显,则易发展为行为异常。高分表示孤独,不关心他人。龚耀先根据英国版主持了修订工作,按性别建立了常模。

各量表的T分为43.3～56.7分为中间型,T分为38.5～43.3或56.7～61.5分为倾向型,T分在38.5分以下或61.5分以上为典型型。

通过绘制E-N关系图,可直观地判断出被试者的内外向性、情绪的稳定性,还可判断其气质类型(图4-1)。

2. 明尼苏达多相人格问卷(MMPI)　明尼苏达多相人格问卷是美国明尼苏达大学心理学教授哈撒韦和精神科医生麦金利于20世纪40年代编制而成,共566个自我报告的题目,包括身体体验、精神状态及对家庭、社会、婚姻、宗教、政治、法律的态度等26类问题。使用

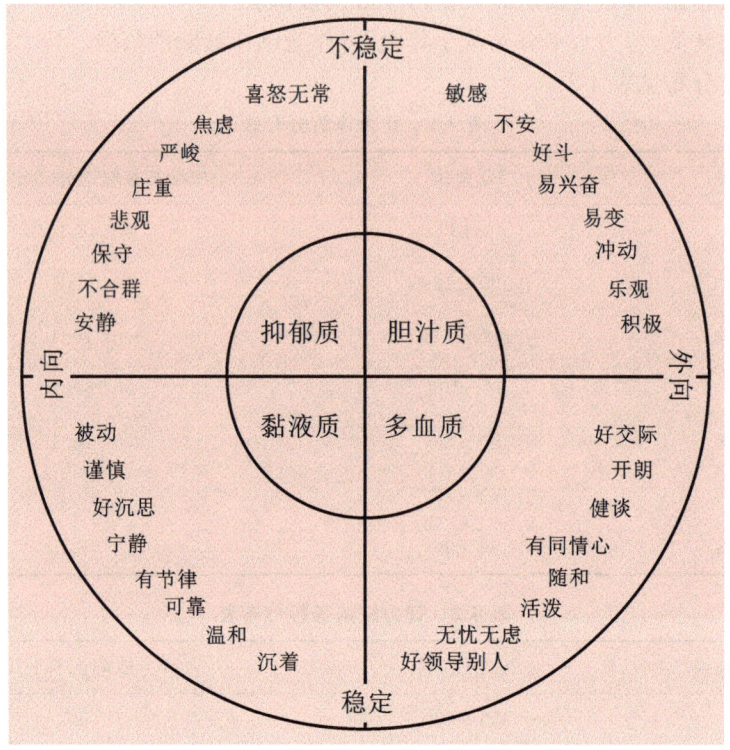

图 4-1　艾森克人格个性维度图

MMPI 的国家多达 65 个,主要用于人格鉴定、心理疾病的诊断等,是应用最广泛的客观性人格评估工具。20 世纪 80 年代初,我国就引入并修订了 MMPI,在医学界和心理学界得到了广泛的应用。

MMPI 不重复的测试项目有 550 题,主要由效度量表和临床量表组成。临床量表包括疑病症、抑郁症、歇斯底里、精神病态偏倚、男性化-女性化、妄想狂、精神衰弱、精神分裂症、轻躁狂、社会内向性格等十个量表。效度量表包括无回答(Q)、说谎(L)、效度(F)、修正(K)四个量表。

MMPI 最常用的方法是问卷式。使用按一定排列顺序印刷着 566 个项目的题本(常规性的测验只要求做前 399 题),让被试者严格按照指导语根据自己的情况,在另外一张答卷纸上相应的题号后的两个选择答案(是或否)之一的选框中打记号。无法回答,则可跳过此题,不打记号。测验既可采用个别测试,也可采用团体测试。所需时间最多 90 min,经常是 45 min。如果文化水平低也可能超过 2 h,精神病病人更长。如果被试者较慌乱,不能理解指导语并按照指导语去做,可以用录音带或由一个固定的人将题目读给被试者听,由被试者或主试者记录反应。

3. 卡特尔 16 种人格因素问卷(16PF)　卡特尔 16 种人格因素(表 4-3)测验是由美国伊利诺州立大学人格及能力测验研究所的卡特尔教授所编制的人格测试量表,其主要功能是对个体的人格因素作出分析,从 16 个方面描述个体的人格特征(表 4-3)。这 16 个因素分别为:乐群性(A)、聪慧性(B)、稳定性(C)、恃强性(E)、兴奋性(F)、有恒性(G)、敢为性(H)、敏感性(I)、怀疑性(L)、幻想性(M)、世故性(N)、忧虑性(O)、实验性(Q1)、独立性(Q2)、自律性(Q3)、紧张性(Q4)。

表 4-3　卡特尔 16 种人格因素的含义

人格因素	高分含义	低分含义
A 乐群性	外向、热情、乐群	缄默、孤独、冷淡
B 聪慧性	聪明、富有才识、善于思考	思想迟钝、学识浅薄、思考能力弱
C 稳定性	情绪稳定而成熟、能面对现实	情绪激动、易烦恼
E 恃强性	好强、固执、独立积极	谦虚、顺从、通融、胆怯
F 兴奋性	轻松兴奋、随遇而安	严肃、审慎、冷静、寡言
G 有恒性	有恒负责、做事尽职	苟且敷衍、优柔寡断
H 敢为性	冒险敢为、少有顾虑	畏怯退缩、缺乏自信心
I 敏感性	敏感、感情用事	理智、注重现实
L 怀疑性	怀疑、刚愎、固执己见	信赖随和、易与人相处、轻信
M 幻想性	幻想的、狂放任性	现实、合乎成规、力求妥善合理
N 世故性	精明强干、世故	坦白、直率、天真
O 忧虑性	忧虑抑郁、烦恼自扰	安详、沉着、自信
Q1 实验性	自由的、批评激进、不拘泥于现实	保守、尊重传统、拒绝变化
Q2 独立性	自立自强、当机立断	依赖、随群附和、从众
Q3 自律性	知己知彼、自律严谨	矛盾冲突、不顾大体
Q4 紧张性	紧张困扰、激动挣扎	心平气和、闲散宁静

（三）临床常用评定量表

1. 90 项症状自评量表（SCL-90）　90 项症状自评量表（SCL-90）是 Derogatis L. R. 于 1975 年编制的。该量表由 90 个项目组成，反映了广泛的精神症状，包括 10 个因子：躯体化、强迫症状、人际关系敏感、抑郁、焦虑、敌意、恐怖、偏执、神经症及其他。SCL-90 适用于成年的神经症、适应障碍及其他轻度精神障碍病人。由于该量表属于文字性的自评量表，因此要求自评者具有一定的阅读能力、自制力和自知力。SCL-90 在国外应用广泛，20 世纪 80 年代被引入我国，随后得到了广泛的应用。

本量表共有 90 个问题，受测者需根据自己一周内的感觉和体会选择相应的评分。评分分为没有、很轻、中等、偏重、严重五个等级。自评结束后分别计算出总分、总均分、因子分、阳性项目数、阴性项目数、阳性症状均分。我国学者根据中国常模结果提出了应用的分界值，总分超过 160 分或阳性项目数超过 43 项或任一因子分大于 2 分，可考虑筛查阳性，需进一步检查。

2. 焦虑自评量表（SAS）　焦虑自评量表由 W. K. Zung 于 1971 年编制。本量表含有 20 个反映焦虑主观感受的项目，每个项目按症状出现的频度分为四级评分，其中 15 个为正向评分，5 个为反向评分。本量表可以评定焦虑症状的轻重程度及其在治疗中的变化，适用于具有焦虑症状的成年人，主要用于疗效评估，不能用于诊断。按照中国常模结果，SAS 标准分的分界值为 50 分，其中 50～59 分为轻度焦虑，60～69 分为中度焦虑，70 分及以上为重度焦虑。

3. 抑郁自评量表（SDS）　焦虑自评量表由 W. K. Zung 于 1965 年编制。本量表含有 20 个反映抑郁主观感受的项目，每个项目按症状出现的频度分为四级评分，其中 10 个为正向评分，10 个为反向评分。本量表可以评定抑郁症状的轻重程度及其在治疗中的变化，适用于具有抑郁症状的成年人。按照中国常模结果，SAS 标准分的分界值为 53 分，其中 53～62 分为轻度抑郁,63～72 分为中度抑郁,72 分以上为重度抑郁。

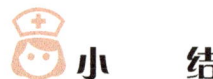

小 结

心理测验是指依据一定的心理学原理和技术,对人的心理现象或行为进行数量化测量,从而确定心理现象在性质和程度上的差异的一种手段。心理测验的种类很多,按其功能可分为能力测验、人格(个性)测验及临床评定。目前,临床常用的心理测验量表主要是韦氏智力量表、明尼苏达多相人格问卷、90 项症状自评量表、焦虑自评量表及抑郁自评量表等。

能力检测

1. 一慢性病病人对治疗失去信心,整日闷闷不乐,唉声叹气,沉默寡言,你认为应使用以下哪种量表进行心理评估?(   )

A. SAS　　　　B. SDS　　　　C. EPQ　　　　D. MMPI

2. 一位 20 多岁的男青年与同事相处不好,总觉得他跟自己过不去,不知如何处理而来就诊,如需做心理评估,应首先考虑选用的量表是(   )。

A. 16PF　　　　B. EPQ　　　　C. MMPI　　　　D. WAIS-RC

3. 用焦虑自评量表对一内科病人进行测量,其标准分为 64 分,他的焦虑程度是(   )。

A. 轻度焦虑　　B. 中度焦虑　　C. 重度焦虑　　D. 不焦虑

第三节　心理咨询

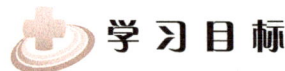

学习目标

掌握:心理咨询的概念、心理咨询的技巧。

熟悉:心理咨询的范围、心理咨询的程序。

了解:心理咨询的形式及注意事项。

临床护理情景描述

张某,中职学校学生,由于竞选学生会干部落选而觉得自己太无能,从此一蹶不振,整天闷闷不乐,也不与人交往,上课注意力不集中,出现头痛、失眠现象,在班主任的劝导下,他来到了心理咨询室。

问题:请判断该生是心理问题还是心理异常? 如何进行心理咨询?

一、心理咨询的概念

随着社会的发展,生活节奏加快,竞争日趋激烈,人们在升学、求职、择业、婚恋及人际交往等方面会产生各种各样的心理问题,引发紧张、焦虑、悲观等不良情绪,因此,心理咨询应运而生。

心理咨询是指心理咨询师运用心理学的原理和方法,帮助求助者发现自身的问题和根源,从而挖掘求助者本身潜在的能力,来改变原有的认知结构和行为模式,以提高对生活的适应性和调节周围环境的能力。简言之,心理咨询是心理咨询师协助求助者解决各类心理问题的过程。

二、心理咨询的范围

心理咨询最主要的对象是健康人群或存在心理问题的亚健康人群。生活中的人们会面对婚姻、家庭、择业、亲子关系、子女教育、人际关系、学习、恋爱、性心理、自我发展、焦虑、抑郁、压力应对等问题,他们会期待做出理想的选择,顺利地度过人生的各个阶段,求得内心平衡,以及自身能力的最大限度发挥和获得良好的生活质量。这时他们就可以寻求心理咨询的帮助。心理咨询的范围主要包括以下几个方面。

1. 各种情绪困扰　在来询者出现焦虑、抑郁、恐怖、紧张等情绪问题时,咨询者帮助他们分析情绪困扰的原因,解除疑虑,指导对策,消除危机,树立起工作的信心和勇气。

2. 职业选择与职业指导　如专业选择、就业面试、工作中各种人际关系的协调及职业倦怠的消除等。

3. 学习、生活问题　指导和帮助学生适应学校新环境,处理好与老师、同学的关系,改善学习方法,提高学习效率,克服注意力涣散、记忆力减退、思维迟钝、想象贫乏等学习问题。

4. 恋爱、婚姻、家庭问题　如失恋、婚姻破裂、家庭成员冲突等问题。

5. 心理卫生指导　如儿童期、青春期、更年期和老年期等的心理卫生知识指导,儿童智力开发等。

6. 医疗咨询　指心身疾病的预防指导、精神疾病康复期咨询等。

知识链接

职业心理咨询师制度

职业心理咨询师制度是由劳动和社会保障部发起并执行的心理咨询行业准入制度。2001年12月劳动部发布相关文件,2002年起开始在部分省、市试点培训,2003年开始试点考试。

报考心理咨询师三级,必须具备以下条件之一:

(1) 心理学、教育学、医学大专毕业或其他专业本科毕业,连续从事心理咨询工作满1年。

(2) 心理学、教育学、医学本科毕业。

(3) 具有心理学、教育学、医学专业的初级职称,连续从事心理咨询工作3年以上。

（4）连续从事心理咨询工作满 5 年并能出具可靠证明。

报考心理咨询师二级，必须具备以下条件之一：

（1）取得心理咨询员职业资格证书后，连续从事心理咨询工作 4 年以上。

（2）心理学、教育学、医学本科毕业或其他专业硕士毕业，连续从事心理咨询工作 5 年以上。

（3）具有心理学、教育学、医学专业的中级职称，连续从事心理咨询工作 3 年以上。

三、心理咨询应遵守的基本原则

1. 保密性原则　咨询人员应保守来访者的内心秘密，妥善保管个人信息、来往信件、测试资料等材料。如因工作等特殊需要不得不引用咨询事例时，也须对材料进行适当处理，不得公开来访者的真实姓名、单位或住址。

2. 理解与支持原则　咨询人员对来访者的语言、行动和情绪等要充分理解，不得以道德和个人价值的眼光评判对错，要帮助来访者分析原因并寻找出路。

3. 助人自助原则　咨询人员的主要目的是帮助来访者分析问题的所在，培养来访者积极的心态，树立自信心，让来访者的心理得到成长，从而自己找出解决问题的方法，咨询者在具体问题上不能帮来访者做任何决定。

4. 时间限定的原则　心理咨询必须遵守一定的时间限制。咨询时间一般规定为每次 50 min 左右，原则上不能随意延长咨询时间。

5. 来访者自愿的原则　原则上来说，到心理咨询室咨询的来访者必须出于完全自愿，这是确立咨询关系的先决条件。只有自己感到心理不适，为此而烦恼并愿意找咨询人员诉说烦恼以寻求咨询者的心理援助的人，才能够获得问题的解决。

6. 感情限定的原则　咨询关系的确立是咨询工作顺利开展的关键，是咨询者和来访者心理的沟通和接近，但这也是有限度的。咨询者和来访者接触过密不仅容易使来访者过于了解咨询者，阻碍来访者的自我表达，也容易使咨询者失去客观、公正地判断事物的能力，所以从严格意义上来说，咨询者与来访者不能建立咨询关系之外的其他任何关系。

7. 重大问题延期的原则　心理咨询期间，由于来访者情绪过于不稳和动摇，咨询者的首要任务是进行积极的倾听，让来访者进行宣泄，帮助其分析原因，积极地引导来访者把情绪平静下来。若问题重大不是一次所能解决的，咨询者应慎重制订咨询方案和咨询计划，在来访者的配合下分步解决。

四、心理咨询的形式

（一）按咨询的性质分类

1. 发展心理咨询　个体在成长过程中可能会遇到各种问题，如新环境的适应、职业的选择、和谐人际关系的建立等，为使他们顺利度过人生的各个阶段，所提供的心理咨询就称为发展心理咨询。

2. 健康心理咨询　个体因各类刺激引起焦虑、紧张、恐惧、抑郁等情绪问题或因各种挫折引起行为问题时，心理健康受到损害，这时心理咨询师提供的帮助就称为健康心理咨询。

（二）根据咨询的规模分类

1. 团体心理咨询　团体心理咨询是在团体情境中提供心理帮助与指导的一种心理咨询与治疗的形式。它是通过团体内人际交互作用,促使个体在交往中通过观察、学习、体验,认识自我,探讨自我,调整和改善与他人的关系,学习新的态度与行为方式,以发展良好的生活适应的助人过程。

2. 个体心理咨询　指咨询师与求助者一对一地进行心理咨询的形式。主要解决求助者个人的心理问题。

（三）按咨询采用的形式分类

1. 门诊心理咨询　指在综合医院、精神病院、学校及专业心理咨询中心所进行的面对面心理咨询。门诊心理咨询工作人员为受过心理咨询训练的医生和取得国家心理咨询师资格的社会工作者。主要采用咨询者和来访者直接面谈的方式,这种方式的特点是能及时对求助者进行各类检查、诊断,及时发现问题,及时做出妥善处理(如转诊、会诊等),及时调整咨询策略。它是心理咨询最主要而且最有效的方法。

2. 书信心理咨询　指通过书信的形式进行的心理咨询。咨询者主要根据求助者来信中所描述的情况和提出的问题,进行疑难解答和心理指导。它适合路途较远或不愿暴露身份的求助者。书信心理咨询的优点是运用方便,简单易行,较少避讳,缺点是不能全面地了解情况,只能根据一般性原则提出指导性的意见。

3. 专题心理咨询　大众心理咨询是通过报纸、杂志、电台、电视等传播媒体,介绍心理咨询、心理健康的一般知识,或针对一些典型问题进行分析、解答的一种咨询方式。目前,国内有许多报纸、出版物都开辟有心理咨询的专栏,包括一些专门的心理咨询、心理卫生的刊物、医学杂志、科普读物等,许多电台、电视台等也有相关的节目。其优点是覆盖面大,科普性强,具有预防和治疗的双重功能,缺点是针对性不强。

4. 电话心理咨询　电话心理咨询也是心理咨询的一种常见形式,是利用电话给求助者提供帮助。早期多用于危机干预,防止心理危机所导致的恶性事件,如自杀、暴力行为等。目前的电话心理咨询,涵盖面很广,是一种较为方便而又迅速的心理咨询方式。

5. 现场心理咨询　现场心理咨询是指心理咨询工作者深入到学校、家庭、机关、企业、工厂、社区等地方,现场接待来访者,这种形式对于一些有共同背景或特点的心理问题有较好的效果。

6. 互联网心理咨询　指心理咨询师借助互联网来帮助求助者。其具体形式有电子信件及网络聊天。运用互联网进行心理咨询可以突破地域的限制,还可以凭借行之有效的软件程序进行心理问题的评估与测量,同时将心理咨询过程全程记录,以便深入分析求助者的问题以及进行案例讨论。缺点是不能深入了解求助者的心理问题,解决求助者深层次的心理问题。

五、心理咨询的程序

心理咨询可划分为三个阶段:诊断阶段、咨询阶段和巩固阶段。

（一）诊断阶段

此阶段的内容包括建立咨询关系、收集相关信息、进行心理诊断、制订咨询方案等。

1. 建立良好的咨询关系　建立良好、融洽、和谐的咨询关系是心理咨询成功的首要条件,是取得良好咨询效果的基础。要求咨询师仪表要端庄,接待来访者要热情、真诚、尊重、理解及无条件关注。

2. 全面收集求助者的信息 一是来访者的背景资料,如姓名、性别、年龄、学习工作情况、身体状况、家庭情况、个性特征等。二是来访者存在的心理问题。通过来访者的自述和必要的询问,了解来访者个人的主观感受、行为表现、症状等,弄清他们当前究竟为什么问题所困扰,问题的严重程度如何,问题的持续时间有多久,问题产生的原因是什么,并弄清他本人对此有无明确的意识、有无强烈的求助愿望等。

3. 进行心理诊断 心理诊断主要依据对来访者言行举止的观察,从来访者的主诉中获取有关心理状况的信息和资料,谈话时咨询人员通过对关键问题的深究和询问,澄清事实,掌握真实情况。必要时,还可对来访者进行心理测验,以明确问题的性质、程度及类型,加强心理诊断的客观性。在此基础上,咨询人员根据自己的专业知识和社会生活阅历,加以分析,对来访者心理问题的性质、产生原因、严重程度等做出正确的评估和诊断,进而考虑给予何种方式的指导和帮助。

4. 制订咨询方案 咨询方案应由双方在相互尊重、平等的气氛中共同商定。其内容包括:确立咨询目标,明确双方各自特定责任、权利与义务,商定咨询的次数与时间安排,阐明咨询具体的方法、过程和原理,咨询的效果及评价手段,咨询效果的评价手段,明确咨询的费用,其他问题的说明。

(二)咨询阶段

咨询阶段是心理咨询最核心、最重要的实质性阶段,咨询师的主要任务是帮助求助者分析和解决问题,改变其不适应的认知、情绪或行为。

(三)巩固阶段

巩固阶段是咨询的总结、提高阶段。这里的结束有两种,一种是一次咨询的结束,另一种是整个咨询的结束。对前者,要做好此次咨询的小结和下次咨询的准备,包括布置家庭作业,商定下次咨询的时间和主题。对后者,要做好咨询的回顾总结,巩固咨询成果,使求助者把学到的东西运用于今后的生活中,提高自己的心理健康水平,还要做好追踪研究。

六、心理咨询的技巧

(一)无条件尊重

尊重求助者,不仅是咨询师职业道德的起码要求,也是助人的基本条件。尊重应当体现为对求助者现状、价值观、人格和权益的接纳、关注和爱护。尊重求助者,其意义在于可以给求助者创造一个安全、温暖的氛围,使其最大程度地表达自己,可以唤起对方的自尊心和自信心,可使求助者感到被接纳,获得一种自我价值感。特别是对那些急需获得尊重、接纳、信任的求助者来说,尊重具有明显的助人效果,是咨询成功的基础。

(二)积极关注

积极关注是指对求助者的言语和行为的积极面予以关注,从而使求助者拥有正向的价值观。凡是助人的工作,首先必须抱有一种信念,即受助者是可以改变的。他们身上总会有这样那样的长处和优点,每个人的身上都有潜力存在,都存在着一种积极向上的成长动力,通过自己的努力、外界的帮助,每个人都可以比现在更好。这一观点对于心理咨询师来说非常重要。因此,咨询师应以积极的态度看待来访者,注意强调他们的长处,有选择地突出来访者及行为中的积极方面,利用其自身的积极因素,达到咨询的目标。

（三）耐心倾听

只有很诚恳地全神贯注地去听，求助者才有兴趣讲述自己生活中的重要事件。倾听时咨询师要认真、有兴趣、设身处地地听，并适当表示理解。倾听不但要听懂求助者通过言语、表情、动作所表现出来的信息，还要善于发现求助者所省略和隐含的信息。善于倾听，不仅在于听，还要有参与及适当的反应。

（四）善于提问

提问可分为开放式提问与封闭式提问两种类型。开放式提问通常使用"什么""为什么""如何""能不能""愿不愿意"等词来发问，让求助者就有关问题、思想、情感给予详细的说明。而封闭式提问通常使用"是不是""对不对""要不要""有没有"等词提问，而求助者常用"是"或"否"来回答。心理咨询时，应将开放式提问与封闭式提问结合使用，但不宜过多使用封闭式提问。

（五）共情

共情就是指体验别人内心世界的能力，又称投情、同感心、同理心。咨询者对共情的灵活掌握和运用，既可促进心理咨询工作的顺利开展，又能帮助建立稳定的咨询信任关系。共情让咨询者设身处地地体验来访者的内心世界，使咨询者能够更加准确地把握来访者的信息，特别是那些暗含在语言之中有意义的情绪化信息；共情让来访者体验到理解、接纳和尊重，这将促进良好密切咨询关系的建立；共情让来访者感受到信任和支持，将有助于来访者的自我表达、自我领悟，促进咨询向深层次发展；共情为助人模式进一步的介入铺平道路，这些介入包括确定目标、形成咨询策略和投入行动，以矫正来访者的错误假设和感知。

七、心理咨询的注意事项

（1）咨询师应遵守心理咨询的职业道德，对咨询师来讲，除了具备应有的专业知识、技能和基本的操作等条件外，同时要清楚自己的长处与不足，任何一位有丰富经验的咨询师，都不可能解决求助者的所有问题，面对求助者的求助内容，若是自己不熟悉的或没多大把握的，应谦虚、坦诚地告诉求助者，并将其介绍给在这方面有经验的咨询师。

（2）一般情况下咨询师不给自己的亲戚、同事、好友等做咨询，因咨询师与这些求助者不能建立治疗关系，而影响治疗效果。

（3）求助者智力应无缺损，有一定的文化水平；治疗的目标应明确、具体，咨询的内容应合适，有些严重的疾病如精神病则不适宜做心理咨询；求助者应有要求改变自己的愿望；求助者应对咨询师有一定的信任度。

（4）用药问题：心理咨询尤其是医学心理咨询，重点是处理心理问题或心理障碍，强调心理治疗，但并不排斥药物治疗，当求助者存在明显的焦虑、抑郁等症状时，在心理治疗的同时，应用适量的抗焦虑、抑郁药，有利于治疗的顺利进行，也能取得更好的效果。

（5）转诊问题：上述提到并非所有心理问题或心理障碍都适合心理治疗，有些求助者有器质性疾病的可疑，有些求助者存在明显的幻觉、妄想和严重的认知、行为障碍，而咨询师又不熟悉这些专科，应建议其到相关的专科进行检查，以免延误其治疗。

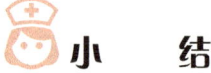 小 结

心理咨询是心理咨询师协助求助者解决各类心理问题的过程。咨询的主要对象是健康人群或存在心理问题的亚健康人群。心理咨询的技巧有无条件尊重、积极关注、耐心倾听、善于提问及共情,无论运用何种形式、何种方法技巧均需遵循助人自助的原则。

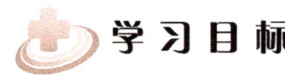 能 力 检 测

1. 请判断下列情形是否需要做心理咨询? 为什么?

(1)一新生因惧怕尸体和人体解剖标本而不敢去解剖室上实验课。

(2)一学生因竞选班干部未能如愿以偿而整天闷闷不乐,学习成绩也不断下降。

2. 一综合医院住院病人诉说晚上整夜失眠,原因是有人整夜都在骂她,经调查了解并没有人骂她,如你是这位病人的主管护士,你如何处理?

3. 当你在学习生活过程中遇到困惑,你是否主动寻求心理咨询? 你比较接受哪种形式的心理咨询? 为什么?

第四节 心 理 治 疗

学 习 目 标

掌握:心理治疗的概念,心理治疗的原则,常用的几种心理治疗方法。

熟悉:心理治疗的原理,心理治疗的分类。

了解:心理治疗的发展和性质。

 临床护理情景描述

李某,男性,16岁,高三在读生。近一年来感到学习非常紧张,自诉很久没有轻松愉快的体验了,出现情绪低落、兴趣减退,不愿与人交流,对什么都无所谓,觉得"没意思",每天愁眉苦脸,唉声叹气。老师反映上课注意力不集中,读书时思绪纷纭,很难进行有条理的思考,因此学习效率急剧下降。该生近期常感头昏脑胀,夜晚久久不能入睡,易早醒,白天精神不振。进一步了解,该生父亲为教授,母亲是主任医师,该生原对文学感兴趣,升高中后听从父母的劝告放弃了自己所有兴趣爱好。半月前又述心烦,身体不适,家人为确诊将该生送入医院治疗,经检查无躯体疾病。

李某症状自评量表(SCL-90)的测试结果

总分	躯体化	强迫症状	人际关系敏感	抑郁	焦虑	敌对	恐惧	偏执	精神病性	阳性项目数
187	2.3	0.8	1.4	3.3	2.4	1.1	18	1.2	1.6	56

抑郁自评量表(SDS)的测试结果:标准分82分。

问题:该病人的主要心理症状是什么?严重程度如何?应如何进行心理治疗?

一、心理治疗的概述

(一)心理治疗的概念

心理治疗(psychotherapy)又称精神治疗,是指受过专业训练的治疗师,应用心理学的理论与方法改变病人的认知活动、情绪障碍和异常行为的一种治疗方法。这个概念包含了一些基本要素。

心理治疗适用于临床检查、诊断、医疗的各个科室和环节,但主要是适用于治疗以情绪因素起主导作用的疾病,如恐惧症、焦虑症、神经衰弱及具有强迫色彩的神经症。其他还包括儿童和成人的行为问题、挫折后的情绪反应、心身疾病、重性精神疾病恢复期、失去劳动能力的慢性病病人等。

(二)心理治疗简史

心理治疗作为一门科学虽不超过百年的历史,但心理治疗方法却源远流长,我国传统中医医疗实践中就有"告之以其败,语之以其善,导之以其所便,开之以其所苦"的疏导式心理治疗,有"悲胜怒、恐胜喜、怒胜思、喜胜悲、思胜恐"的情志相胜治疗原则。我国古代流传下来的太极、气功等也包含丰富的心理治疗成分。在西方,心理治疗也有悠久的历史。远在古希腊和古埃及时期,医生就开始重视心理治疗的作用。他们强调整体治疗,使用劝告、音乐、催眠等手段治疗疾病。19世纪末至20世纪初,西方流行麦斯麦的催眠疗法,之后奥地利精神病医生弗洛伊德创立的精神分析疗法也得到广泛传播。20世纪50年代末,行为疗法迅速发展,这些心理治疗的理论与方法现已成为心理治疗中重要的流派。随着心理科学研究的深入,又出现了人本主义的来访者中心疗法、森田疗法、生物反馈疗法等新的理论和方法。20世纪90年代后期,沙土治疗游戏、漂浮疗法开始兴起。目前心理治疗者不再固守某个流派,而是根据病人情况,灵活选择综合的方法给予病人最好的治疗。

知识链接

华佗神法治太守

心理治疗的方法在中国古代就已得到了绝妙的应用。据《后汉书》记载,某地有一太守,因忧思郁结患病,久治无效。后请名医华佗诊治,华佗闻得太守的病情后,开了一个奇妙的治疗"处方",他故意收取了太守的许多珍宝后不辞而别,仅留下一封讽刺讥诮太守的信。太守闻讯勃然大怒,命人追杀华佗,但华佗早已远去。太守愈加愤怒,竟气得吐出许多黑血,多年的沉疴顽疾也随之痊愈。华佗正是采用"怒胜忧思"之术治好了太守的"心病"与"身病"的。

（三）心理治疗的性质

1. 心理治疗是一种人格和行为的改变过程　病人由于有了心理上的异常或不适前来寻求治疗，心理治疗即是在心理治疗师的帮助下，病人改变自己与环境间不平衡的状态。心理治疗所涉及的问题范围非常广泛，如抑郁、焦虑、害羞、厌食、家庭或婚姻不协调等。而改变这些问题的方法和技术也有很多，包括解释、支持、自信心训练、系统脱敏、行为契约等，但没有哪一种方法能解决所有的心理问题。

2. 心理治疗是一种伙伴或同盟关系，是一种合作努力的行为　在心理治疗中，病人从一开始就处于主动的一方。通过治疗，病人逐渐变得越来越具有自主性和自我指导能力，对自己的情感和行为更负责任。因此，心理治疗的设计不在于改变病人，而在于帮助病人自身改变。这与医学上的治疗过程是不同的。

3. 心理治疗是一种学习的过程　心理治疗的基本假设是，个体的情感、认知以及行为都是个体过去生活经历的产物，它们是学习而来的。因此，整个心理治疗的过程就是一个学习的过程，在心理治疗者的帮助下，病人改变以往错误的认知，建立新的观念。

4. 心理治疗是一项产生实效的工作　根据治疗的不同理论倾向，心理治疗可以看作是"心理-社会治疗"，也可以看作是一种特殊教育，又有人把它看作是促进人格自我实现的有效途径。但无论如何，心理治疗都要以最有效（effect）、最经济（economic）、最有益（efficient）和最人道（humane）的方式改变受困扰的人们，这就是心理治疗中所说的心理治疗的"4E"。

二、心理治疗的分类

1. 按心理治疗的不同深度分类　可分为支持性心理治疗、教育性心理治疗、重建性心理治疗。

2. 按接受治疗的人数分类　可分为个别心理治疗、集体心理治疗。

3. 论流派分类　可分为精神分析疗法、行为疗法、以人为中心疗法、认知行为疗法、生物反馈疗法、森田疗法等。

4. 按进行的时间长短分类　可分为长期心理治疗、短期与限期心理治疗等。

知识链接

沙盘游戏

沙盘游戏是一种心理疏导手段，也是使用沙、沙盘，以及有关人或物的缩微模型来进行心理治疗与心理辅导的一种方法。在一个自由、受保护的空间，病人在沙盘里面摆放玩具和模型的时候，实际上就是在表达和呈现他们的情绪和心理状态。这种接触与表达，可促进激活、恢复、转化、治愈、新生的力量，对病人心理健康的维护、想象力和创造力的培养、人格发展和心性成长都有促进。对不容易用语言进行沟通的对象，比如儿童、有语言障碍者、自闭症病人、抑郁症病人以及比较内向的来访者，沙盘游戏是一种很好、很有效的沟通和治疗的方法。

三、心理治疗的原则

各种心理治疗虽然在理论与方法上有很大不同，但都遵守一些一般原则，这些原则如下。

1. 接受性原则　对所有求治的心理"病人",不论心理疾病的轻重、年龄的大小、地位的高低、初诊和再诊都一视同仁、诚心接待、耐心倾听、热心疏导、全心诊治。良好的医患关系是一个有力的治疗因素。治疗者只有持对求治者尊重、同情、关心、支持的态度,才能使求治者产生对治疗者的信任,袒露心声,为准确诊断提供依据。

2. 支持性原则　在充分了解求治者心理疾病的来龙去脉和对其心理病因进行科学分析之后,治疗者通过言语与非言语的信息交流,予以求治者精神上的支持和鼓励,使其建立起治愈的信心。反复的支持和鼓励,可防止求治者言行消极,大大调动求治者的心理防卫机能和主观能动性;对强烈焦虑不安者,可使其情绪变得平稳、安定,以加速病人的康复。在使用支持疗法时应注意:支持必须有科学依据,不能信口胡言;支持时的语调要坚持慎重、亲切可信、充满信心,充分发挥语言的情感交流和情绪感染作用。

3. 综合治疗的原则　由于人类疾病的形成常常是生物、心理和社会因素共同作用的结果,因此,治疗时也应采取药物与心理治疗相结合的综合手段。如精神分裂症病人需要服用抗精神病药与长期支持性心理治疗,当药物干扰病人的学习过程或由于副作用干扰会谈时,则以不用药物为宜。又如对某些恐惧性障碍进行行为治疗时,为不妨碍病人的自身训练,通常不主张给予过多的镇静药物。

4. 保密性原则　心理治疗往往会涉及求治者的隐私,这些隐私或牵涉到与他人的矛盾和冲突,或有关个人的工作、荣誉甚至前途,治疗者应严守职业道德,既是取得求治者信任和治疗的关键,也是维护心理治疗本身的声誉和权威性的必要。坚持保密性原则包括治疗者不得将求治者的具体资料公布于众,在学术活动或教学中引用时,也应隐去真实姓名。

5. 个体化原则　心理治疗成功的重要条件之一就是治疗方案的选择,每个治疗方案都有它的特殊性,治疗者要根据求治者不同的年龄、性别、人格特征、文化背景等采取不同的治疗方法、步骤,因人、因时、因地、因事而异。

6. 中立性原则　心理治疗的目的是帮助求治者自立和自我成长,在治疗过程中,治疗者不能以自己的人生经历和价值观来作为判定求治者的参照,或将个人情绪带到治疗中,对治疗中涉及的问题应保持客观、中立,只有这样才能对求治者的情况进行客观分析,对其问题有正确的理解并有可能提出适宜的处理办法。

7. 发展性原则　个体在成长过程中,需要、动机、思维、情感、对事物的认识等心理要素总处在变化中,在心理治疗过程中,求治者的心理状况随着治疗的进展出现变化。治疗者要用发展的眼光捕捉求治者细微的变化,根据新的情况灵活调整治疗方案,因势利导或防患于未然,就会使治疗向好的方向顺利发展。

四、心理治疗的常用方法

(一) 精神分析疗法

1. 基本理论　精神分析疗法由弗洛伊德创立,它内容庞杂,包括潜意识理论、人格理论、性欲理论及精神防御理论等方面。其理论要点综述如下。

(1) 人的心理活动分为意识、前意识和潜意识(又称无意识)三个部分。其中意识指人能够感觉的心理活动,前意识指人平时感觉不到,可以经过努力回忆和集中精力而感觉到的心理活动,潜意识是指人感觉不到,却没有被清除而是被压抑了的心理活动。弗洛伊德认为,许多心理障碍的形成,是由于那些被压抑在个人潜意识当中的本能欲望或意念没有得到释放的结果。

(2) 人格由"本我""自我"和"超我"三个部分组成。其中"本我"是个人原始、本能的冲动,如食欲、性欲、攻击欲、自我保护等,依照"快乐原则"行事。"自我"是个人在与环境接触中由"本我"衍生而来的,依照"现实原则"行事,并调节"本我"的冲动,使个体趋于采取社会所允许的方式行事。"超我"是道德化的自我,它依照"理想原则"行事,是人格的最高层次,也是良知与负疚感形成的基础。弗洛伊德认为,"本我""自我""超我"之间的矛盾冲突及协调构成了人格的基础,若维持心理健康,就必须协调好三者的关系。

（3）人在维护自我的心理健康时,常对生活中的烦恼和精神痛苦采取某些自圆其说或自欺欺人的认识方法,以求心灵的安静。弗洛伊德将这些认识方法称作"心理防御机制",包括解脱、补偿、合理化、投射、转移、升华及理想化等方式。弗洛伊德认为,心理防御活动多是无意识的,对人的心理健康既可起积极作用,也可起消极作用。

2. 方法　为使人们领悟其心理障碍的根源,人们需要接受精神分析的治疗,通过移情关系的建立来重塑人格。在这当中,心理分析师通常使用自由联想、梦的解析、催眠、释梦等技巧来疏解思考"本我"与"超我"时遇到的冲突,减轻"自我"的压力,更好地面对现实。

（1）自由联想:治疗师要求求治者在完全放松的情况下,毫无保留地讲出他的一切想法,正在想的事情,突然出现的想法和念头,甚至那些不合逻辑、不好意思讲出来的想法,包括童年时所经历的挫折和精神创伤。通过自由联想,求治者潜意识的大门不知不觉打开,潜意识内的心理冲突逐渐被带入到意识领域,治疗师通过分析,找到这些资料的内在联系,从而了解求治者无意识的活动,让求治者对此领悟并重新建立现实的、健康的心理。

（2）梦的解析:心理分析的重要手段,在睡眠时候,由于自我防御作用松弛,被压抑的愿望和冲动进入意识。梦的研究不仅能了解潜意识的心理过程和内容,而且能了解那些被压抑,在自我防御活动时才表现出来的心理过程和内容。但梦境只是潜意识心理冲突和自我监察能力之间对抗的一种妥协,并不能直接反映客观现实。这需要心理治疗师运用自由联想法进行释梦,以便解释梦的真正含义。

（3）移情:在精神分析中,移情是治疗的重要环节。求治者将其早年获得的对某人的体验、态度或行为方式转移到他人身上的心理现象。求治者将治疗师看成是与其心理冲突有关的某人,把怨恨不自觉转移到治疗师身上,为负移情;若把治疗师当成喜欢的、热爱的对象则为正移情。一些问题只有在移情中才能表现出来。移情使求治者重新经历并在与治疗者移情的关系中重新解决未解决的冲突,治疗师通过对移情的分析来了解求治者的本质问题,帮助求助者进一步认识自己并给予恰当的疏导,使移情成为治疗的动力。

（4）阻抗:阻抗是一种无意识的心理过程,目的是防止受压抑的冲突意识化,求治者的抗拒可能正是其问题所在。阻抗表现:求治者对治疗师的能力表示怀疑,在治疗过程中沉默不语,不愿讲述自己真实的想法等,对治疗者表现出完全顺从,强调躯体症状也是阻抗的表现。对阻抗进行分析从而解除阻抗是心理治疗的中心任务之一。

（二）行为治疗

行为治疗是以实验心理学、神经生理学、控制论及学习心理学的成果为基础,通过对求治者学习的适当奖惩,调整、改变病人原来的不良行为,建立良好行为的一种治疗方法。

1. 基本理论　人的各种行为都是从外界环境中获得的,各种心理的异常以及躯体症状,不仅是某种疾病的表现,也是一种异常的行为,求治者可以通过学习和训练,改变原来的异常行为,代之以健康行为,从而治愈疾病。

2. 主要方法

（1）系统脱敏法:又称交互抑制法,其基本思想为一个可引起微弱焦虑的刺激,由于在处于全身松弛状态下的病人面前暴露,所以逐渐失去了引起焦虑的作用。例如,在松弛状态下,让病人像过去一样想象引起恐惧、焦虑的场面(刺激),这种刺激的强度要分成不同的焦虑等级,然后从最弱的刺激做起,逐步递增,使其在松弛中成功地抑制焦虑反应。这可使想象中的焦虑缓解,然后经泛化,扩展到对现实的刺激也不再感到恐惧和焦虑。其程序如下:

第一步:建立焦虑或恐惧的等级层次。

把各种能引起求治者产生焦虑的刺激或事件收集记录下来,并由病人根据自己的实际感受从弱到强排列成不同的等级,即"焦虑层次",其包含的刺激或事件不宜太多,一般在 10 个左右。表 4-4 所示为幽闭恐惧症病人的焦虑等级量表。

表 4-4　幽闭恐惧症病人的焦虑等级量表

刺激	焦虑等级
独自一人在家	1
在医院候诊大厅等候看病	2
到商店买东西	3
在关闭的公共电话亭打电话	4
乘坐公共汽车	5
乘火车	6
乘电梯	7
乘飞机	8

第二步:训练病人松弛肌肉。

放松训练是以一定的指导语使病人集中注意力,调节呼吸,使肌肉得到充分放松,从而调节中枢神经系统兴奋性的方法。要求病人首先学会体验肌肉紧张与肌肉松弛间感觉上的差别,以便能主动掌握松弛过程,然后根据指导语进行全身各部分肌肉先紧张后松弛的训练,直到能主动自如地放松全身的肌肉。除正常训练外,还要给求治者布置家庭作业,使求治者能在日常生活环境中随意放松。

第三步:系统脱敏。

让病人在肌肉松弛的情况下,从最低层次开始,想象产生焦虑、恐惧的情境。如果在想象恐惧的情境时,肌肉仍能保持松弛,也没有引起焦虑反应,就往高一层次的恐惧情境想象。假如在想象某一层次的情境时,因焦虑肌肉不能保持松弛,则继续想象这一层次的情境,并进行肌肉放松训练,直到焦虑消失、肌肉放松,然后再进行高一层次的想象。如此,直至在想象最使病人恐惧的情境时,病人仍可保持肌肉松弛。

第四步:现场脱敏。

按焦虑事物的分级表逐渐想象、放松完成后,将新建立的反应过渡到真实的环境中再逐渐训练,巩固疗效。

(2)厌恶疗法:又称厌恶性条件法,其做法是将欲戒除的目标行为(或症状)与某种惩罚性的或不愉快的刺激结合起来,使病人最终因感到厌恶而戒除或减少目标行为的一种行为治疗技术。作为厌恶性的刺激,可以是药物、电击,也可以是想象中的厌恶刺激,这些都可以矫正不良行为。

药物厌恶法是将利用催吐药物造成难以忍受的呕吐、发颤等症状与要戒除的不良行为结合,从而矫正不良行为,可用于治疗酗酒、吸烟及某些性行为变态。以酗酒为例,按照经典条件反射实验过程,根据酗酒者个人的生活习惯,在病人最喜欢饮酒的时刻,先让其服用吐根碱或注射阿扑吗啡,在即将出现恶心、呕吐时,让病人饮酒一杯,使其发生强烈的恶心、呕吐等厌恶反应。这样每天一次,直到病人只要见到酒后,就会出现对酒厌恶、恐惧而逃避,最终达到戒酒的目的。

电击厌恶法即采用疼痛性电击作为厌恶性刺激。由于电击厌恶法技术操作较为简便,刺激的强度和持续的时间等较容易控制,可广泛应用于治疗性变态、酗酒、吸烟及神经症中的强迫行为。电击厌恶法治疗可先在治疗室进行,让求治者想象引起快感的某种行为情境,当求治者在想象中产生快感时示意治疗者,治疗者即施以电击。在治疗室取得一定疗效之后,病人可以把电击装置带回家中,或利用随身携带的电刺激盒在其他环境中自己进行。

想象厌恶法是指由治疗者口述某些厌恶情境,与病人想象中的不良行为情境联系起来。例如,可指导某些性变态病人,每当其出现不良的欲望或行为时,立即闭上眼睛,想象被人当场抓住,受到批评、判刑的场面,想象在这种场合如何身败名裂、无地自容、羞愧难忍,如何见亲朋好友。想象厌恶法对有一定文化素养并决心戒除性心理变态的病人来说非常有效。

但需注意,厌恶疗法的对象必须有医学上的适应证,使用的厌恶刺激方法必须在法律许可的范围内,符合人道主义原则。

(3)暴露疗法:也称冲击疗法,系统脱敏采取的是循序渐进的方法,所需治疗时间较长,而暴露疗法正好相反,开始便让求治者面对其最担心和焦虑的场景,由于求治者担心的事情并没有发生,心态便会稳定下来,在短时间内可取得治疗效果。需注意暴露疗法不宜随便应用,实施过程中一定要有人陪同,对有心脏病、癫痫等重大躯体疾病的求治者不宜实施。

知识链接

强迫症的消极练习法

一强迫性洗手的求治者,每天洗十次手,每次洗手 10 min,欲罢不能,感到十分痛苦,治疗者安排求治者每天洗十几次手,每次洗手时间延长至 20 min。求治者起初很乐意,不久就认为洗涤时间过长导致非洗不可的念头减退。于是要求治疗者减少洗涤的时间,但未得到治疗者的允许,求治者开始感到洗手是一种负担,最终强迫性洗手症状得以改善。消极练习法是通过多次重复一个动作引起累计性抑制,主要用于习惯性肌肉抽动、口吃、强迫症的治疗。

(三)认知疗法

1. 基本理论 认知疗法是以改变病人对某些事物的认知为主要目标的一类治疗方法。认知理论认为人们的情感、行为及其反应,均与认知有关。认知是心理行为的决定因素,心理障碍是各种内部和外部不良刺激所致。面对同一事件,有的人出现心理障碍,而有的人却没有,原因之一是人们对事件的认知和评价不同。因此,通过纠正错误的认知,便可连带改善情感与行为。例如,通过提高对自身价值的认识,使情感与行为表现得更自信。认知疗法就是通过改变人的认知和由认知形成的观念,纠正病人的心理障碍和适应不良。

2. 方法

(1)理性情绪疗法:由美国心理咨询专家艾利斯(Albert Ellis)创立于 20 世纪 50 年代,其要点为人既是理性的,又是非理性的。人的精神烦恼和情绪困扰大多来自于其思维中不合理、不符合逻辑的信念。它使人逃避现实、自怨自艾，不敢面对现实中的挑战。当人们长期坚持某些不合理的信念时，便会导致不良的情绪体验。而当人们接受更加理性与合理的信念时，其焦虑与其他不良情绪就会得到缓解。

人的不合理信念主要有三个特征：①"绝对化要求"，即对人或事物有绝对化的期望与要求，非此即彼；②"过分概括"，即对个别事情一切情境的一般性结论，以偏概全；③"糟糕透顶"，即对一些挫折与困难做出强烈的反应，并产生严重的不良情绪体验。凡此种种，都易使人对挫折与精神困扰做出自暴自弃、自怨自艾的反应。

"ABC 理论"：在诱发事件 A(activating event)、个人对此所形成的信念 B(belief)和个人对诱发事件所产生的情绪与行为后果 C(consequence)这三者关系中，A 对 C 只起间接作用，而 B 对 C 起直接作用。换言之，一个人情绪困扰的后果 C，并非由事件起因 A 造成，而是由人对事件 A 的信念 B 造成的。所以，B 对于个人的思想、行为、方法起决定性的作用。

"理性情绪疗法"的目的在于帮助求治者认清其思想中的不合理信念，建立合乎逻辑、理性的信念，以减少个人的自我挫败感，对个人和他人都不再苛求，学会容忍自我与他人。一般分为四个阶段：①心理诊断阶段，确认心理问题的性质及求治者的情绪反应，制订治疗目标；②领悟阶段，让病人认识自己不适当的情绪行为表现，找出引起症状的非理性信念；③修通阶段，通过与求治者辩论，使其放弃导致症状的非理性信念，调整认知结构；④再教育阶段，探查是否还存在其他非理性信念，强化理性思维，使之成为习惯并予以巩固。

（2）贝克(Beck)认知行为疗法：其基本假设是求治者存在的心理问题是由其错误的思维导致现实经验与认知不符的结果，贝克把认知因素引入行为疗法，在行为矫正的同时，改变病人的认知活动，发展了认知行为疗法，从而改变了行为疗法只重视客观现象而忽视主观体验的传统倾向。

贝克认知行为疗法是以雅典哲学家苏格拉底的对话和指导为核心的。苏格拉底式对话是让求治者先说出自己的观点，然后依据对方观念进行推理，最后引出对方思维的荒谬之处，使之心服口服。其基本技术包括：①识别自动负性思维，治疗者通过提问、指导想象或角色扮演等方法识别求治者介于外部事件与不良情绪之间的那些思想；②识别认知错误，治疗者应听取和记录求治者的自动思维，归纳总结出共性；③真实性检验，采用言语盘问法和行为实验，使治疗者认识到其原有的观念不符合实际并能自觉加以改变。

知识链接

杯弓蛇影

　　晋朝名士乐广的一个朋友到乐广家做客，饮酒时隐约看到一条小蛇在杯中蠕动，但碍于情面还是把酒喝了。谁知回家后一病不起。乐广探病时问及病因，朋友才说出缘由，原来是自从在乐广家喝了有蛇的酒后肚子一直不舒服，越想越怕以致久病不愈。乐广回家后苦思良久，再次邀请朋友到家中做客，请其坐在原位，在其面前放一杯酒，其友惊呼又见小蛇，乐广取下墙上的蛇形弓，问小蛇还在否？朋友再看杯中已无蛇影，乃知是弓的影子，其病不治自愈。乐广并没有向他的朋友解释说明，而是用事实检验，让朋友亲自体验到认知的错误，达到了豁然开朗、疾病不治而愈的效果。这个故事生动地说明了真实性检验对转变认知的效果。

（四）来访者中心疗法

1. 基本理论　由罗杰斯(Carl Rogers)创立于20世纪50年代。这一疗法强调建立具有治疗作用的咨询关系,以真诚、尊重和理解为其基本条件。罗杰斯认为,当这种关系存在时,个人对自我的治疗就会发生作用,而其在行为和人格上的积极变化也会随之出现。所以,治疗者应该与求治者建立相互平等、相互尊重的关系,使求治者处于主动的地位,学会独立决策。其要点如下:

（1）人都有能力发现自己的缺陷和不足,并加以改进。所以心理治疗的目的,不在于操纵一个人的外界环境或其消极、被动的人格,而在于协助求治者自省自悟,充分发挥其潜能,最终达到自我的实现。

（2）人都有两个自我:现实自我和理想自我。前者是个人在现实生活中获得的自我感觉,而后者则是个人对"应当是"或"必须是"等的自我概念。两者之间的冲突导致了人的心理失常。人在交往中获得的肯定越多,自我冲突就越少,人格发展也越正常。

2. 治疗的条件　在操作技巧上,这一疗法反对操纵或支配求治者,主张在谈话中采取不指责、不评论、不干涉的方式,鼓励求治者言尽其意,直抒己见,以创造一个充满真诚、温暖和信任的气氛,使求治者放开自我。

（1）无条件的积极关注和尊重:治疗者要无条件地接受求治者,包括其是非标准、人生观和价值观。

（2）通情:即感同身受,是指治疗者能暂时生活在求治者的生活中,不带任何偏见和评价,设身处地按照求治者看待世界的方式去理解他的行为。治疗者要适时针对求治者的情感反应将其说过的话加以复述或把他的情感体验表达得更明确、具体。这使求治者聆听到自己的声音,"这个人似乎明白我的感情,他的理解让我反思自己,我发觉我的感情并不可怕",使求治者变成了治疗者,从而达到治疗的效果。

（3）真诚一致:治疗者必须是一个真诚、一致的人,这是治疗的最基本条件。真诚的治疗者不仅是仁慈、友好的,还是个有着挫折、矛盾、愤怒等情感的完整的人。治疗过程中对于体验的情感,治疗者让其自然表露,让求治者体会到治疗者是毫无保留的,从而对治疗者产生信任。

（五）积极心理治疗

1. 基本理论　积极心理治疗中积极的概念,是指治疗并非以消除病人的症状为首要目标,而是从人的发展的可能性和能力出发,强调每个人天赋的潜能在解决心理问题中的重要性,主要注重激发病人身上存在的种种能力和自助潜力。积极心理治疗是多种心理治疗流派的理论与方法的整合模式,并在治疗中借助东方神话、寓言等讲故事的形式提供跨文化的观点,使病人能从比喻的角度认识自己的问题,是一种东西方文化相结合的治疗模式。

2. 方法　积极心理治疗的方法包括五阶段的主导疗法和讲故事形式的辅助疗法。

（1）五阶段的主导疗法:以解决冲突为中心,以现实能力为依据的治疗方法。分为观察和保持距离阶段、调查阶段、处境鼓励阶段、语言表达阶段、扩大目标阶段。

第一阶段(观察和保持距离阶段):该阶段治疗者要帮助求治者获得从一定的距离来看待自己处境的能力。治疗中,病人往往对自己的处境及冲突伙伴只做一般化的陈述,诸如,"我反感他,讨厌他""他让我无法忍受,我们两个合不来"等。这种叙述充满了消极的感情色彩,并没有同具体的行为方式以及出现这些行为方式的场合联系起来,所以治疗者要帮助求治者克服上述情况,放弃对冲突伙伴的批评态度,重新学习和看待伙伴关系。由于求治者在冲突情境和关系中看不到冲突以外的其他东西,因此病人在观察和保持距离阶段进行重新学习的目的,就是要找到其他的可选态度和行为方式。

第二阶段(调查阶段):调查阶段以求治者为中心。病人根据鉴别分析调查表,确定自己及冲突伙伴在哪些行为领域具有积极品性,在哪些行为领域具有消极品性,得到自己和伙伴在品性、行为方式和能力方面较为系统而全面的图像。

第三阶段(处境鼓励阶段):治疗以求治者为中心,由其直接充当自己的周围环境,尤其是充当自己冲突伙伴的治疗者。让求治者同自己的伙伴建立起新型的、信任的关系,要求求治者学习强化冲突伙伴身上的积极品性。具体做法是放弃对冲突伙伴的消极行为的批评,只对对方表现出来的积极行为进行鼓励,这种与习惯相反的新做法有助于建立新的伙伴关系。

第四阶段(语言表达阶段):人际关系障碍的一个重要特点是人际沟通出现了问题,语言表达阶段的特点,就是让冲突双方努力消除他们之间存在的误解。礼貌与诚实的关系是语言表达阶段的关键冲突。治疗者在这个阶段要帮助病人确立一个以"礼貌—诚实"这个关键冲突为核心并有具体内容的鉴别和练习规划。治疗者并不仅仅是让病人掌握一些有效的新技术以克服人际沟通的障碍,还要向求治者揭示其冲突的具体内容。

第五阶段(扩大目标阶段):扩大目标阶段的具体治疗内容就是帮助病人克服对自己目标的限制。例如,治疗者要求求治者不仅注意自己冲突伙伴的准时性,而且也要注意他的诚实、勤奋、条理和交往等现实能力。简言之,扩大目标阶段的任务是消除求治者视野的狭隘性,让其学着不把冲突转移到其他行为领域,而是努力追求新的、过去从未体验过的目标。

(2)讲故事形式的辅助疗法:东方神话和寓言曾经以民间的娱乐消遣和教育的形式,对人们的生活发挥了指导作用。在心理治疗过程中,求治者往往不愿意放弃自己的基本观念。而讲故事的方式可以充当治疗者与求治者之间的媒介,使求治者能够放弃神经症的保护机制,缓解治疗中观念的对立。通过讲故事,治疗者向求治者提供了处理冲突的补充观念或反观念,在轻松、友好的气氛中,容易得到求治者的认同。

(六)森田疗法

1. 理论基础　森田疗法是 1920 年日本森田正马教授倡导由其弟子高良武久继承发展的一种治疗神经症的方法。森田认为神经症的基础是共同的素质倾向(疑病性素质),当病人出现某些症状时,注意力就越集中在这些症状上,因而形成恶性循环,森田称之为精神交互作用。森田疗法的治疗要点在于认清求治者疑病素质和打破精神交互作用的恶性循环,让求治者把自己的精神能量转向外界,从而摆脱内心冲突。治疗原则是"顺其自然""为所当为"。森田疗法顺其自然的含义:①顺其自然,就应认识情感活动的规律,接受不安等令人厌恶的情感。②顺其自然,就要认识精神活动的规律,接受自身可能出现的各种想法和观念。③顺其自然,就要认清症状形成和发展的规律,接受症状。④顺其自然,就要认清主观和客观之间的关系,接受事物的客观规律。

知识链接

森田疗法的起源

森田正马先生 1874 年 1 月 18 日出生在日本高知县农村一位小学教师的家庭里,他小时候由于家庭强迫学习导致"学校恐怖"。在他 7 岁时,家庭连遭不幸,祖母、祖父相继过世,他偶尔在日本寺庙里看到了彩色地狱壁画,这些可怕的场面在他幼小的心灵中留下了深深的烙印,这就是后来森田理论中关于"死的恐怖"一说的来源。森田自幼就有明显的神经质倾向,在高中和大学初期,森田被诊断有神经衰弱和脚气病,经常服药治疗,父母曾因农忙疏忽了给森田寄生活费,造成森田误解,同时放弃一切治疗,拼命地学习,结果取得了想不到的好成绩,脚气病和神经衰弱等症状也不知不觉消失了。森田先生在自己的切身痛苦体验中发现"放弃治疗的心态",对神经质具有治疗作用,并且提出神经质的本质论,包括疑病素质论。更重要的是,他把多年来对神经质者的观察与自己的体验相对照,广泛阅读文献,将各种治疗方法一一进行实践验证,将安静疗法、作业疗法、理疗、生活疗法等取其有效成分合理组合,提出自己独特的心理疗法。

2. 治疗方法　森田疗法的治疗分为住院治疗和门诊治疗两种方式。

1) 住院治疗

(1) 第一期:绝对卧床期,一般为4～7天时间。在此时间内,禁止病人会客、读书、谈话、抽烟、听收音机等,除了洗脸、吃饭、上厕所之外,保证绝对卧床。通常,病人最初住院后,情绪可暂时安定;但随着终日卧床,会出现各种想法,并会怀疑治疗的效果和出现对卧床难以忍受的情况。继续卧床,求治者可以尽可能地去想自己的一切,继而进入无聊期,总想立即起床干点什么。于是进入治疗的第二期。

(2) 第二期:轻工作期,一般为3～7天。此期禁止外出、看书,仍不允许病人与别人过多交谈。夜间的卧床时间规定为7～8 h,白天可在室外做些轻微的劳动或在室内从事工艺活动,以室外活动为主。此期第三天开始让求治者写日记,引导求治者关注疾病以外的事物。主要目的是让病人逐步恢复体力,通过前面的无聊期,促进其自发行动。渴望得到较多、较重的工作,即可进入治疗的第三期。

(3) 第三期:重工作期,一般为3～7天。在这期间仍不过问病人症状,只让其努力工作。此期劳动强度、作业量均已增加,工作或作业包括除草、帮厨、清理环境卫生、做农活、做木工活、工艺劳动等。此期的主要目的在于通过努力工作,使病人体验完成工作后的喜悦,培养忍耐力。在这之中学会对症状置之不理,进一步将精神活动能量转向外部世界。

第四期:生活训练期,又称回归社会准备期,一般为1～2周时间。此期根据病人的具体情况,允许他白天回到原工厂或学校,或在医院参与某些管理工作等较复杂的社会活动。每晚仍回病房并坚持记治疗日记。其目的是使病人在工作、人际交往及社会实践中进一步体验顺应自然的原则,为回归社会做好准备。

2) 门诊治疗　门诊森田疗法适合于那些症状既不是很轻,也不是很重的病人。根据森田疗法的精神,门诊病人心理治疗的要点:详细进行体格检查,解除病人的疑虑,排除躯体疾病的可能;指导求治者接受症状,顺其自然地接受并肯定其存在,绝不可企图排斥它;嘱咐求治者要带着"症状"去从事日常活动,使求治者把对痛苦的注意转向无意识注意,痛苦的体验会在意识中消失或减弱;做"愚者",不要把"症状"挂在心上,尤其不要向亲友谈症状;治疗者按时批阅病人的治疗日记并还给他,让其下次再写再交。

(七) 生物反馈治疗

生物反馈治疗是在行为疗法基础上发展起来的一种治疗技术。求治者在电子仪器的帮助下,将正常属于无意识的生理活动如内脏运动、腺体分泌,通过学习控制在意识里。求治者必须了解生物反馈的原理,各种仪器的使用方法,坚持练习,探索成功的经验。例如,肌电生物反馈治疗是用体表引导电极置于前额或前臂,通过反馈仪将肌电信号叠加输出,转换成求治者能直接感受的反馈信息,如数字、声响等,使之了解自己的身体状态,并根据反馈信息对骨骼肌进行放松训练,矫正不正常的生理变化。生物反馈治疗可用于各种紧张、失眠、焦虑,以及某些心身疾病,如紧张性头痛、高血压等的治疗,也可用于瘫痪病人的康复治疗。

知识链接

心理剧治疗法

　　心理剧是创造性心理治疗的一种形式。它强调个体的自发性和创造性的发展,它运用演出的方法,促进个体成长并且最大限度地发挥个体的创造性潜能,以能够有效地面对生活中的挑战和机遇。心理剧参与者通过求治者(过去、现在和将来)的生活场景,演出其思想、感受、人际关系或者梦想。在演出的过程中,参与者可以发泄或者控制自己的情感。随着剧情的发展,他们的情感行为最终可以得到抵制,并且去模仿一种正确的行为方式。心理剧在改善求治者的社会适应,调整人际关系模式,解除其症状和痛苦,以及促进人格成长和发展上起着显著而独特的心理治疗效果,可用于对心理障碍的儿童、青少年、老人、弱智者、精神病病人和罪犯的治疗中。

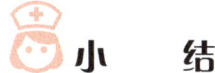 小　结

　　运用心理治疗干预疾病和心理问题,是现代医学临床工作中的一部分,其目的是解决病人面对的心理困难,改善焦虑、忧郁等精神症状,改善病人的非适应性行为,从而促进其人格成熟,使求治者能以较适当的方式来处理问题,以适应生活。心理治疗的方法多样,大多可纳入人本主义、行为主义、精神分析、系统论这四大主流体系。各种流派和理论的心理治疗方法各有所长,但都必须遵循一些基本原则,现代的心理治疗大多不拘泥于某一流派或坚持某种单一的治疗方法,而是根据综合性原理,因人、因地而采取,灵活选择、综合应用对求治者适宜的方法,以达到最佳的治疗效果。

能 力 检 测

1. 简述心理治疗的概念,并简述心理治疗的基本原则。

2. 简述精神分析疗法的理论基础。

3. 试应用心理学的方法分析以下态度体验:

(1) 我如果不能做到拔尖,那就是失败。

(2) 没有爱,我无法生活下去。如果父母(配偶、孩子、朋友)不爱我,活着对我来说毫无意义。

(3) 广为人知、享有赞誉、生活富有,这样的生活是最美妙的,而默默无闻、过着平庸的日子真是太悲惨了。

（4）我的心跳加快，这意味着我得了心脏病，如果没有人送我去医院，我就会死的。

（5）他不喜欢我，我是个不被喜欢的人。

4. 试为一位恐高症求治者设计心理治疗的方案。

（丁亚军　裴银娥）

模块五　心理护理程序

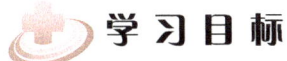

学习目标

掌握：心理护理的概念、心理护理的原则、心理护理的实施步骤。

熟悉：心理护理诊断、心理护理计划。

了解：心理护理的特点、心理护理评价。

临床护理情景描述

　　王先生，38岁，患胃溃疡，定于次日上午行胃溃疡手术，术前准备已经做好，病人坐立不安，难以入睡，内心满怀焦虑与恐惧，他一怕术中疼痛；二怕术后留下后遗症，使自己丧失工作和生活能力，成为家庭和社会的负担；三怕手术或麻醉对自己的生命有危险。

　　问题：对这位病人在心理护理中应注意哪些问题？

第一节　心理护理概述

一、心理护理的概念

　　心理护理（mental nursing）指在整个护理过程中，护理人员通过各种技巧和途径，运用心理学的理论和技能，积极有效地影响病人的心理状态和行为，促进健康的一种护理方法。

　　心理护理的基本要素包括以下几方面：

　　（1）需由具备一定的心理学知识和技能的护理人员实施：缺乏系统的心理学知识，对现代心理学理论不了解，没有一定的心理干预技能，仅仅通过良好的态度对他人进行安慰或劝告，虽可以引导他人，使他人的心理症状得到缓解，但并不是心理护理。

　　（2）需按一定的程序有步骤、有计划地实施：心理护理应以护理程序为基本的工作方法，即通过护理评估、诊断、计划、实施和评价五个步骤，互为联系、系统地解决问题。

（3）需综合使用各种心理学理论和技术：基于心理现象的复杂性，护理人员应选择那些临床中简便易行、行之有效的理论和技术，以缓解或消除病人心理行为问题，促进个体心理健康。

（4）针对护理对象存在的或潜在的心理行为问题实施护理：在心理护理过程中，护理人员应及时评估护理对象现存的心理行为问题，或评估心理平衡遭受破坏的可能性及其相关因素，然后针对存在的或潜在的心理行为问题进行心理护理。

二、心理护理的特点

每个人不仅有生理活动，还有情感、意识等心理活动。在躯体疾病过程中，不可避免会出现情绪反应，而情绪的变化又由于个体对事物的认知不同而表现不同。护士的责任是帮助千差万别的病人达到治疗和健康所需要的最佳心身状态。心理护理作为一种独特的护理方法，主要特点如下：

（1）主要关注病人的心理问题。重视病人生理和心理相互转化的因果关系。

（2）主要通过激发个体的内在潜力、充分调动其主观能动性，以心理支持与干预等方式帮助病人实现健康目标。

（3）强调社会环境与个体健康的相互作用。鼓励社会交往和构建和谐的家庭关系。

（4）用准确的心理评估、规范化的操作模式和优化护士素质等措施来提高病人的健康素质。

（5）要求护理人员既具备相应的护理专业基础知识和较丰富的实践经验，还需要对心理学理论和技术有较系统、较深入的掌握。

三、心理护理的原则

1. 交往原则 心理护理存在于医患的人际交往过程中，它包括：医生与病人、护士与病人、病人与病人、护士与病人家属等的人际交往。护士在交往中是中心人物，应该起到桥梁作用，活跃和协调各种人际间的交往。护患交往在某种程度上是为了交流情感、协调关系、满足病人心理需要，消除病人孤独、寂寞的感受。良好的护患关系是心理护理成功的基础。

2. 服务原则 心理护理是通过在人道主义道德原则的指导下全心全意为病人健康服务而实现的。随着医学模式的转变和护理学的发展，护理范畴以医院为中心而兼顾社会、家庭、社区，对病人提供全面、综合性的服务。

3. 启迪性原则 心理护理过程中，护士必须对病人心身康复给予启迪，诱导病人进行自我护理，同时给病人一些积极的暗示作用。启迪的范围包括：恢复健康的希望、心理冲突的解决、情绪的宣泄、正确对待生理残缺等。开发病人的主观能动性是疾病康复的关键。

4. 应变原则 在心理护理过程中，护士必须有灵活的应变能力。观察病情缜密、严谨、认真，特别是对病人的心理反应要多角度分析。处理方法多样，因人而异，因地制宜。语言要有艺术性、灵活性，因人而异。

四、心理护理与整体护理的关系

长期以来，我国医疗工作都基于生物医学模式的医学观，护理工作的主要内容是协助医生诊断和治疗疾病，护理工作局限在医院，并按医疗操作、生活料理、体征观测等不同的功能分工进行操作。近些年，基于生物—心理—社会医学模式的深入人心、各种科学的理论和学说的发展,护理的理论和方法得到不断地发展。现阶段,护理工作以"人的健康为中心"为指导思想,护理的对象从有躯体疾病的人,已扩展为所有人、生命周期的所有阶段;护理的工作场所也不仅仅局限于医院,护理工作要求护理人员应用科学的护理工作方法——护理程序,对护理对象实施心身的整体护理(holistic nursing)。整体护理的基本含义是护理人员视服务对象为一个功能整体,在进行护理服务时,提供包含对服务对象生理、心理、社会、精神和文化等方面的全面帮助和照顾。

心理护理是系统化整体护理的重要组成部分,是基于人的心身相互作用、协调统一的整体思想,它兼顾病人心身的各个方面,遵循心理学"问题—解决"的过程,通过有步骤、有计划地使用各种心理学的理论和技术,改善护理对象的心理功能,消除或缓解其存在的或潜在的心理行为问题,它与其他护理方法共同构成整体护理模式。随着现代医学模式的转变,心理护理作为一门实践性很强的应用学科,已得到普遍认可并广泛应用于临床护理实践。

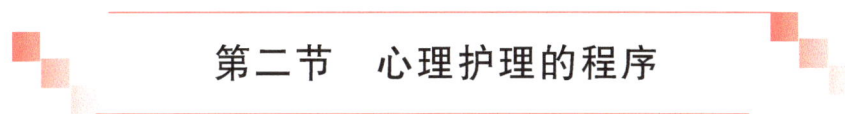

第二节　心理护理的程序

心理护理程序是以促进人的心身健康为目标所进行的一系列连贯的、有计划的、有评价的系统护理活动。建立心理护理程序,使心理护理按照护理程序惯性运行,是实施心理护理的必要前提。病人的心理活动复杂多样且千变万化,应用护理程序,可以使心理护理工作变得有条理性、有计划性。心理护理的实施程序包括五个步骤(图 5-1):心理护理评估、心理护理诊断、心理护理计划、心理护理实施、心理护理评价。

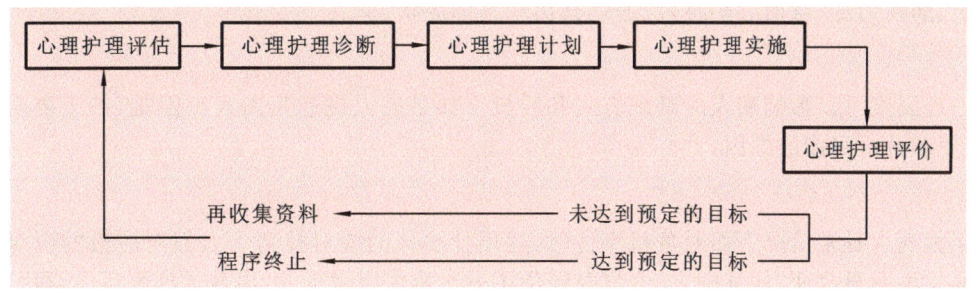

图 5-1　心理护理程序

一、心理护理评估

心理护理评估是通过有目的、有计划、有系统地收集病人的资料,以发现和确认其健康问题的过程。评估是护理程序的第一步,是整个护理程序的基础。评估的准确与否直接影响到确定护理诊断、计划的准确性,准确的评估可为心理服务提供可靠的保证。这一环节的核心是收集资料和整理分析资料,即将病人在生理、心理、社会等方面的信息收集并有机结合起来,分析和找出病人存在的问题。例如,护士从对一位情绪抑郁病人的心理评估中了解到,近日不思饮食并有自杀念头。掌握了这一信息后,及时修正心理护理诊断及护理计划,避免了医疗事故的发生。所以,心理评估是一个动态的、连续不断的过程,它贯穿于整个护理工作中。

病人的语言和行为方式是心理评估的重要线索。准确地了解病人及家属对疾病的总体反应,是制订护理计划的主要依据。对于刚刚入院的病人,初次心理护理评估范围包括以下几个方面。

(一)一般资料

一般资料是很基础的,这方面的信息包括:姓名、性别、年龄、民族、职业、文化程度、住址、婚姻、爱好等。对心理护理有如下重要意义。

1. 婚姻状况 婚姻状况对心理健康起重要作用,在疾病治疗和康复中有重要的影响。

2. 职业 职业状况能提供很多线索,可以提供病人社会和智能状况的信息。

3. 文化程度 受教育水平提示智能水平和社会状况,提示病人在接受健康教育时接受信息的能力。

(二)病人对健康状况的感知

病人或家属如对疾病认识得不客观,往往会在他们的言行中反映出来。一般来说,发病越快,病人的心理准备越短;疾病越重,对病人及家庭成员的影响越大。

(三)营养与代谢

食物与液体摄入方面的信息是识别焦虑和抑郁的重要信号之一。焦虑和抑郁常伴有自主神经功能的变化,包括食欲、睡眠、性功能改变等。

(四)排泄功能

情绪失调是排便、排尿等变化的基本原因。焦虑和抑郁常伴有自主神经功能的变化。焦虑、恐惧、适应不良能引起腹泻或频繁排尿;抑郁和过度悲伤容易引起便秘。

(五)活动情况

活动情况反映个体日常生活水平和家庭生活质量,如果病人近期出现持续的活动减少、沉默寡言、筋疲力尽、自信心不足,应警惕其出现抑郁症状。

(六)睡眠与休息

心理因素可以影响病人的睡眠方式和质量。如果病人说近几周入睡困难,护士要耐心询问,查找和分析可能的原因。

(七)应对危机的能力

了解病人日常情况下面对危机事件时,运用什么样的应对技巧。人们对应激的应对方式不容易发生明显改变,如某病人20岁时经历了一次重大应激事件,出现了抑郁反应,很可能这个病人对目前的危机也出现抑郁反应。应评估这些技巧对应对目前处境是否有帮助。生病住院对病人和家人是重大的应激事件,病人日常所习惯的应对方式也许难以奏效,需要护士帮助病人寻找更有效的应对方式。

(八)价值观与信仰

病人可能来源于不同的地区、民族,具有不同的文化背景,具有不同的价值观和信仰,住院后可能与医院的制度和要求不同。如广西的某一少数民族,产妇在月子里只习惯吃100个鸡蛋,护士应了解这些情况,理解其意义,提供不同的选择,把最后的决策权留给病人。

(九)角色关系

可利用的社会性支持系统被认为是避免危机、减轻应激反应、提高应对能力的基本因素。

要了解病人的家庭情况,有哪些积极因素和消极因素。病人出现危机不能应对时,护士必须了解谁拥有重要信息,谁能帮助病人。

二、心理护理诊断

护理诊断是关于个人、家庭、社区对现存的、潜在的健康问题或生命过程的反应的一种临床判断,是护士为达到预期目标选择护理措施的基础。

知识链接

护理诊断的发展历史

护理诊断的概念首先在 1953 年被提出,认为发展护理专业首先要制订护理诊断和个体化的护理计划,但这些思想未得到重视。1973 年美国护士学会将护理诊断纳入护理程序中。在护理诊断的发展历史中,北美护理诊断协会(NANDA)起到了重要的作用。NANDA 每两年召开一次会议,致力于护理诊断的确定、修订、发展等工作。我国目前使用的就是 NANDA 认可的护理诊断。护理诊断的引入,提高和加速了我国心理护理水平的发展。

(一) 护理诊断的陈述方式

护理诊断主要有 3 种陈述方式:

1. 三部分陈述 即 PSE 方式,具有 P、S、E 3 个部分,多用于现存的护理诊断。

P——问题(problem),即护理诊断的名称。

S——症状和体征(symptoms and sings),也包括实验室、仪器检查结果。

E——病因(etiology),即相关因素。

例如:焦虑(P):烦躁不安、警惕(S)　与担心预后不良有关(E)。

　　　恐惧(P):呼吸加快、面色苍白(S)　与身体健康受到威胁有关(E)。

2. 二部分陈述 即 PE 方式,只有护理诊断名称和相关因素,而没有临床表现。二部分陈述多为对潜在的护理问题所作出的护理诊断,因为危险目前尚未发生,因此没有 S,只有 P、E。

例如:焦虑(P)　与身体健康受到威胁有关(E)。

3. 一部分陈述 只有 P,这种陈述方式用于健康的护理诊断。

例如:潜在的精神健康增强(P)。

(二) 书写护理诊断的注意事项

(1)所有护理诊断应简明、准确、规范,用"与……有关"作为连接词,以表达人体反应与相关因素之间的关系。

(2)一项护理诊断只针对一个护理问题。避免与护理目标、护理措施、医疗诊断相混淆。

(3)以收集资料作为诊断依据,能指出护理方向。

(4)所列资料应是护理范围内能够予以解决或部分解决的。

(三) 护理诊断与医疗诊断的区别

由于所研究的对象、方法及结论性质不同,护理诊断与医疗诊断两者具有不同的含义,区别见表 5-1。

表 5-1　护理诊断与医疗诊断的区别

区别内容	护理诊断	医疗诊断
研究对象	对个人、家庭、社区现存的或潜在的健康问题或生命过程的反应的一种临床判断	对个体病理生理变化的一种临床判断
描述内容	是个体对健康问题的反应,随病人的反应变化而变化	是一种疾病,其名称在病程中保持不变
决策者	护理人员	医疗人员
职责范围	在护理职责范围内进行	在医疗范围内进行
举例	胸痛　与心肌缺氧、缺血有关	冠心病
数量	往往有多个	在一般情况下只有一个

(四) 护理诊断内容

护理诊断由四个部分组成:名称、定义、诊断依据和相关因素。

1. 名称　对病人健康问题的概括性描述,如腹泻、胸痛、咳嗽、焦虑等。

2. 定义　对护理诊断名称的一种清晰、正确的描述和解释,并与其他诊断相鉴别。例如,口腔黏膜改变的定义为口腔组织层的破坏状态。

3. 诊断依据　作出护理诊断的临床判断标准,是病人主诉和被检查出的阳性体征和实验室检查的阳性结果。

4. 相关因素　影响个体健康状况,导致健康问题的直接因素、促发因素。包括病理生理方面的因素、治疗方面的因素、情境方面的因素、年龄方面的因素。

护理诊断示例

焦　虑

名称:焦虑

定义:个体因非特异的、不明确的因素引起的一种模糊、不适的感觉状态。

诊断依据:

(1) 主诉有失眠、疲劳、疼痛(以颈部、背部为主)。

(2) 有痛苦表情。

(3) 有交感神经兴奋症状,如面色苍白、血压升高、脉搏变化、出汗、肌肉紧张、尿频等。

(4) 有认知改变,如注意力不集中、健忘、思维混乱等。

相关因素:

1. 病理生理方面的因素　基本生理需要得不到满足(如休息、食物、性等)。

2. 治疗方面的因素　有创伤性诊疗措施(如插管、活检手术等),对躯体有威胁;住院、隔离等生活环境改变的压力。

3. 情境方面的因素　角色转换的压力(如失业、降级、调换工作等),死亡等威胁。

4. 年龄因素　儿童与父母离别,老人退休等。

三、心理护理计划

心理护理计划是运用护理专业各方面知识,为使病人恢复最高水平的健康而采取护理行动的过程。心理护理计划是根据护理诊断制订的,是对病人实施护理的行动指南。心理护理计划可制成表格形式(表 5-2),内容及程序如下。

(一) 排列心理护理诊断的顺序

许多病人常同时有几个护理诊断,护士必须慎重考虑它们的先后顺序。在排序时首先应按轻、重、缓、急排序,对现存的问题优先排列,在与治疗和护理无冲突的情况下,病人主观上迫切需要解决的问题可优先排列。

(二) 确定心理护理目标(预期结果)

心理护理目标的陈述方式:主语＋谓语＋行为标准＋条件状语＋评价时间。如:病人 2 天后能与护士一起找出与截肢有关的感受。

心理护理目标分为远期目标和近期目标,近期目标一般指 1 周内可达到的目标,如某急性阑尾炎病人手术后,心理护理近期目标是病人 24 h 内情绪稳定,恐惧和焦虑缓解,能配合治疗。远期目标指几周或几个月达到的目标。

(三) 制订心理护理措施

心理护理措施是护士协助病人实现心理护理目标的具体方法与手段,规定了解决健康问题的护理活动方式和步骤。病人参与制订目标和选择具体措施是非常必要的,护士应向病人提供各种有效的信息,推荐各种有效的措施。

表 5-2　心理护理计划

开始日期	护理诊断	护理目标	护理措施	效果评价签名	停止日期
月　日	对手术应对无效	病人能用语言表达出增强的应对能力	向病人解释手术的简要过程、配合要点	能描述	月　日

四、心理护理实施

心理护理实施是将护理计划付诸行动、实现护理目标的过程。理论上讲,实施是在计划制订之后,但在实际工作中,对许多病人,特别是抢救危急病人时,实施常先于计划之前。

(一) 实施的内容

(1) 将计划内的措施进行分配、实施。

(2) 指导病人及家属参与护理计划的实施。

(3) 及时评价计划实施的效果,观察病人的心理变化,处理突发情境。

(4) 继续收集资料,及时、准确完成护理记录,不断补充、修正心理护理计划。

(5) 与其他医护人员保持良好、有效的合作。

(二) 实施步骤

1. 准备　心理护理准备工作包括进一步评估病人、审阅计划,分析实施计划所需要的护理学、沟通学、心理学等知识。具体可考虑:做什么、谁去做、怎么做、何时做等。

2. 执行　在执行过程中要充分发挥病人及家属的积极性,与其他医护人员相互协调配合,密切观察执行计划后病人的反应,有无新的问题发生,及时收集资料,迅速、正确处理新的问题。

3. 记录 实施各项护理措施后,应准确进行记录。

五、心理护理评价

心理护理评价是对病人所经历的某些变化的估计,这些变化是护士实施措施后所期望达到的病人认知、情绪和行为反应。虽然从理论上讲,护理评价是护理程序的最后一步,但实际上,评价护理措施的效果应该是随时发生的、动态的,贯穿护理工作的全程。评价步骤如下:

1. 收集资料 收集资料,列出执行措施后病人出现的反应。

2. 判断效果 将反应与原定目标进行比较。有时可以使用相应的量表评价病人。

3. 分析原因 在评价目标的基础上,对未实现的目标寻找原因。分析收集的基础材料是否准确,分析护理诊断是否正确,考虑是否要对护理问题重新排序,考虑如何实施更有效?

护士要记录每次对计划的评价情况,记录应该具体,反映出护理措施的执行情况及病人对措施的反应。记录时护士必须运用客观的、事实性的、可测量的术语。如"病人在讨论应对问题时,目光接触少,坐立不安,对很多问题不回答""病人妻子同意今天下午3点,与病人和护士一起讨论出院问题,实际上她没来"等,而不是用评价性语言记录"病人妻子很不合作,没有按约定时间来参加讨论病人的出院问题"。护士遇到问题,不能主观臆断和分析。

4. 修订计划 对病人目前的健康状况重新评估,然后作出决定。对已经实现的护理目标停止原有的护理措施,对继续存在的问题,修正不恰当的诊断、目标和措施,对新出现的问题,在再收集资料的基础上作出新的诊断,制订新的护理目标和措施,进行新一轮的护理活动,直到最终达到病人的最佳健康状态。

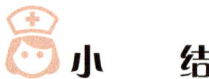

小　结

心理护理指在整个护理过程中,护理人员通过各种技巧和途径,运用心理学的理论和技能,积极有效地影响病人的心理状态和行为,促进健康的一种护理方法。心理护理是整体护理的重要组成部分。心理护理的原则有交往原则、服务原则、启迪性原则、应变原则。心理护理的实施程序包括五个步骤:心理护理评估、心理护理诊断、心理护理计划、心理护理实施、心理护理评价。

能力检测

1. 简述心理护理的特点。

2. 列举心理护理的原则。

3. 简述心理护理与整体护理的关系。

4. 案例分析题

洪某,女性,35岁,因右下腹剧烈疼痛入院。医疗诊断为宫外孕,给予急诊手术。术后第4天病人出现发热、刀口疼痛。病人心情烦躁,睡眠欠佳,大小便正常。

护理查体:T 39 ℃,P 88次/分,R 25次/分,BP 13/8.5 kPa,右下腹部刀口处发红、肿胀、有压痛,无波动感,无腹膜刺激征。

辅助检查:WBC $12\times10^9/L$,N 0.90,L 0.10。

医疗诊断:宫外孕术后刀口感染。

请回答:

(1) 列出病人主要的心理护理诊断及依据。

(2) 制订相应的护理目标。

(3) 写出主要的心理护理措施。

(颜培玲　刘端海)

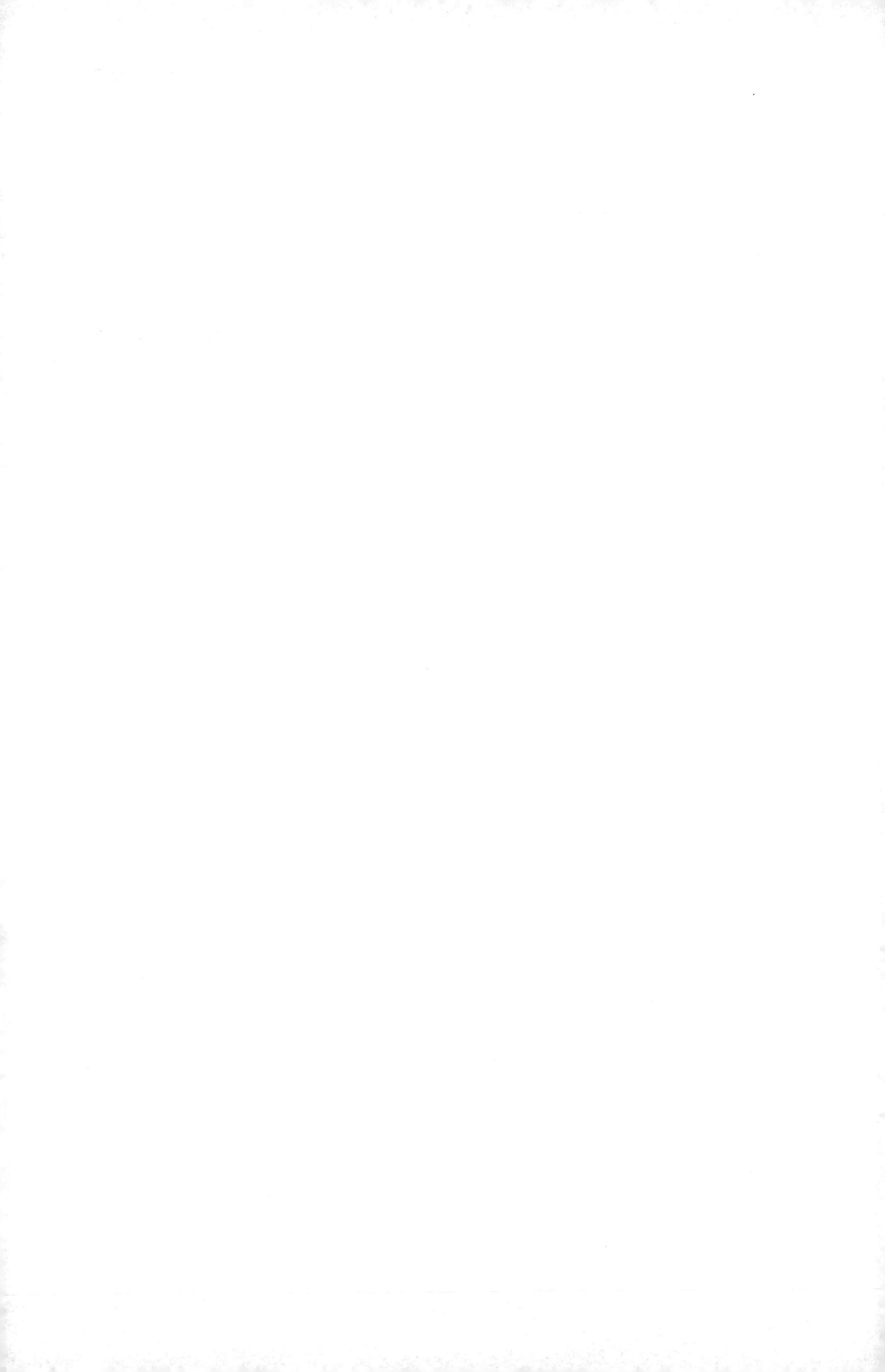

第三篇

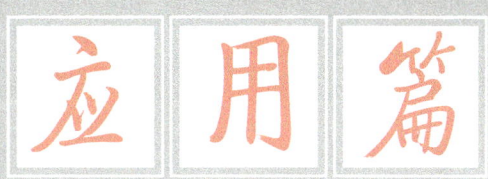

YINGYONG PIAN

模块六　病人心理及护理

学习目标

掌握：病人的一般心理需要、病人常见的心理反应及护理要点、各类病人的心理特点和心理护理。

熟悉：病人角色的概念、病人角色的适应模式。

了解：病人角色的权利和义务。

临床护理情景描述

53岁的王先生，离休1年以来，自述常感疲劳，经常会感觉自己血压陡然升高，但往往只持续10 min左右，发作期间，手脚发麻，伴心悸。住进心内科病房后，全身检查结果除了血压偶尔不稳定外，心脏等一切正常。住院期间，药物控制血压一切正常，近日，他又出现血压骤高，还感到一阵心慌，有濒死感，为此常食欲不振，睡眠不足，坐卧不安，内心慌乱。

问题：试分析该病人的心理特点和精神症状。

第一节　病人与病人角色

一、概述

广义上的病人，指生理或心理上患有疾病的人。狭义上的病人，是指前来就医求诊的人。众所周知，生老病死是自然规律，但真正当一个人得知自己患了较为严重的疾病，而必须去面对的时候，病人会在原有心理背景的基础上产生各种各样的心理活动。在临床护理工作中，熟悉病人心理显得非常重要。

病人角色又称病人身份，是一个人被疾病的痛苦所折磨，并有治疗和康复的需要和行为，通过患病和康复的过程,与家庭、社会、医务人员之间产生互动。病人角色是一种社会角色,包括以下三点内容:第一,有生理或心理的异常或出现有医学意义的阳性体征;第二,应得到社会承认,主要是医生以有关医学标准确认其处于疾病状态;第三,处于病人角色的个体有其特殊的权利、义务和行为模式。

知识链接

"病人角色"的来源

　　病人角色最初是由美国社会学家帕森斯(T. Parsons)于 1951 年在《社会制度》中提出的。他认为病人角色的概念应该包含以下四个方面:第一,病人可以从常态的社会角色中解脱出来,免除其原有的社会责任和义务。第二,病人对其陷入疾病状态是没有责任的。疾病是超出个体自控能力的一种状态,也不符合病人的意愿,病人本身就是疾病的受害者,他无须对此负责。第三,病人应该努力使自己痊愈,有接受治疗、努力康复的义务。第四,病人应求得有效的帮助并在治疗中积极配合,主要是寻求医生的诊治并与医生合作。

二、病人角色适应

　　一个人不管以往是何种角色,一旦患病以后,都统一被赋予了"病人"的角色,这个转变的过程如果顺利的话,个体认同自己的新角色,积极履行新的角色义务,配合护理和治疗,或者在康复时由病人角色快速转变为健康人的社会角色,称之为角色适应良好,这将有助于疾病的治疗和身体的康复。但有些人却在转变的过程中出现困难,如不愿放弃原来的角色权利,或者不愿遵从病人的角色义务等,导致无法顺利进入病人角色,称之为角色适应不良。角色适应不良常见的表现如下。

　　1. 角色冲突　病人不能够或者不愿意放弃原来的角色身份和权利,而与病人角色发生冲突的角色行为表现。常见于事业心较重、责任感较强的病人。如一位业务繁忙的野外主管因放心不下公司业务,而不肯就医;一位单亲家庭的母亲因担心小孩的生活和学习而感到焦虑,总不能安心住院治疗。

　　2. 角色缺如　病人意识不到或者不承认自己是病人,或对自己疾病的严重程度过于轻视的角色行为表现。如有的病人对于突然被诊断为癌症缺乏心理准备,对疾病采取否认的心理防御机制,不承认自己得病;有的病人在身体出现异常情况后,没有引起重视,认为是劳累所致,只要休息够了就会好转。

　　3. 角色隐瞒　病人因担心进入角色后出现的某些后果,而故意隐瞒自己的病人角色的行为表现。这类病人往往意识到自己得病,但由于不愿面对疾病的后果而有意隐瞒病情。例如,有人怀疑自己染上性病,却因为羞于启齿或担心确诊后遭人闲话而长期回避就医。少部分病人为了宽慰家人而对自己的疾病避重就轻等,常给疾病的诊治和康复带来困难。

　　4. 角色消退　由于某些原因,病人过早地退出病人角色,返回原来的社会角色的行为表现。一般发生在疾病中期,病人还未康复的时候,由于某些原因,如工作需要、经济困难、家庭责任等,病人不愿再充当病人角色,自己宣布自己已经康复,不再是病人,要求立即返回原来的角色岗位。

5. 角色强化　病人在进入病人角色后,出现的对疾病状态的过分认同、过分安于病人角色及过度的心理反应的行为表现。常表现为过度关心所患疾病、过度依赖医护人员和先进的诊疗设备、过度要求他人照顾,以及痊愈后不愿离开病人角色返回原来的社会角色。如有的病人明明可以却不愿下床走动;有的病人精神高度紧张,显得神经过敏等。一些人"小病大养"就是典型的病人角色强化现象。现实中,临床上还可见一些"恐病症"或"疑病症",或乐意宣称自己为病人的人。

6. 角色异常　病人因长期受病痛折磨而感到严重的精神困扰,出现异常的情绪和行为的表现。常见的有沮丧、失落、烦恼、忧愁、悲观、失望或绝望等,从而自暴自弃,不愿配合医院治疗;有的表现为攻击行为,如对医务人员的攻击性言行;有的则表现为逃避,如逃离医院或离家出走,极少数病人可出现自残、自虐,甚至以自杀寻求解脱。

7. 病人角色假冒　病人角色假冒是指为逃脱社会责任和义务或为获得某些利益,采取诈称自己有病的方式,假冒病人角色。此类病人人数虽少,但会给临床医疗工作造成很大干扰。

一般地说,病人原来的角色特性与病人角色越不同,越容易产生适应上的困难;反之,病人原来的角色与病人角色的特性越接近,如被动、愿接受别人的帮助、能相信别人的人容易接受病人角色。

> **知识链接**
>
> ### 小心"病人角色固定症"
>
> 人到老年,从精神和身体方面都出现功能降低的现象,与中青年相比,精神上的压力很容易在身体上表现出障碍,身体上的微小不适也很容易产生疑病的精神表现,对一般人来说能够承受的状况,对老年人会成为特殊的刺激。
>
> 再加上老年期特有的性格变化:过度的内向、抑郁的倾向、对欲望的淡漠、过分的外向性、攻击性等,使得一些老年人在治好病后,还念念不忘"我是病人",不能从病人角色中走出来,还要求别人同情他,关心他,进而依赖性增强,真的成了"自我中心者",这就是所谓的"病人角色固定症"了。这种病症并非疑难病症,需要心理治疗。
>
> 要使病人相信自己的病好了,可以像健康人一样生活,保持良好的心理状态,走出病房,参加一些文体活动,干一些力所能及的家务活,使身体和精神都得到解放和锻炼。家属也要积极配合,除在生活上关心外,还要调节老人的心理,一些事情不妨请老人出主意,给予帮助,使他感到自己有能力分析问题、解决问题。这样,病人的思想、生活就能慢慢恢复正常了。
>
> 来源:《老年日报》　2010年2月9日　丁力

三、病人角色的基本特征

1. 社会角色退化　当病人角色被确认后,其原有的社会角色就部分或全部地被病人角色所替代。这也就意味着病人原本承担的社会与家庭责任、权利和义务被部分或者全部免除,病人可获得休息、就诊、接受检查和住院治疗的权利等。病人角色在个体的全部社会角色中占据了主导地位,甚至取代了其他所有的社会角色。

2. 自控能力下降　社会期待着它的每个成员都健康,因此当人患病后就会受到社会的关注,并被当作弱者加以保护,给予同情和帮助。而病人自己也常常认为疾病是超出个人意志所能控制的,因而常出现心身失衡、脆弱依赖、情绪多变、意志力减低,同时自我调节能力、适应能力、控制能力下降等情况,需要给予关注。

3. 求助愿望增强　强烈处于疾病状态中的人,为了减少病痛的折磨和尽快痊愈,都希望并积极寻求他人的帮助。尽管有的病人生病之前自身能力很强或社会地位显赫,但此时也会主动请求别人帮助,主动寻医问药。

4. 合作意愿增强　渴望尽快康复是所有病人的共同愿望,病人都不愿面对疾病带来的损害。因此每位病人都会根据自己对疾病的认识,选择自己认为最佳的医疗方式,积极接受诊断、治疗和护理,会主动与医护人员、亲友或其他病人密切合作,争取尽快痊愈。

四、病人角色的权利和义务

在医疗活动中,医生与病人作为医患关系中两个不同角色,享有和承担着各自的权利,在传统医学和医患关系中较为强调医生的权利,当前公民的权利意识成为时代诉求。病人角色的权利和义务来源于社会文化中的法律规定、伦理道德和民俗习惯,病人角色的权利一般有如下几个方面。

1. 责任免除权　即可免除其健康状况时所担任的角色责任。如《宪法》中规定的,劳动者有休息的权利,就应包括公民自觉身体不适时有休息康复的权利;《刑法》中规定,精神病病人在没有自知力的情况下犯法,可免除其刑事责任;工厂、公司凭医生开具的证明,应准允职工休病假等,都是社会文化对病人角色免除常态角色责任的规定。

2. 医疗享有权　即有权享受相应的医疗和护理,任何公民只要他/她有求医的需要和行为,医生、护理人员都不能拒绝,这既是医务人员的义务和责任,也是病人角色应有的权利。

3. 知情同意权　即有权了解对自己疾病的诊断、处方、治疗、预后等内容和结果,未经病人本人同意,有权拒绝非诊断、非治疗活动。有权选择治疗方案和服务措施。

4. 隐私保密权　即有权要求医务人员和机构对诊疗过程中涉及的个人及家庭隐私予以保密。享有人格彼此尊重的权利。

5. 要求解释的权利　即有提出医护意见并得到答复以及要求医疗提供者解释其医疗费用的权利。

病人角色的权利其保护的对象主要是病人个人,而从社会的角度来看,病人角色在维护自己权利的同时也应履行一定的社会义务,这是社会的客观要求。病人角色的义务主要有:

(1)健康是一种资源,人一旦患病,或减少了社会财富的产生,或要直接消耗社会的卫生资源。因此,任何病人都有自觉节约卫生资源的义务。

(2)病人有尽力使自己所患的疾病不传染给别人,不污染环境的义务。

(3)病人有尽力避免向他人或集体转嫁经济和精神负担的义务。

(4)病人有积极配合医务诊疗工作,促进疾病早日康复的义务。

(5)病人有遵守医院的有关规章制度,尊重医护人员人格与工作的义务。

病人角色的权利和义务是相辅相成的,临床心理护理一方面要尊重病人的应有权利,另一方面也要适当向病人,特别是对具有越轨行为的病人适当进行康复教育。

知识链接

假如我是病人

俗话说:人食五谷杂粮,没有不生病的。当病魔缠身痛苦不堪的时候,首先考虑的是上医院看病。作为一个病人,我会选择一家值得信赖、环境优雅、整洁干净、阳光充足、招牌醒目、交通方便、医疗质量与服务态度在当地享有很高声誉的医院。

当我走进这家医院大厅时,希望有素质较高的导医护士,诚恳地微笑,热情地给我介绍就医的程序。因为对医院环境的陌生,对疾病知识的缺乏,我不知道如何挂号,挂什么科。此时,我希望导医护士耐心地给我讲解,指明挂号的地点。当我拿着挂号单,来到医生的诊室时,希望就诊医生耐心地倾听和询问我的病情,清楚地解释,并将疾病的治疗方案以及费用等问题一一地告诉给我,让我对自己的生命及健康做出更好的选择。

当我由门诊病人变成住院病人时,病房的值班护士,及时给我安排床位,热情主动地给我介绍医院的环境、责任护士及责任医生。并立即通知值班医生给我检查病情,尽快准确地用药,让病痛早日远离我。希望医生、护士对每一位病人,不管他是什么地位,什么身份,来自城市还是农村,贫穷与富有,都一视同仁。礼貌、热情、语言文明、态度和蔼。尊重病人的人格和权利。保护病人的隐私。希望与医生和护士的交流是平等的、亲近的。

护士每天给我打针时,希望都能一针见血。我对护士的要求,不仅要有熟练的操作技术和理论水平,还要具备高尚的品质、良好的修养和社会责任感。对待病人要有爱心、耐心、细心、同情心。因为身体的不适,我变得脆弱和多愁善感。面对我的不理智、猜疑、怨恨以及种种过分的行动和要求,保持宽容和理解,展示出人性中至善至美的一面。让我心身愉快,处于接受治疗和护理的最佳状态。护士的善解人意、热情周到的服务,将增加我战胜疾病的信心和勇气。

在住院期间,我耳闻目睹了医生和护士的工作。作为一个病人,我也理解医护人员的辛苦,理解病情的变化,理解医疗的风险,我愿意配合医生积极治疗,共同创造良好、和谐的医患关系,相互理解,相互尊重,共同努力对抗病魔。

（广西河池市人民医院　韦莲素）

第二节　病人的心理需要及常见心理反应

一、疾病分期及病人的心理需要

病人角色是一种社会角色。当一个人被确诊患有疾病时,就具有了病人身份和病人角色,从而在心理和行为上也就产生了相应的变化。

（一）莱得勒的疾病分期

莱得勒（Lederer）认为生病过程是一个复杂的心理形成过程。她于1965提出三个互相独立但又彼此重叠的接受疾病的时期。

（1）从健康到生病期：生病的初期。当个体意识到生病时，有几件事情需要其完成：①放弃原来的社会责任；②接受当前诊断和治疗；③与人合作以恢复健康；④寻求适当的帮助。此阶段适应良好的病人，能接受诊断和各种治疗所带来的不适与限制，并定期就诊。相反，角色适应不良的病人，可能会否认生病、否认出现的症状，或利用不明显的症状逃避责任，或以此来操纵家人和同事。

（2）接受生病期：此期始于病人接受生病的事实，并持续于扮演病人角色的整个时期。病人的行为常变得以自我为中心，对周围事物的兴趣降低。常需要依赖他人同时又怨恨此种依赖行为，情感显得矛盾，会特别注意身体上的微小变化。这时不适应性的行为包括放弃恢复的愿望、拒绝接受协助、对治疗怀疑、避免谈及自己的问题与感受、不合作等。

（3）恢复期：此期是病人放弃病人角色，重新扮演健康人角色的时期。病人随着体力的恢复而逐渐地独立，自己愿意积极参加康复活动，并逐渐增加对周围事物的兴趣，可以多做一些决定，证明自己已在康复之中。

（二）病人的一般心理需要

临床医生更多注意到的是病人的情绪和行为，病人的正常心理需要常被医护人员忽视。疾病使人对需要关注的焦点从社会生活层面更多地转移到自身，病人对自我实现的需要会暂时受到压抑，而对生理、安全、归属与爱的关注会上升到主要地位。古希腊名医希波克拉底曾说过，了解什么样的人得了病比了解一个人得了什么病更为重要。病人的一般心理需要包括以下几点。

1. 心身康复的需要　生理需要是人的最基本的需要，求医的主要目的是为了解除生理和精神上的痛苦和威胁。在迫切康复愿望的驱动下，病人往往希望医院为自己安排最好的医护人员，用最好的诊断治疗手段，在最短的时间内治好疾病。病人若住院，在饮食、医院空气气味、噪声、便所、睡眠环境等方面都可能出现不适应现象，医护人员应尽可能做出努力，尽量满足病人的基本需要。同时医护人员应切实增强自身素质，充分利用医患沟通技巧，多与病人沟通，为病人提供正常、畅通的信息渠道，增强病人对医护人员的信任感，使其能够积极配合治疗，为病人的顺利康复奠定基础。

2. 确保安全的需要　安全是在人的生理需求获得满足后体现个体生存本能的需要。一般而言，人越是在安全受到威胁的时候，对安全的需要就越强烈，这也就是人在病情严重时特别关注自身安全的原因。出于对自己生命安全关心的需要，病人对所服药物的性质、副作用，对手术的范围、方式、风险，术后对生理功能的影响及容貌的影响都十分关注。医护人员要增强责任心，尽可能避免影响病人安全感的一切行为，使用任何诊疗手段之前做好解释，以消除病人的顾虑，使病人放心。

3. 爱与归属的需要　对于住院病人来说，常远离了家庭和工作岗位的亲朋好友，一时之间丧失或减弱了各种社会角色，加上疾病的痛苦和折磨，他们会产生强烈的归属动机，即使平常意志坚强的人在这种情况下也难以自控地表现出情感的脆弱，出现情绪不稳、容易激惹等现象，病人往往比任何时候都渴望家庭、社会及医护人员的支持，对亲友是否探视，医护人员态度如何都特别在意。一方面他们需要得到新环境人群的接纳、认可和欢迎,需要有人与之"同病相怜""患难与共";另一方面他们又特别关心家庭和工作单位的情况,很想了解家庭成员和同事的有关情况。从新的医学模式的要求来看,医护人员充分利用查房、巡视的机会多与病人沟通,表达对他们的病情、生活起居的关心不仅仅是义务,还是工作职责和任务。同时,医护人员应帮助病人协调好病房及病区小群体的人际关系,使其能在温馨、和谐的人际氛围中克服不良情绪,驱除孤独、自卑心理,树立战胜病魔的坚强信心,促使疾病能尽快康复。

4. 尊重的需要 在患病之前,病人都扮演着一定的社会角色,或为领导干部、技术人员、老师、经理,或为人之父母、兄长等,有自己的社会地位、荣誉和业绩,为人尊重,一旦进入病人角色以后,原来的那些角色都暂时地被免除或"忽视",变为一个普通的"病号"。原有的能够满足尊重需要的途径会暂时缺乏,在这样一个角色转变过程中,病人对别人对他/她的尊重情况较为敏感,护理人员以床号来代称病人的姓名,经常用命令式的口气跟病人讲话,其病人的自尊心容易受到损害。因此,医院要建立完善的医疗制度,规范医护人员的行为,使之对每个病人都平等相待、礼貌和蔼,建立良好的人际关系,使病人有被尊重的感觉,这对保证疾病治疗效果具有重要而积极的意义。

总之,医护人员应仔细观察病人的情绪和行为,确切了解病人的心理需要,而后根据病人的心理特点加以引导,尽可能地满足病人的这些心理需要。切忌对一些有"越轨"行为的病人采用简单对抗的处理方式,如"停药""令其出院""转病房"等。每个医护人员都要清楚地认识到,了解、满足病人的需要,是做好临床医疗工作的一个基本要求。

二、病人的心理反应

疾病不仅可以改变一个人正常的生活规律和生存状态,而且严重地冲击和改变着病人的心理和行为,对其认知、情绪情感、意志、自我评价乃至人格特征都有严重的影响。在疾病状态下,病人会出现一些和健康人不同的心理现象,称为病人的心理反应。

(一) 病人的一般心理反应

1. 敏感性增强 病人对自然环境,如声、光、温度等的变化特别敏感,如稍有声响就紧张不安。躯体不适时,病人的主观体验增强,如感到手发抖、神经颤抖等,表现为不必要的害怕等,这些都会加重病情。病人对医护人员及家人的说话声调、动作等也会特别挑剔,易反感。

2. 猜疑 久病不愈的病人易盲目猜疑,对医护人员及家人的表情、神态、行为等特别敏感、多疑,甚至对诊断、治疗、护理也会产生怀疑,对检查、治疗均要追根寻底、详细询问;若亲人探视不及时或次数减少亦会怀疑亲人对他冷淡等。

3. 自尊心增强 病人希望得到他人尊重、关心,重视其病情。愿听安慰与疏导的话语,自认为应受到特殊照顾、得到尊重,特别注意医护人员的态度,稍有不妥即视为对其不尊重而生气,继而对治疗不合作。

4. 孤独感 病人来到医院新环境,与陌生人相处常会感到孤独,且住院生活单调。尤其是长期住院的病人,更是度日如年。长时间的孤独可使人烦恼、焦虑、恐慌;使人感到凄凉、被遗弃而消极悲观。

5. 无助感 当一个人认为自己对所处环境没有控制力并无力改变时,就会产生无助感。这是一种无能为力、听之任之的情绪反应。这种无助感还可以泛化而导致失望和抑郁等临床表现。

6. 期待 期待是指病人对未来的美好想象的追求。一个人生病后,不但躯体发生变化,心理上也备受着折磨。那些期望值较高的病人,往往把家属的安慰、医护人员的鼓励视为病情好转,甚至即将痊愈的征兆。期待心理是一个人渴望生存的精神支柱,是一种积极的心理状态,客观上对治疗是有益的。但要预防一旦期待的目标落空,病人会陷入迷惘之中,情绪消沉,甚至精神崩溃。

7. 习惯性 习惯性是一种心理定势,病人患病之初,总幻想自己并没有患病,可能是医生搞错了,这是习惯性思维造成的。而当疾病好转后,又认为自己没有完全恢复,要求继续住院观察和治疗,不愿出院,这是习惯性病人身份的惰性表现。

以上是病人的一般心理特征,但由于病人性别、年龄、疾病类型、文化背景、社会阅历等因素影响,在不同的病程中可表现出其中的一种或几种,因此对每一个病人应具体分析,分别对待。

(二) 病人的认知反应

感知、记忆和思维方面异常是许多疾病本身可以出现的特异症状,有关内容已在相关疾病中予以介绍。这里只介绍疾病对病人认知方面的非特异性的影响。

1. 病人的感知觉特征 由于知觉具有选择性、理解性等特点,且易受情绪和个性因素的影响,加之疾病后果的威胁和痛苦的折磨,所以常使病人的注意过多地集中在躯体和患病部位。病人的感知觉异常可有以下几种类型。

(1) 躯体感受性提高:一方面由于过分注意躯体的变化,病人的症状显得过于严重,与病理改变不平行,有些病人甚至可以感觉到自己的心跳和胃肠蠕动或者出现一些奇特的不适感觉;另一方面部分病人对正常的光线、声音、温度等刺激十分敏感,并伴有烦躁不安、易激惹等情绪反应。

(2) 躯体感受性降低:有的病人由于长期卧床,感受性降低而出现压疮;也有的病人对饮食的味道感觉迟钝,对食物过分挑剔。

(3) 时空知觉异常:有的病人有时间感知错乱,分不清昼夜或上、下午;有的病人感觉度日如年;还有的病人感觉空间方位出现错乱。

(4) 幻觉:常是精神病病人的典型阳性症状,但在某些疾病的病理过程中也会出现。如截肢以后的病人可能出现患肢痛,或感到久已不复存在的肢体有蚁行感等。

2. 病人的记忆特征 许多病人有程度不等的记忆减退,不仅近期记忆出现障碍,而且原有的知识经验也容易忘记,部分病人甚至不能准确回忆病史或记住医嘱。

3. 病人的思维特征 主要表现为思维能力和判断能力的减低,遇事瞻前顾后,犹豫不决,有的病人干脆不愿思考,请医生或其家属代其做出决定。

知识链接

张景岳妙医怪病

明朝时期,一"急症"妇女口吐白沫,口鼻皆冷,僵卧在地。家人急忙请来名医张景岳诊治。张医生观面、触诊:此妇女气息如绝,但脉象缓和,与病情不符。张医生向病人家属了解病人得病的经过。张医生听后心里有了数。于是,他大声地对病妇说:"你的病很危险,我要用大壮艾绒灸你的眉心、人中及小腹,否则你将性命难保。"病妇听后抽动了一下。这时张医生对病妇家属说:"且慢,我带有一特效药丸,病妇若能吞下些药丸,就会药到病除,就不必用火攻了。让我试一下。"那妇人原来是因为家中不顺心的小事与家人怄气,本想以诈病来吓一吓家人。听了张医生的话,她生怕张医生真的用艾灸烧体,她有心想站起来说自己没有病,但又觉得这样自己太丢面子。忽听张医生说吃了一种药丸就会药到病除,心中不由得一喜,这岂不是给自己送来了下台的台阶?当张医生试着向她的嘴里喂药时,她顺势一口把药丸吞下,然后坐起,一切如常。病妇家属及围观者均感叹张医生真乃神医。其实,张医生给病妇服下的不过是一粒助消化的开胃丸。

(三) 病人的情绪反应

情绪与情感变化是病人心理活动中最显著的特征。最为普遍存在的情绪特征就是心境不佳,其次是情感脆弱、情绪不稳定,容易激惹,容易接受消极语言的暗示和诱导。尤其是在一些疾病的早期、危重疾病和难以治愈的慢性疾病病人身上,表现尤为突出。临床常见的情绪问题有焦虑、恐惧、抑郁、愤怒等。

1. 焦虑　焦虑是人预感到不利情景的出现而产生的一种担忧、紧张、不安等综合情绪体验。引发病人焦虑的原因很多,包括:

(1) 前景不明确、未来没把握时易感到焦虑。病人对疾病不理解或预后不明确的情况下会有紧张不安的情绪,在候诊、等待诊断结果时最常发生。

(2) 因缺乏适当的刺激而感到焦虑。医院环境单调,住院生活无聊,病人常因无事可做而感到烦闷、焦虑。

(3) 焦虑往往还跟病人的性格有关。缺乏自信的人、追求完美的人、多愁善感的人在遇到挫折,如罹患疾病之后会表现出更高的焦虑水平。

焦虑常伴有明显的生理变化,尤其是植物神经活动的变化。表现为血液内肾上腺素浓度增加、心悸、血压升高、呼吸加深加快、肌张力降低、皮肤苍白、失眠、尿频、腹泻等。

医护人员必须仔细观察,及时发现病人的焦虑情绪,以亲切、关怀的态度消除病人紧张;以严谨、专业的工作方式赢得病人的信任,减轻他们的担心;明确解释疾病情况,减少病人因一知半解而产生的疑虑;及时告知有关信息,如检查结果、治疗计划、医疗费用等,避免因信息缺乏而产生的紧张;适当鼓励病人做些力所能及的活动,如散步、听音乐或其他低强度的工作等,以降低单调的环境带来的烦闷、焦虑;允许病人倾诉和哭泣,使其焦虑情绪得以疏泄;耐心引导,进行有效的放松训练,这些也有助于缓解焦虑。

2. 恐惧　恐惧是指个体感到受到威胁,企图摆脱、逃避却又无能为力的情绪体验。病人想摆脱疾病,却又觉得它不受控制时,会产生恐惧的情绪。恐惧时常见的生理反应有心悸、尿频、口渴、出汗和神经质发抖等,并可能伴有逃避行为。例如,有的病人在手术前,因为对手术的恐惧,出现大汗淋漓、四肢发抖的现象;有的儿童病人在做检查时,因为对医疗器械的恐惧而大哭大闹、极力躲避和反抗。

恐惧情绪的发作,不但会影响诊疗操作的进行,而且带来的生理反应还对病人的康复极为不利,因此,医护人员必须重视病人的恐惧心理,并帮助其进行调适。医护人员要主动为病人提供必要的信息和科学的医学知识,使其对疾病有一定的认识并对病情的发展有基本的心理准备;适时鼓励病人,使他们对诊疗方案和治疗过程有足够的信心;对已经出现恐惧情绪的病人要及时给予安慰和保证,用支持性的语言进行心理暗示,增强病人的安全感,减轻恐惧、紧张的心理；对儿童病人应给予更多的关爱和耐心,在治疗时应允许有亲人的陪伴,以缓解儿童因疾病和治疗的痛苦而产生的恐惧。

3. 抑郁　抑郁是一组自我价值感丧失、自信心降低而造成的以闷闷不乐、忧愁压抑为特点的消极情绪反应。病人往往因为疾病带来的躯体某些功能丧失或暂时丧失而引发对自我价值感的怀疑,产生消极压抑、悲观失望甚至自暴自弃的情绪反应,同时伴有食欲下降、性欲减低、睡眠障碍、自主神经功能紊乱等生理反应。

医护人员要重视病人抑郁情绪的发展,防止其出现严重的抑郁而导致自杀行为。对有抑郁倾向的病人要及时提醒,科学讲解抑郁的后果,如导致免疫力下降、情绪障碍等,鼓励其用意志力克服抑郁的困扰;为其安排科学、规律的生活作息,通过有规律的作息习惯增加病人的意志活动,增强自我价值观,树立战胜疾病的信心;还可通过创造适宜的环境,如改变房间的装饰、种植植物等,培养其对生活的热爱,以减轻抑郁的症状。

4. 愤怒　愤怒是由于个体在追求某一目标的过程中受到阻碍时产生的一种强烈挫折感及敌对情绪。愤怒常表现为心率加快、血压升高、血糖升高等生理反应和情绪激动、行为偏激、敌视他人等行为反应,有的还伴有攻击行为,如吵架、打人、摔物等。病人出现愤怒情绪的原因很多,如疾病使得身体活动受挫,对治疗的期望过高而无法实现,对医疗条件及医疗环境的不满意,医患之间或病友之间出现矛盾等。

愤怒的生理反应对病人的身体康复是极为不利的,而且带来的攻击行为往往会造成伤害性的后果,所以医护人员应该及时关注病人的愤怒情绪,并适当给予疏导,防止出现情绪失控。医护人员要主动了解和分析引起病人愤怒的原因;对病人因疾病引起的愤怒情绪要充分体谅,冷静处理;对病人因认知错误引发的愤怒要耐心给予解释,防止矛盾激化。愤怒还会使病人时间知觉出现异常,分不清上午和下午,或者总感觉"度日如年";甚至会使有的病人出现幻觉,听到别人听不到的声音,看到别人看不到的事物等。

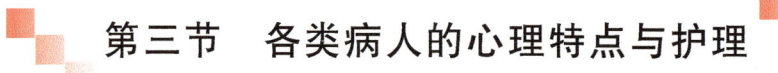

第三节　各类病人的心理特点与护理

一、急性病病人的心理特点与护理

(一) 急性病病人的心理特点

急性病病人起病急,病情进展快,对疾病往往缺乏足够的心理准备,因此心理应激反应会比较强烈。常见的心理反应:情绪冲动、易激惹,认知狭窄,意志减弱。

大多数急性病病人会出现不稳定的情绪体验,冲动、易激惹。例如,有的病人稍有不如意就大发脾气,而且不听解释和劝告,容易与他人起冲突。

认知狭窄主要表现为注意力局限、思维判断受阻或主观武断,过分注意自己的主观感受而忽视周围其他事物,无法集中思维,思维不连贯,过分依靠主观判断。例如,有的病人表现为刚起病时完全不知所措,无法进行正确的判断和思维,甚至不能讲清个人资料和叙述病情。

受突发疾病的打击,多数病人还会出现意志力减弱的表现。有的病人本来意志很坚定,发病后却变得优柔寡断,意志消沉,不再坚持自己的原则和主张。

(二)急性病病人的心理护理

1. 建立良好的护患关系,缓解紧张气氛 由于起病急,缺乏足够的心理准备,所以急性病病人情绪往往比较紧张,容易产生恐惧感和焦虑感。这时,医护人员应该主动关心病人,主动介绍与疾病和治疗相关的各种信息,以亲切的态度和语言给病人温暖的感觉,使其逐渐放松因恐惧和焦虑带来的紧张情绪,更好地配合治疗。

2. 提供专业的护理服务,增加病人的安全感 急性病病人由于强烈的应激反应,大多感到安全感面临重大的威胁,因此,医护人员应该尽力为其提供安全的感觉。所以要求医护人员拥有过硬的专业技术和心理素质,遇事不慌,沉着冷静,对病人的操作轻盈利索、准确到位。医护人员严谨的工作作风和良好的操作技术,一方面能减少病人在治疗过程的不适和痛苦,另一方面也能带给病人信心,增加其安全感。

二、慢性病病人的心理特点与护理

(一)慢性病病人的心理特点

慢性病病人由于长期受到疾病的折磨,所以往往会产生比较复杂的心理活动。具体表现如下。

1. 悲观失望 有的病人长期受到疾病的折磨,对治疗缺乏信心,自我价值感降低,感到悲观失望;而有的病人因为长期生病,严重影响其工作、生活和人际关系,而对此感到沮丧和不安。

2. 敏感多疑 疾病的折磨会使病人的性格变得敏感多疑,总爱猜测疾病的发展情况,或者怀疑他人对自己有所隐瞒,变得不信任他人,过分关注自身的疾病和自己的主观感受。

3. 情绪波动 慢性病病人可能会随着病情的变化而情绪起伏波动很大,病情稍有好转就情绪高涨、盲目乐观;一旦病情反复就垂头丧气、消极气馁。

4. 被动依赖 由于长时间处于病人角色,有的慢性病病人出现了"角色强化"的行为,习惯性地依赖他人,不愿自理生活、不愿活动、不愿思考,总渴望得到他人更多的关注和照顾。

(二)慢性病病人的心理护理

针对慢性病病程长、易反复的特点,其心理护理要以鼓励和安慰为主,并尽量创造有利于病人心理调节的医疗环境,激发病人自身与疾病抗争的意志力。

1. 耐心鼓励 医护人员要体谅病人长期受病痛折磨的痛苦,对病人耐心体贴,经常与他们谈心,了解其心理变化。以鼓励和安慰为主,培养其坚强的意志力,调动其抗病的积极性,增强其与病魔斗争的勇气。

2. 活跃医疗环境 考虑到病人长期单调的生活,医护人员可有意识地对环境进行一些改变,如定期张贴不同的宣传海报、经常变换食谱,鼓励病人听音乐、看电视、看书等,减少因烦闷而带来的消极情绪。

三、手术病人的心理特点与护理

(一)手术病人的心理特点

手术是治疗疾病的主要手段之一,手术给很多病人的康复带来希望,但由于手术过程存在风险,所以很多病人在期盼做手术的同时也出现了强烈的应激反应,而且术前、术后又有不同的心理特点。

1. 术前心理反应　不管手术是大是小,它对病人来说都是一种应激源,所以都会产生应激反应,主要以恐惧和焦虑为主。尤其是那些不清楚手术意义、不了解手术过程、害怕疼痛、总担心出现意外的病人,其术前的恐惧和焦虑就更为强烈。有的病人在等待手术的日子里,总吃不下饭、睡不好觉。有的病人由于精神过度紧张,在进手术室前出现大汗淋漓、心跳加快、室上性心动过速发作,不得不改期手术。

2. 术后心理反应　大多数病人在术后都会有比较乐观、积极的情绪,但由于其躯体组织在术中受到不同程度的损伤、伤口剧烈的疼痛,加上躯体活动受限或怕伤口开裂流血,所以大多又产生焦躁不安的情绪,尤其是那些对术后情况估计不足的病人,这种不期而至的痛苦和躁动就更为明显。

那些接受器官摘除、器官功能改造、截肢的病人,则可能出现强烈的抑郁情绪,主要表现为不愿说话、不愿活动、食欲减退、睡眠障碍等。持续的抑郁不仅对躯体的康复不利,甚至可能因此出现极端的心态,产生轻生的念头。

(二) 手术病人的心理护理

1. 术前心理护理

(1) 对手术做必要的解释。为避免因对手术的认识不足导致的恐惧和焦虑,医护人员在术前应该为病人介绍手术的过程、手术中和手术后可能出现的不适感、病人该如何配合及其他各种注意事项,并以肯定性的语言强调手术的必要性和安全性,给病人勇气和信心。

(2) 了解病人的心理感受。术前医护人员要及时了解病人的心理感受,对较严重的心理反应要及时疏导调适,并利用积极的语言暗示增强病人的信心。

(3) 帮助病人进行放松训练。教授病人放松的方法,如利用想象转移注意力,用调节呼吸的方法进行肌肉的放松。

2. 术后心理护理

(1) 及时告知手术情况。在术后,病人最想知道的就是有关手术达到的效果,所以医护人员应该及时告知,消除病人的疑虑和焦虑。

(2) 积极的语言暗示。术后医护人员宜用亲切的态度祝贺病人完成手术,并鼓励他勇敢面对术后的伤口疼痛及行动不便。适当运用语言暗示、分散注意力等方法,减轻因过于关注伤口的疼痛而造成烦躁。在恢复过程中,要鼓励并协助病人适当活动,减少病人角色行为的强化。

(3) 密切关注病人的消极情绪。尤其对于器官摘除、截肢的病人,要密切关注其情绪变化。对于出现情绪异常的病人,要及时进行心理治疗,引导他们调整认知、接受现实。

四、传染病病人的心理特点与护理

(一) 传染病病人的心理特点

传染病病人不单要承受疾病本身的痛楚,还要忍受因疾病的传染性而被限制活动的苦闷感和受别人疏远、排斥的孤独感。

1. 自卑敏感　由于疾病的性质,社会上有些人会对传染病病人保持距离,甚至一些急性传染期的病人还受到隔离,传染病病人的自我价值观因此大受打击,形成强烈的自卑心理。有的变得性格孤僻,不与任何人来往;有的过分关注身体的变化,行为神经质;有的常常揣度别人对自己疾病的看法,敏感多疑;有的故意隐瞒病情,不敢让人知道自己所患的疾病。

2. 愤懑情绪　有的对自己得病的原因不能释怀,总怨恨是别人把疾病传染给自己,怨天尤人,甚至迁怒于其他人,对社会做出报复行为;有的因愤懑情绪而变得易激惹、爱发脾气。

(二) 传染病病人的心理护理

1. 科学地讲解疾病的知识　医护人员要耐心向病人解释传染病的科学知识,包括传播途径、预防措施、治疗方法和注意事项等,强调及时治疗或隔离的重要性,说服病人遵守制度、配合治疗、安心养病。

2. 与病人交朋友　由于病人在患病后社会交往明显减少,不少病人觉得自己遭人嫌弃,产生强烈的自卑心理。在这种情况下,医护人员应该主动对传染病病人伸出友谊之手,多与病人沟通,与病人做朋友。通过良好的护患关系,使病人找到可靠的精神支持,消除自卑、敏感的心理。

五、重症监护病人的心理特点与护理

(一) 重症监护病人的心理特点

重症监护病人由于病情危重,病房环境的特殊,所以病人心理问题往往也比较严重。其心理变化一般可分为 4 个阶段。

1. 初期的恐惧心理　由于病情的突然发作或突然恶化,刚送进重症监护室的一两天,病人内心充满了惊慌,而重症监护病房的各种医疗设备的存在制造了一个充满紧张的环境,加上离开了家属的照顾,让病人产生极度无助的恐惧感。

2. 心理否认反应　当急性症状略有控制之后,有的病人出现了心理否认反应,认为自己已经好转,无须再住在冷冰冰的重症监护室。

3. 中期忧郁　在适应了重症监护的治疗之后,有的病人开始对未来进行思考,并产生强烈的消极情绪。他们意志消沉,自我价值感丧失,对未来极度担忧。

4. 对重症监护室产生依赖　有的病人担心离开重症监护室后再也不能得到精心的护理和治疗,而对离开重症监护室产生严重的焦虑。

(二) 重症监护病人的心理护理

1. 人性化的关注　由于病人离开熟悉的亲人被送进终日与机器设备为伴的重症监护室,医护人员就是唯一能与之沟通的人,所以医护人员应尽可能地关注病人的心理需要,适当进行沟通,减轻病人的恐惧心理。

2. 必要的说明　在进入重症监护室之前,向病人提供有关的信息,让病人做好心理准备。对要离开重症监护室的病人做科学的解释,解除其后顾之忧,减轻病人的焦虑。

六、肿瘤病人的心理特点与护理

(一) 肿瘤病人的心理特点

1. 否认与侥幸　当刚得知诊断结果时,病人常出现典型的否认心理防御,不肯接受诊断结果,存在侥幸的心态,认为可能是误诊,结果四处求医,希望能否定原先的诊断。

2. 恐惧　当明确诊断后,病人会出现严重的恐惧情绪,表现为心慌、眩晕、极度惊慌甚至出现木僵状态。

3. 愤怒　在接受了诊断结果后,病人的心理开始转向愤怒,变得烦躁易怒、悲观沮丧,常

无端发火,甚至出现攻击行为。

4. 求存退缩 度过了各种不适应阶段之后,病人不再反抗,表现出积极的求生本能,配合医疗护理工作,甚至千方百计寻找民间治疗方法以求生存。

5. 归于平静 在疾病的晚期,病人逐渐平静下来,有的冷静地接受现实,平静地继续治疗;有的出现绝望的心态,放弃希望;有的有条理地安排后事,准备默默离开人世。

(二)肿瘤病人的心理护理

1. 人性化的告知 医护人员可以根据疾病的严重程度、病人的人格特征、应对能力的不同,社会支持系统的强弱,将诊断结果告知病人。对于有一定文化知识、心理承受能力较好的病人,可以选择直接告知;对于对疾病缺乏认识、性格软弱、感情脆弱的病人,可选择婉转的表达方式。

2. 培养病人坚强、乐观的心态 肿瘤的发展一定程度上受心理因素的影响。个性坚强、乐观的病人治疗的效果往往较好,所以医护人员应该鼓励病人保持乐观的心态,鼓励病人做些力所能及的事情,积极面对现实,不放弃、不退缩。还可以以已治愈的病人做榜样,鼓励病人树立信心。

3. 创造良好的医疗环境 医护人员应该尽量创造良好的医疗环境,激发病人对生活的热情,对生命的珍惜,树立与疾病抗争的信心。

4. 适当的心理治疗 使用放松疗法、音乐疗法等技术,帮助病人放松心情、减轻疾病的痛苦。

七、临终病人的心理特点与护理

(一)临终病人的心理特点

临终病人由于医治无效,面临着死亡的威胁,经历了从否认到接受、从愤怒到平静的各种变化。这些变化一般可分为以下五个阶段,即否认期、愤怒期、妥协期、抑郁期、接受期。

1. 否认期 大多数病人得知医治无效,将面临死亡的时候,第一个反应是"不可能",拒绝接受现实。有的病人不但否认疾病恶化的事实,还谈论病愈后的设想和打算,或者表现得若无其事。

2. 愤怒期 当开始接受现实之后,病人求生欲望和绝望交织在一起,导致了强烈的心理冲突,表现为失去理智的烦躁不安和愤怒,粗暴地对待医护人员、家属和朋友等与其接近的人。

3. 妥协期 虽然是无可奈何,但病人终于从心里接受了现实。不再愤怒和烦躁,而是相对平静、安详地对待他人,顺从地接受治疗。

4. 抑郁期 当病人自己已经觉察到身体状况日趋恶化,很快面临垂危的时候,情绪日渐消沉,表现出强烈的伤感、抑郁和绝望。大多数病人在这个阶段不愿说话,终日沉默,暗自落泪,并默默安排后事。

5. 接受期 这是临终病人的最后阶段,病人内心变得平静,情感减退,喜欢独处,对死亡的来临已做好心理准备。

(二)临终病人的心理护理

对临终病人的心理护理主要是以关怀和减轻痛苦为主,使病人在心理上获得最大的支持和安慰。

1. 否认期的心理护理 对病人对疾病的否认,医护人员应该给予理解和支持。不必揭穿病人自欺欺人的心理防御,也不必强行劝说病人回归理智。除了做好病人的心理护理,同时也要提醒家属顺应病人的心理需要,使病人得到心理上的满足。

2. 愤怒期的心理护理　医护人员要对病人的痛苦和愤怒充分地理解和宽容,把病人的愤怒情绪看作其心理宣泄的途径。还要鼓励家属多体谅、多接纳。

3. 妥协期的心理护理　妥协期病人的态度是合作的,情绪也较稳定,所以医护人员可以适当地与之讨论关于生命的看法,了解病人的思想和心愿。倾听病人的诉说,满足他的要求,尽量使其心身舒适。

4. 抑郁期的心理护理　在这阶段,医护人员应尊重病人的情绪表达,安排家属多探望和陪伴,并嘱咐家属控制情绪,不要再增加病人的悲伤。还要防止病人因过度抑郁而产生轻生的行为。

5. 接受期的心理护理　医护人员应该尊重病人的选择,尽可能为之提供安静、舒适、单独的环境,和家属一起给病人最大的支持和关怀,让病人在安详的环境中告别人世。

八、儿童病人的心理特点与护理

(一) 儿童病人的心理特点

儿童的心理发育还不成熟,对父母有着强烈的依赖,需要成人的照顾和关心,在疾病的打击下心理则更加脆弱,主要有以下表现。

1. 恐惧　疾病的痛苦和治疗过程的不适感,都会让儿童病人产生恐惧的心理。有的儿童病人对疾病还不理解,以为生病就意味着死亡,所以更加的惊恐。

2. 焦虑　由于离开熟悉的家庭环境,进入医院这个特殊的地方,周围都是陌生人和各种冷冰冰的设备器械,儿童病人容易产生焦虑的情绪反应,感到强烈的不安和焦躁。

3. 依赖与退行　儿童本来就对成人,尤其是父母有着强烈的依赖,在患病之后,身体的不适感和父母的关注更强化了其依赖行为。有的甚至因为过分地依赖而出现退行行为,如不能独立进食、睡前哭闹、尿床等。

(二) 儿童病人的心理护理

1. 以熟练的技术减少儿童病人的恐惧　对待儿童病人,医护人员尤其要注意操作的轻柔、利索,尽量减少儿童病人的痛苦,避免由于痛楚带来的恐惧。

2. 用儿童熟悉的语言与之沟通　与儿童病人沟通时,尽量用生动的语言、轻快的语调与之交谈,可以用儿童熟悉的卡通形象、英雄榜样来鼓励他们。避免过于职业化、成人话的语言。

3. 创造儿童化的医疗环境　医护人员可以为儿童设置活动区,摆放玩具和书籍,以消除儿童病人因陌生的环境而产生的焦虑心理。

4. 允许父母陪伴治疗　父母能给儿童病人安全的感觉,所以有父母的陪伴,可以很大程度地减少他们焦虑、恐惧的情绪。

九、老年病人的心理特点与护理

(一) 老年病人的心理特点

1. 自尊心强　由于年龄较其他人大,老年病人一般认为自己应该受到尊敬、得到重视,对他人对待自己的态度也比较敏感。

2. 自卑感　有的病人在患病后自我价值感降低,总觉得"人老不中用",担心自己成了子女、社会的负担,而产生自卑的心态。

3. 固执 很多老年病人由于接受新生事物较少,所以对自己固有观念非常执着,听不进他人的劝告。

4. 疑虑 有的老年病人由于周围同龄朋友的离世,总担心自己的病情是否加重或者出现其他问题,成天疑虑,惶惶不可终日。

5. 退行 有的老年病人在遭遇疾病应激之后,出现退行的心理防御。表现为思想和行为幼稚,情绪不稳定,自控能力差。

(二) 老年病人的心理护理

1. 尊重和关心老人 敬老是医护人员的基本美德,对待老年病人一定要给予充分的尊重和关心。在与一些感知觉不灵敏、反应迟钝的老年病人沟通时,要有耐心和爱心,说话声音要大、语速要慢。多倾听他们的倾诉。

2. 宣传健康知识 老年病人一般都很注重健康保健,医护人员可以定期开设讲座或印发资料,宣传健康知识,鼓励他们用科学的方法与疾病斗争。

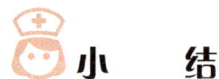

小　结

一个人一旦进入病人角色,就意味着原先社会角色中的身份、地位、权利、义务及各种行为模式要随之改变。在对新角色的适应过程中,病人往往需要在医护人员的协助下了解病人角色的权利和义务,调整对自身角色的定位,克服各种心理问题,尽快适应角色的转变,积极配合并参与治疗。医护人员也要主动了解病人的心理需要,协调和满足他们的需求,以提升医疗护理质量。不同的病人有着不同的心理特点,医护人员要全面学习护理心理学知识,掌握一定的心理分析能力,及时了解病人的心理,做好心理护理工作。

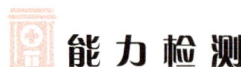

能 力 检 测

1. 举例说明病人角色适应不良的常见表现。
2. 列举病人的一般心理需要。
3. 针对病人常见的心理反应,该如何做好心理护理?

（陈　莹　刘端海）

模块七　护理人员的心理品质及其培养

学习目标

掌握：护士职业心理素质的内容要求；常见的护理工作应激源；护士心理健康的自我维护。

熟悉：护理工作应激的处理；护患关系的调控；护理人员的心理调适。

了解：护士职业心理素质的培养。

随着医疗卫生事业的迅猛发展，人们对健康的需求不断提高，由于护患关系的矛盾和冲突的增多，导致护士面临巨大的职业压力。所以，人们对护士的职业素质提出了更高的要求，护士不仅需要具备良好的理论知识和实践技能，还需具备健康的心态，护士的心理健康直接影响着病人的康复和护理的工作质量和满意度。如何维护护士的心理健康，对护理工作具有十分重要的现实意义。

第一节　护士职业心理素质

临床护理情景描述

刘某是一所省级卫生学校毕业的学生，由于是中专毕业，刚毕业时只找到了一家民营卫生单位工作，可她不甘心。在这家单位，她努力地工作，提高自己的实践技能和水平，积累工作经验，同时还不断地在自学外语和相关的临床护理知识。工作三年后，在当地一家公立医院招聘时，她以第一名的成绩顺利考入，之后结婚生子，一切随愿。工作中，她不认输，处处表现优秀，可由于工作忙碌，家中孩子又较小，导致最近为自己照顾孩子的婆婆受累生病住院了。她每天奔波于工作、医院、家庭三者之间，终于感觉头晕目眩，难以支撑。

问题：作为一名护士应具备什么样的职业心理素质？作为一名同时承担多种角色的人，应如何调试好自己的心态去面对遇到的各种问题？

一、概述

素质是指人的一种较稳定的心理特征,包括先天素质和后天素质。先天素质是由遗传因素决定的,后天素质是通过不断的培养、教育、历练等后天获得的。其中,人的素质主要以后天获得为主,包括理论知识、实践技能、行为习惯、文化修养、品质风格等的综合。

护士的职业素质基础包括心理素质。切实做好护理工作,就应充分注重护士心理素质的培养。南丁格尔说,护理是一门艺术——从事这门艺术要有极大的心理准备。卫生工作就是科学、艺术与爱相结合的救死扶伤的伟大事业,从事卫生工作的护士们践行着人性化的服务,给予病人身体、心理、社会、文化等多方面的护理,这就要求护士具备良好的全面的职业心理素质,才能较好地完成这份神圣的使命,不断提高医院的护理质量,促进护理事业的长足进步和发展。

二、护士职业心理素质的内容要求

(一)高尚的职业道德

护士的职业道德就是医德,是调整护士与病人关系的行为准则和道德规范。

1. 人道主义精神　这里指的人道主义精神主要是救死扶伤,它是护理人员的神圣使命。每个护理人员都要有关怀、爱护、尊重任何人的人道主义精神,始终关爱人的生命,为生命解除疾病和痛苦、维护生命的权益和尊严,将这种思想与护理实践相结合,体现博爱、奉献的人道主义精神,践行以人为本的现代护理理念。

2. 互助协作意识　这里所说的互助协作一定是在团结友爱的前提下进行的,团队协作是一切工作和事业成功的基础。在护理工作中,发挥团队协作意识是护士职业道德的重要内容要求。只有医生与护士、护士与护士之间团结协作、互相支持,才能保证疾病的诊断、救治、防治等各项工作高质量地完成。随着医疗卫生制度改革的深入、疾病复杂程度的增加、医疗设备的更新等,对医护人员的素质提出了更高的要求,这就更需要相互之间紧密的合作和支持,这种意识的教育和培养具有极其重要的意义。

3. 服务为本的情操　这种情操是以无私奉献为支撑。护理人员应具备的基本职业道德就是利他精神,永远把病人的生命和健康放在第一位,千方百计、排除万难地解除病人的痛苦,甚至为此付出生命的代价。我国非典危机时期,广大医护工作人员就是凭借这种舍身忘我、无私奉献的精神,最终战胜疫情,有些医护人员为此献出了自己年轻而宝贵的生命,他们践行了无私奉献的服务情操,这是服务的最高境界。

4. 医德良心　医德良心是指护士基于一定的道德良心对病人和社会的强烈的道德责任感和自我评价。医德良心在护士的内心深处时刻自动地调节其行为,是一种强大的自省、自控力,对护士的行为起到监督和激励的作用。护士需要具备什么样的医德良心呢?那就是视病人如亲人的医德良心。护士只有具备了视病人如亲人的医德良心才能急病人之所急、想病人之所想,才能充分理解病人的需要,言行才能亲切、善良,这样的言行才能给病人以温暖、安慰,有助于病人的心身恢复,彰显护士高尚的职业道德。

(二)优良的认知

1. 敏锐的观察力　观察力是护士广泛的知识、熟练的技巧和高尚的情感的结合体。作为一名护士必须具备敏锐的观察力,充分运用自己的视、触、嗅、听等感官直观地获得病人的各种可能的信息,及时了解病人的心理特点、内心世界和需求,预知可能发生的问题,及时采取有效的措施,使病人很好地做好心理调适和接受治疗,促进病情的尽快康复。护士在工作中要勤于观察、善于观察,注重观察的目的性,并做到及时总结、反馈、记录。

2. 良好的记忆力　护士必须具备良好的记忆力,只有这样才能在工作中做到准确无误、万无一失,才能保证病人的生命和健康。护士需要记住多方面的内容,如病人的病情、治疗方案,护理操作流程,药物的用法、用量等。病人的病情是不断变化的,医嘱也随之改变,这就要求护士要牢记各种相关数据和内容。护士具备广泛、牢固、准确、快速的记忆品质是保证护理质量、预防和避免事故发生的必备能力。

3. 敏捷的思维力　思维力是良好的认知的核心要素,护士各种能力和水平的实现,也是靠思维力保证的。不同疾病的诊断、治疗、防治,都必须经过科学严谨的思维制订。在工作中,护士面对各种各样的病人,病人的病情不断处于动态变化中,这就要求护士既要尊重医嘱,又要有一定的批判性的思维力,独立的思考力,能在病情的动态变化中敏锐、及时地发现问题,协助医生完善治疗方案,避免差错事故出现。

4. 专注的注意力　护士面对的护理对象,病情复杂、多样、多变、持久,这就要求护士必须具有专注的注意力,及时扩大注意的范围、稳定注意的对象、转移注意的着眼点,只有这些注意的品质都具备了,才能保证护士顺利、圆满地完成任何一项护理工作,无论是什么难度的,都能迎刃而解。

（三）稳定的情绪、情感

护士面对的服务对象是非常特殊的群体,具有特殊的心理需求。面对这样的服务对象,护士首先应意识到自己身处特殊性质、特殊环境的职业,自己的一言一行、一举一动,甚至一个眼神,更别说情绪,都会直接影响到病人及其家属的心情。护士要对这一群体实施身体、心理、社会、文化等全方位的服务,这就要求护士具备以下良好的情绪、情感、品质。

1. 积极、稳定的情绪　病人的心理比较脆弱,易受暗示和外界的影响,尤其易受护士人员的情绪影响。护士在工作中要保持情绪的稳定,温和、慈祥、安定、平和,遇事镇定,激情不露,急事不慌,危事不惊,操作迅速而精准,热情而不急躁,礼貌而不失尊重,晓之以理,动之以情,为病人营造积极、稳定的情绪治疗氛围,让病人在最佳的心态中,接受医院的各项治疗和护理,更快、更好地战胜疾病,早日回归社会。

医护工作处于一种较紧张的环境氛围,每天体验着各种各样的情绪波动。处理不好,护士就会出现对职业的倦怠。为避免此种现象的发生,护士必须要有较好的情绪调控能力,通过自我调节,维护好自己的心身健康,保持最佳的心理状态。稳定、积极的情绪,能调节治疗环境的气氛,感染病人的情绪,增强治疗的安全感,增强治疗护理效果。

2. 高尚的社会情感　高尚的社会情感是指护士在工作中要有高度的爱心和责任心,真诚的同情心,认真的工作态度。护士只有具备这样高尚的社会情感,才能形成强大的工作动力,以一颗宽厚仁慈、体贴入微的心去面对繁杂的工作,不断丰富和强化自身的职业道德和信念,形成高尚的职业情操。

（四）坚强的意志

护士在工作中会遇到各种各样的难题,这就要求护士必须具备坚强的意志品质才能不断克服困难,最终坚韧不拔、不畏艰险地完成救死扶伤的伟大使命。坚强的意志品质主要表现在以下几方面。

1. 自觉性　护士要真正全面认识到护理工作的重要性，认清自己肩负的伟大使命，在此基础上树立伟大的志向，自觉地确立人生目标，规范自身行为，为实现目标不懈努力。

2. 果断性　果断性是指护士能适时做出决断。在护理操作中，能正确分析判断，迅速做出决定，实现决定；急救中，能当机立断、机智果敢、敢作敢为、争分夺秒地挽救病人的生命。

3. 坚韧性　在护理工作中，能坚韧不拔、顽强坚持，克服一切困难，不达目的不罢休。这要求护士在面对繁杂的护理操作中，始终严谨、细致、认真、扎实，一丝不苟、锲而不舍，克服动摇、犹豫、彷徨，才能最终避免任何事故差错的发生，直至圆满完成任务，达到挽救生命的目的。

4. 自制性　自制性是指护士善于自我约束控制。在复杂、紧张的工作中，必须具备自我心理调控能力，做到不慌而镇定、纠缠而不烦、忧喜而节制，不迁怒于人，不把个人私事和情绪带到工作中，不波及病人。善于自我调节控制情绪，耐心倾听病人的倾诉和宣泄，促进病人病情尽快好转，回归家庭和社会。

（五）良好的性格

性格决定一个人的成败，性格决定人生。在这个服务于人类的卫生事业中，护士需要具备良好的性格，其特征：热爱本职工作，作风严谨、勤奋能干、任劳任怨、团队合作意识强烈；待人真诚、通情达理、尊老爱幼、善良有爱；自信、自爱、自尊、自强，慎独、乐观、开朗、大方。只有具有良好性格的人才拥有美好的人生，才能更好地服务于自己的工作岗位。

（六）较强的专业能力

护理工作具有较强的经验性、应用性，要求护士不仅要具备扎实的理论基础知识，还要有较强的专业实践技能。

1. 强烈的理智感　当今是信息化的时代，科学发展迅猛，知识不断更新，不学习就跟不上这个时代。作为一名护士必须具备学习新理论和新技能的强烈求知欲，保持发现新问题的好奇心，对护理领域取得的新进展怀有喜悦感，只有这样才能拥有持续学习的动力，才能不被这个时代甩在后面。

2. 专业的美感　护士的职业是一个窗口职业，自身的形象十分重要。护士应拥有端庄的仪表、文雅的谈吐、大方的举止、健美的身材和美好的心灵，衣着干净、整齐，语言柔和、可亲，给人以专业的美感。

3. 较强的沟通能力　社会是由人组成的，人与人之间的交往十分重要。护士的岗位更离不开人与人之间的沟通与交流，良好的沟通能力是护理工作得以顺利完成的必要条件之一。良好的沟通能力是建立和谐人际关系的基石，护理评估、实施、评价等护理程序，任何一项都离不开护士良好的沟通。所以，良好的沟通能力是保证护理工作成功的重要专业能力。

4. 全面的理论知识　为更好地适应科学的发展和医学模式的转变，护士必须掌握基础医学知识、临床医学知识、检验医学知识、医学伦理、卫生法律、预防医学知识、康复医学知识等，除此之外，还需掌握人文科学、医学管理、医学研究、法律等相关知识，只有全面、正确理解和掌握这些系统的知识，才能形成全面、系统的专业理论知识，为专业实践技能奠定坚实的基础。

5. 精湛的操作技能　护士良好、娴熟的操作技术体现在稳、准、轻、快四点，要求护理操作技术熟练优美，动作轻巧细致、有条不紊，准确规范，给病人以安全感和信任感，减轻病人的痛苦，获得更高的病人满意度。严谨、规范、精湛的操作，才能避免护理工作中的失误、差错和事故，更好地为病人服务。

三、护士职业心理素质的培养

想成为一名合格的护士,仅仅有专业知识和技能是不够的,还需要具备良好的职业心理素质,在不断的实践中学习、培养、锻炼和成长。根据护理人员必备的心理素质和规律,应从以下几方面做起。

(一) 坚定献身卫生事业的信念

1. 概念　信念是在一定的认识基础上确立的一种心理态度和精神状态,是意志行为的基础。一个人的信念能支撑永恒的灵魂,又是人生的航标,指引一个人前进的方向。信念是人前进的动力。只要有了信念,人就有了精神,才能坚守自己的事业,勇往直前,坚决不动摇。

2. 树立坚定的信念

(1) 信念是以世界观、人生观、价值观为基础的。作为一名护士,首先要树立正确的人生观、世界观、价值观,热爱祖国、人民,立场端正,热爱本职工作,拥有无私奉献的精神,才能树立坚定的职业信念,才能干好本职工作。

(2) 理想信念教育,可以借助于榜样的作用,树立工作中的楷模,让每个人看得见、感受得到,榜样的力量时刻感染着身边的每一个人,深入人心,长此以往,每位护士受到影响,对医学卫生事业的人生信念得以坚定。

(3) 历史上、现实生活中有很多真实的事件,再现前辈们和当代楷模的崇高、甘于奉献、勇于探索的伟大精神,鼓舞每个人树立正确的理想信念,创建与时俱进的理想信念。

(4) 信念的建立,在实践中培养和检验。努力从身边一件件小事做起,力求在日常生活中、工作实践中锻炼自己、塑造自己,培养坚忍的意志品质,增强责任意识和职业使命感,坚定信念,励志成才,为事业做贡献,实现自己的人生最大价值。

(二) 培养自信心

1. 概念　自信心是指由自我评价引起的自我肯定,并期望受到他人、社会认可和尊重的一种积极的情感。护士在刚刚迈入医学院校大门时,不会听课,不会做笔记,初次接触医护知识,十分陌生和茫然,对新的授课方式不适应,对专业性的知识学习不感兴趣,易产生自卑感。事实上,大家当初面临同样的问题,心情和心态都是一致的。每个人在学习中都会遇到不同的困难,包括自身条件的限制、阅历的不足等,关键是我们有没有勇气去面对,有没有自信去克服。只要努力,有勇气和自信,相信我们就会在学习上取得进步,就会有所收获。自信心也就在不知不觉中伴随着我们。

2. 培养自信心、成就自信、塑造自信　居里夫人有一句名言——自信是迈向成功的第一步。现实实践中,自信心是成才与成功的前提,拥有自信的人,热爱生活、热爱工作,精力充沛,人生态度积极向上。面对困难,顽强克服,毅力坚强,不因暂时的失败而气馁,最终以顽强的自信很好地完成治病救人的重任。自信是对自我能力和人生价值的一种肯定,心中充满自信的人,生活和工作才有无穷的动力,才能坚持不放弃,不达目的不罢休。无论我们满怀激情还是遇到挫折陷入困境,都应满怀自信地面对现实生活和工作。护士的自信心只有在护理实践中才能真正磨炼和塑造出来,在成功完成一次次救死扶伤任务中得到强化、提高和升华。自信心强的人往往具有较高的成就动机、责任心和自主性。护理人员应主动学习,勤于实践,勇于担当,善于总结,不断塑造自信、成就自信、培养自信心。

（三）掌握扎实的专业知识和技能

卫生工作的服务对象是病人，面对的是鲜活的生命，医护人员必须拥有高度的责任意识，掌握扎实的专业知识和专业技能，才能履行救死扶伤的神圣职责。

1. 提高素质，加强责任意识　作为一名合格的护理人员，不仅要热爱护理职业，具备良好的医德医风，勇于刻苦钻研的精神，在实践中培养自己独立思考的能力，独立解决问题的能力，还要有较高的文化素养、高超的业务能力和精湛的操作技术，擅长把理论知识灵活地运用于实践工作中，并且在实践中进一步提高职业意识，真正地强化责任感，树立以服务为本的全方位为病人服务的崇高信念。

2. 不断学习，加强理论知识　护理卫生工作具有复杂性、广泛性、艰巨性的特点。护理工作中会遇到各种各样的病人和病情，只有扎实地掌握护理理论知识，具有立体式的多方面、深层次的知识结构，将医学基础理论知识，护理专业知识，社会学、人文科学和自然科学知识等各种知识有机地结合和渗透，才能在实际工作中做到迎刃而解、融会贯通。面对复杂多变的疾病时，才能正确的诊断、治疗和护理。因此要做一名合格的护理工作者，必须扎实地掌握理论知识。

3. 积极参与，强化实践技能　护理工作是一项实践性较强的工作。临床基本实践操作技术是护理人员所必须具备的实践能力。具备高超、娴熟的护理操作技术，将护理操作与心理护理融为一体，是护理工作者角色功能的统一。培养护理人员的专业技能，全面提高他们的护理实践操作技术水平，确保护理安全和护理质量，为医院提供安全、有效的护理服务具有十分重要的意义。护士要有计划、有目的、有程序、有反馈的工作，对工作积极负责、精益求精，对病人热情真诚，对职业热爱、负责，不断提高病人对卫生护理事业的满意度。

4. 善于总结，终身进步、提高　作为一名护理工作者必须要有终身刻苦学习的意识和精神。当今是信息化社会，医疗事业飞速发展，要求每位护理人员都要不断学习、善于总结、提高自我，用新知识、新技能来充实自我、提升自己，不断完善和拓展自己的知识结构、操作技能，摒弃临床思维的僵化和自身的惰性，使自己与时俱进，跟上现代化的步伐。树立终身学习的观念，始终保持强烈的求知欲望，对新事物、新知识充满兴趣，善于掌握新知识、新理论，开发新课题，总结新经验，促进护理卫生事业的不断发展和提高。

（四）在社会工作实践中锤炼

理论必须与实践结合，学习的最终目的是将知识运用到实践中去，在实践中加深理解和认知，更好地帮助我们解决工作和生活中的问题。护理实践是护理人员将所学理论知识应用于临床护理实践，进行检验、深化和强化的重要过程，它既是学习、研究，也是对理论和实践的全面总结，也是对护理人员素质与综合能力的全面检验。

在实践中，学以致用，理论联系实际，是理论实践一体化的体验。通过实践，能使之前理论上不理解的知识和疑问在实际情景中得到领悟并记住，更进一步真正理解有关理论知识的真谛和内涵。美国教育家杜威提出"从做中学"的教育思想，对职业教育中学生学习实践能力的培养具有重要的指导意义，他鼓励在实际操作过程中学习新知识，调动学生学习的积极性，从不同的角度采取不同的思维方式，努力寻找多种解决问题的方法，独立地、创造性地发现问题、解决问题，提升自己的知识水平与能力水平，在实践中体验成功，最终打造良好的职业人生，完成神圣的护士使命。

小　结

护士职业心理素质包括高尚的职业道德,优良的认知,稳定的情绪、情感,坚强的意志,良好的性格,较强的专业能力。高尚的职业道德主要是指救死扶伤的人道主义精神、团结友爱的互助协作意识、服务为本的无私奉献情操、视病人为亲人的医德良心。优良的认知是指敏锐的观察力、良好的记忆力、敏捷的思维力、专注的注意力。稳定的情绪、情感包括积极、稳定的情绪,高尚的社会情感。坚强的意志是指具有自觉性、果断性、坚韧性、自制性的意志。较强的专业能力是指强烈的理智感、专业的美感、较强的沟通能力、全面的理论知识、精湛的操作技能。培养护士职业心理素质,应坚定献身卫生事业的信念,培养自信心,掌握扎实的专业知识和技能,在社会工作实践中锤炼,才能完成白衣天使的使命。

能 力 检 测

1. 试述对护士职业心理素质的看法。
2. 进行临床调查分析,病人对护士职业心理素质的需求和期待如何?
3. 在今后的临床护理工作中,如何做才能充分展现护士良好的心理素质? 如何培养一名拥有良好的护士职业心理素质的护士?

第二节　护理工作的应激

服务于人的行业是高风险的职业,护理工作岗位就是这样。护士在工作中遇到的应激,随处可见。

临床护理情景描述

李某,26 岁,护士。18 岁那年,到临床见习时,因带教老师家中有事委托其替班,不慎将外用药液给病人进行了静脉输液,而导致家属告发。虽然没造成严重后果,但给她的心理却带来了不小的影响,以致毕业后曾一度想放弃护理职业。可是,命运还是让她战斗在护理工作岗位上。21 岁那年,她来到了一家三级甲等医院工作。见习期间的经历让她在工作中一直严谨细致,一丝不敢懈怠,工作 3 年后,她已然成为工作中的骨干,深得病人喜欢和领导重视。最近,她被转岗到 ICU 工作,由于是新的工作岗位,一次在值班中出现了操作失误,导致病人病情加重。这让她十分自责,甚至失去了对工作的热爱和信心,经常以各种理由请假,不去上班,也不出家门,这让家人十分着急和痛苦。

问题:该护士目前是什么样的心理状况? 作为一名护士,应如何处理自己所面对的应激? 医院是护士战斗的场所,作为医院又该如何维护和促进护士的心理健康?

一、概述

应激是一种每个人都能体验到的情绪状态,它对我们的工作、生活、身体都会带来严重的影响,可以是有益的,也可以是有害的。人们面对应激可以是适应的或是适应不良的。人在应激状态下,不仅可以产生生理性反应,也可以产生心理性、行为性反应。常见的生理性反应包括头痛、心慌、乏力、睡眠障碍、颤抖等;心理性反应包括焦虑、精神萎靡、注意力不集中、抑郁等;行为性反应包括吸烟、酗酒、滥用药物等。应激发生在个体处于无法应对或调节的需求时,应激的发生不伴随特定的刺激或特定的反应,而是发生于个体觉察或估价一种有威胁的情景之时,由于个体对情景的觉察和估价存在差异,因此个体对应激性刺激做出的反应也存在差异。护理工作应激是指护理工作中各种需求与护士的心身不相适应的一种失衡状态。随着科学的迅速发展,给护理工作带来日新月异的挑战与压力,护理工作应激已成为一种职业风险,甚至是危机。

> **知识链接**
>
> ### 压力对人体的9大危害
>
> ①压力与人体:引起肌肉紧张、消化不良、心跳加快、血压升高、不断出汗、身体变凉、血栓增多、糖和脂肪溶入血液。②压力与不良行为:使人体对烟、酒、茶、咖啡的依赖性增加,出现强迫行为。③压力与情绪认知:造成注意力下降、记忆力下降、理解力和创造力下降;经常担忧、烦躁不安、焦虑。④压力与疾病:损害人体神经、骨骼、呼吸、心血管、内分泌、胃肠道、生殖等7大系统的健康。⑤压力与人的心脏:导致各种心脏疾病;血脂增加、血栓增多、中风风险增加。⑥压力与人的免疫力:身体产生的抗体越少,受病毒感染的机会就越大。⑦压力与人的消化能力:导致食道、结肠痉挛,腹泻,刺激性肠炎;胃灼热或胃酸反流,恶心甚至疼痛。⑧压力与人体结构:可触发张力性头痛、偏头痛和各种骨骼肌疼痛。⑨压力与人的皮肤:出现红疹、瘙痒等皮肤过敏症状。

二、常见的护理工作应激源

(一) 职业压力风险

护理职业是高风险、高应激的职业,护士每天在医院面对大量的形形色色的病人和病人家属,随时应对病人或病人家属的不良情绪,甚至是生离死别的场面,这种紧张的工作性质和高风险的职业压力导致护士心身疲惫。适度的应激和压力可以给护士带来工作的动力,起到积极的促进作用,但若是长期处在充满"应激源"的环境中,超出护士的承受能力,就会对其心身造成严重的不良影响,甚至产生职业倦怠或严重的心身疾病。

(二) 高风险的工作环境

医院是一个充满应激源的环境,护士面对的应激源繁多而复杂。每天接触不同性格、脾气、知识、背景的病人与家属,应对他们的喜、怒、哀、乐等情绪变化,处理各种危急事件。紧张的工作环境、拥挤的病房、特殊的气味、血淋淋的场景、生死诀别的氛围,各种致病因素的威胁,无不时时刻刻威胁着护士们,尤其面对危重濒死的病人、传染病(如艾滋病等)病人以及精神障碍的病人,给护士工作带来很大的压力。濒死病人,无力回天;艾滋病死亡率高、尚无特效治疗方法;精神病病人丧失理智,意外事件难以防范,这些都是护士所面对的应激源,给护理工作带来难题,这种特殊的工作环境处处充满风险。

(三) 超负荷的工作量

临床护士严重缺乏,尤其是住院护士更缺乏,人少工作量大,频繁的值班、倒班,使人的生物钟紊乱,睡眠不规律、质量差,体力、脑力严重透支,长期处于心身疲惫状态,甚至出现心身衰竭征。尤其是急诊科、ICU、手术室等特殊繁重科室,病人病情危重、突发、危急、骤变,护理工作实施抢救量大、任务重,给护士带来很大的心理压力。

(四) 家庭和社会问题

工作在繁重第一线的护士,大多数是 40 岁以下的年轻女护士,她们肩负着家庭和工作的双重压力。如果工作与家庭的关系处理不当,把工作中的情绪带入家庭会影响家庭和谐,或把家庭中的烦恼琐事影射到工作中,分散精力,影响工作的质量,都会使护士雪上加霜,更加快了心身疲惫的进程。

护士的社会支持系统不足,社会支持系统包括来自亲人、朋友、同学、同事等的支持,他们缺乏对护理工作的理解,使护士在工作中遇到压力时不愿意使用社会支持系统,不愿向周围的人倾诉,容易产生心理问题。

(五) 自身提高问题

我国的护理教育发展缓慢,护理学科发展滞后,护士学习深造的机会较少、技能更新缓慢也是护理人员面对的应激源。新仪器、新技术的不断运用,面临各种各样的考核,学历的不断提升,都需要护士一边面对日益竞争激烈的工作,另一边还要利用业余时间参加各种继续教育,不断努力、学习、进步,以适应医学发展的日新月异,满足工作需要。

护士工作缺乏社会的肯定,薪金和待遇回报指数低,降低了护士的职业价值感。当护士的个人信念及价值观与组织要求不一致时,就会产生内心的矛盾与冲突,甚至带着内心的矛盾去面对工作,导致心理压力很大,影响自身的心理健康。

知识链接

应对方式对护理工作应激的调节作用

目的:探讨护理应激与工作枯竭感之间的关系以及应对方式对这一关系的调节作用。方法:采用问卷形式调查一家大型综合医院 370 名护士的工作应激源、工作枯竭感和应对方式。结果:(1)工作应激预测了个人的、与工作有关的以及与病人有关的三方面的枯竭感。(2)应对方式对于以上三方面都是工作应激-应激反应关系的调节剂。(3)有些应对策略减轻了应激的负面作用而其余的则加重了这一作用。结论:不能将个体简单归为"好的"或"坏的"应对者,因为每种应对策略的有效性可能取决于具体情形和具体的应激源。

三、护理工作应激的处理

面对工作中的应激源,应积极地思考和行动,努力处理工作中的压力和困难,直接面对挑战,不能坐以待毙,让应激源持久存在,累积致病。

(一) 医院管理方面

1. 院方为护士提供宽松的工作环境 作为院长、主任、护士长等医院管理层,应采取民主式管理体制,善于主动倾听护士们的心声,关心护士的冷暖,协调好各科室之间的工作关系,注重规范、美化科室环境,积极为护士营造一个和谐、民主、科学、整洁、规范的工作环境。

2. 医院领导积极支持护理工作 针对不同科室的劳动强度和需求,合理调配护理人员,适当增加高强度科室的护理人员数量,轮换值班、休假制度合理,充分考虑护士的心身需要,保证护士足够的休息和睡眠。对一线战斗的护士应多一分关爱和鼓励,少一分惩罚和训斥。协调好护士与医疗、检验科、总务科等医院各部门的关系,缓解医患、患患等矛盾,减少医疗纠纷的发生。在护士的进步学习方面,建立有效的机制,定期有序地加强护士的培训与业务的再提高,可以外派,也可以院内组织学习,以更好地适应和完成医院不断提出的更高要求的临床护理工作,使医院得到更好的长足发展。

3. 院领导应高度重视护士的心身健康 建立制度,定期给护士进行体检和心理健康检测,及时发现问题,并及时矫正,防止护士的身体功能过早衰老和心理危机的过早出现。建立心理互助小组,相互倾诉、互相帮助,找到一个心灵的家园。医院适当地、有组织地安排文体活动,给工作人员展现自己魅力的舞台,释放护士工作中的心理压力。

(二) 护士自身方面

1. 加强体育锻炼,强身健体 良好、健康的身体永远是工作的有力保障。合理安排工作和生活,劳逸结合。利用业余时间,有计划地加强体育锻炼,选择适合自己的体育锻炼项目,坚持不懈、持之以恒,以提高自身体质。饮食要健康、规律,避免暴饮暴食、酗酒等不良嗜好,少吃辣、烤、煎、硬、生等食物,多吃应季食品。保证充足的睡眠和休息,每天睡眠规律,保证睡眠在6~8 h,提高睡眠质量,睡前尽量不喝浓茶、咖啡等饮品。

2. 建立良好的社会支持系统 与同事、朋友、家人建立良好的人际关系,本着"以善为本"的原则。当自身遇到难题和困惑时,可向家人、朋友、同事倾诉,敞开心扉,求得社会支持系统的理解,并积极地接纳他们对自己的支持和帮助。借助传媒,提高和维护护士的社会地位,争取社会对护理工作的理解、宽容和支持。

3. 练就过硬的本领 只有本领过硬才能游刃有余地应对工作中遇到的各种难题,工作认真负责、严谨细致、一丝不苟,尽量减少因工作失误和差错造成的医疗纠纷。

4. 养成严谨、负责的工作作风 热爱本职工作,认真负责,严谨客观,正确客观地评价自己,勇于尝试,允许自己的成功与失败,不放弃、不懈怠,勇往直前,形成严谨、认真的工作作风,更好地完成工作。

5. 学会自我心理调节 注意提高个人修养,包括文化修养、知识修养、社会修养等,培养自己良好的性格,具有幽默感,形成多样化的生活兴趣。充分利用自己的休闲时间,丰富自己的业余生活,陶冶自己的情操,放松心身,多组织家庭、朋友聚会,利用节假日,到大自然中放松心身,或组织主题式的休闲活动,如亲子短期游、传统文化游、自然风光游、科学知识游等,借此拉近亲人、朋友间的关系,以积极、健康、向上、乐观的情绪感染病人及其家属,强健体魄。自觉地、科学地进行自我心理调节,树立不让压力累积的价值观念,转变看问题的态度,以更好地适应工作。

6. 加强自我防护意识 随着人们法律意识的增强,病人及家属维权的官司越来越多,医疗纠纷也逐渐增多,这就要求护士深入学习相关的法律法规,不但要有敏锐的职业防范意识,还要培养自己预测事态发展的能力,并能防患于未然。在工作中,护士要加强沟通,讲究沟通技巧。健康宣教应详细、全面,尤其针对存在安全隐患的病人,更应注重。护士在接触病人的体液如血液、分泌物、排泄物等时要学会保护自己,避免致病因素的侵袭及受到感染。

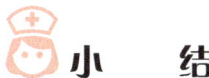 小 结

应激不仅可以产生生理性反应,也可产生心理性反应和行为性反应。护理工作应激是护理工作中各种需求与护士心身不相适应的一种失衡状态。常见的护理工作应激源是指职业压力风险、高风险的工作环境、超负荷的工作量、家庭和社会问题、自身提高问题。护理工作应激的处理,从医院管理角度:院方为护士提供宽松的工作环境,医院领导积极支持护理工作,院领导应高度重视护士的心身健康。从护士自身方面:加强体育锻炼,强身健体;建立良好的社会支持系统;练就过硬的本领;养成严谨、负责的工作作风;学会自我心理调节;加强自我防护意识。

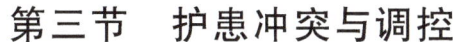 能 力 检 测

1. 作为一名护士,当抢救濒死的癌症病人时,面对的应激源有哪些?会产生什么样的应激反应?

2. 进行临床体验分析,护理工作中有哪些应激源?

3. 作为一名临床护士,应如何处理工作中的应激?

第三节 护患冲突与调控

 临床护理情景描述

丁某,30 岁,毕业于卫生学校,现已工作 3 年。开始,她在内科病房工作,期间经常遇到一些长期住院的慢性病病人,这些病人心情十分焦虑,血管看似很好,可在扎针时经常不能一次扎入。每当遇到这样的病人,丁某都耐心地与老人家及其家属沟通,获得他们的理解。无论做什么操作,在操作前,丁某都要做好解释工作,说明在操作过程中可能出现的问题及原因。久而久之,丁某成为了病人及其家属最喜欢的护士,也获得了医院的许多荣誉。之后,她来到了 ICU,这是个更为繁重的科室,丁某来之后,虚心向老护士学习,认真、严谨、谦虚,很快就熟悉了业务。一天,值班期间,她去了趟卫生间,此时,一位病人出现突发状况,丁某未能立刻来到床边,为此家属十分生气,认为护士不负责任,耽误了抢救的时间。无论丁某怎么解释,家属也不能接受。丁某这时不再辩驳,只是默默倾听。在家属气消之后,觉得自己也过于夸大其词,也

就不再就此事纠缠。过后，丁某深思，认为还是自己的隐忍使事情得以圆满解决。

问题：作为一名护士，在工作中经常遇到的护患冲突有哪些？如何解决护患冲突？

一、护患冲突

护患冲突是指护士与病人(患者)在交往过程中产生的障碍。

（一）价值与偏见的冲突

一个人对待事物的看法，不仅受到自身价值观的影响，同时也受到其自身的社会、心理、文化等因素的影响。护士这个职业从诞生之日开始，就染上了浓重的色彩，从没有地位、纯义务性质的工作到专科护理，经过了漫长的等待和努力，承受了来自社会各方面的压力。时至今日，仍有很多病人对护士职业存有社会偏见，甚至把这种偏见带到护患交往中。而长期以来，护士同样付出辛苦的劳动，却不受病人的尊重，甚至是受到歧视，使一直受职业困惑的部分护士，特别敏感，甚至是反感，尤其是对那些对护士职业存在消极评价的病人及其家属特别敏感或反感。这样就导致护患关系暗藏危机，紧张气氛一触即发，很容易引发护患间的争执，引发护患冲突。

（二）内行与外行的冲突

病人及其家属由于治病心切，急需了解有关疾病的任何事情，包括细节。由于他们对有关疾病的知识了解甚少，对护理专业理论更是外行，所提问题在护士看来常常是较零碎、反复，甚至是无关紧要的，所以有的时候护士就懒得回答或回答得不全面、不耐心。作为护士，他们是内行，长期战斗在这样同一个岗位上，每天面对不同的病人，已经司空见惯、习以为常，甚至有些麻木了。面对不同的病人及其家属反复提出同样的问题，已经没有了回答的热情，只剩下简单的敷衍或对其视而不见。病人与护士两种截然相反的心境，本身就是一种矛盾和冲突，一方面，强烈的康复愿望驱使他们想要全面了解疾病治疗、护理过程中的任何一个步骤；另一方面，护士却很冷漠，缺乏对病人及其家属的体谅和理解，不能设身处地地为病人及其家属着想，导致护患冲突。

（三）健康与伤残的冲突

护士们拥有年轻、健康和美丽，思维敏捷、动作利落。病人由于疾病，心态已经发生变化，表现出自卑、沮丧，甚至产生对他人健全体魄的羡慕和嫉妒。这样两种形成对比鲜明的心境，常可引起许多护患冲突，特别是那些有躯体严重伤残的病人更易引起护患冲突。他们在健康、美丽、天使般的护士面前已经没有心情欣赏其优美，更易产生的是自惭形秽。有个别病人甚至把对伤残的恼怒迁移于与他们交往最为频繁的护士身上，明知不对，却难以自控。此时，若护士能正确识别病人情绪反应的激情状态，及时接纳理解，宽容安慰，正确做出处理，才能化险为夷，否则易引发护患冲突。

（四）现实与期望的冲突

在社会大众眼中，护士是白衣天使，拥有美丽的笑颜，温暖的双手，大方而利落。一种美好的护士形象，深藏在每位病人和家属的心中。所以，许多病人对护士职业具有较高期望值，这种主观上形成的"定势"思维，导致病人用较高的标准来要求每一位护士，衡量现实中的每一个护士个体和客观上难以理想化的护士个体，本身就是思想上的矛盾，是理想化的想法，并非现实，这促使病人在住院后美好的理想被打碎。当个别护士在病人面前表现出如暴躁、冷漠、埋怨等情绪时，与某些病人的过高期望值距离太大，易引发护患冲突。于是病人表现出他们的负性情绪：对护患关系冷漠；采取不合作态度；甚至出现更为过激的言行，如大声辱骂护士、大闹病房等。与此同时，护士若不能及时了解护患冲突的根本症结，这种护患冲突会愈演愈烈。面对这种情况，护士若能给予正确的引导，及时自省，首先从自身寻找可能存在的引发护患冲突的原因，保护病人敏感而脆弱的心灵，就不容易形成完全对立的情绪。可有时护士认为是病人过于不满、挑剔、苛求，这样就会引发更深、更明显的护患冲突。

（五）忙碌与休闲的冲突

在护理工作岗位上，护士必须时刻面对大量繁琐、复杂的事务性工作，必须严格按照护理操作规程执行，思路要清晰，动作要精准，非常忙碌劳累。相对而言，病人处于一种专心治病养身的、看似"休闲"的状态，日常的家庭琐事、工作中的任务可以暂且放下。但实际上疾病带给病人较大的压力，不可能使他们真正的清闲，此时看似身体清闲，但内心更沉重。有些病人几乎把全部的注意力都放在对自己疾病的关切上，放大了自己的病情和问题，甚至表现为自己一旦有问题，就必须及时得到解决，对他人的处境及外界的状况不做评估、无暇顾及等。当个别病人的急切需求和护士的工作安排发生冲突时，病人可能会因自己的需求未得到及时解决而对护士产生不满、怨恨，指责护士不尽责、冷漠，此时，护士也可能在疲惫、忙碌的状态下心情焦躁，对病人失去耐心，埋怨病人不理解、体谅，易引发护患冲突。

（六）独立与依赖的冲突

独立与依赖冲突易发生在病人疾病恢复期。护士在整个护理过程中，必须遵循现代医学模式，具备独立的、评判性的思维能力，全面地履行帮助病人重建自信、增强独立意识、提高社会适应性的重要职责。另外，病人经过较长时间的治疗，已逐步适应了医院的生活，这种部分社会、部分家庭责任被解除的特殊角色，让病人感到轻松，形成了病人角色习惯化。长期的医院生活，让病人在不知不觉中，在心理上产生了对医护人员的依赖感，只要在医院就觉得安全、健康有保证。部分病人已经在躯体上达到了较完全的康复，医院通知可以回归家庭、社会了，可病人却对离开医院形成了恐惧，感觉不安，甚至出现心理障碍。如果护士能与病人及时沟通，消除病人出院的不安和恐惧感，就能让病人及时出院、回归社会和家庭。否则，护士的好意不仅难以被病人接受，反而可能引起病人的误解。这种独立与依赖的矛盾，易导致护患冲突。

知识链接

护患冲突的原因及解决策略

针对医院护患冲突的有关问题进行分析，掌握导致护患冲突的原因及正确的解决方法，在满足护患双方共同利益的前提下，寻求对双方有益的解决方案。

护患冲突的原因：①护理操作技术不熟练或业务技能欠缺。②服务行业不规范，询问未得到及时回答或回答不满意。③服务环境不满意。④护理人员自身因素。⑤执行制度不严。⑥医院设施不完善。⑦疗效和患方的期望值反差大。⑧护理人员法律意识淡薄。⑨医疗卫生制度不健全。

解决护患冲突的策略：合作、回避、迁就、妥协、谈判。

二、护患关系的调控

护患关系的调控需要管理者、教育者和护理人员三方的共同努力。本节主要从护士的角度，讨论如何建立良好的护患关系。

（一）培养良好的个性品质

护士的个性品质是影响护患关系的根本因素，良好的个性品质有利于建立和发展良好的护患关系。建议护士应具有以下几方面的良好个性品质。

1. 责任心　无论做任何事情，无论任何行业，都需要有责任心，只有具备强烈的责任心，才能做好事情、完成工作。责任心也是一种职业态度，有责任心的人对工作认真负责。卫生行业是服务于人的职业，医疗卫生工作者要对病人的生命健康负责，人的生命只有一次，不可能复制，所以服务于人生命的职业是最高风险的职业，也是最伟大的职业，要求具有更强烈的责任心。作为一名医疗战线的护士，要对病人的健康负责，对生命负责，对于任何一项操作和判断，都需要深思熟虑、认真严谨、一丝不苟，只有这样才能避免差错事故，也就是尽到了自己的责任。责任心体现在护士的每一项决定和操作中。

2. 尊重　世上没有两片相同的树叶，更没有相同个性的两个人，即使长相雷同。所以，我们要相信并尊重每个人的尊严，重视每个人的人格。护士在工作中应表现为对所有病人一视同仁，无论高低贵贱，无论富贵贫穷，只要来到医院都应提供同等质量的最好的服务，接纳、理解和容忍每位病人的不同观念、价值观、习惯、行为模式等，只有这样护士才能与病人建立良好的护患关系，减少或避免护患冲突。

3. 真诚　真诚做人是一种准则和信条，只有真诚的人，才能做事取得他人的信任，才能有责任心，也才能做好事情。对于护士来说，真诚是建立良好护患关系的一种不可或缺的态度，护士要真心实意地帮助病人，急病人之所急，想病人之所想，真心为病人排忧解难。针对病人的病情，护士能坦率地向其说明能给予的和不能给予的帮助，用恰当的方式表达自己真实的感受和想法，并及时与病人沟通和交流，解除病人不必要的担忧。

4. 体贴　体贴是一种爱，一种善良的体现。护士的体贴表现为能理解病人的痛苦，体会病人的感受，设身处地为病人着想，换位思考，尽可能了解和满足病人的需求，从心理的角度，促进病人疾病的尽快康复。

5. 良好的个性　一个人的个性魅力，具有感染力，令人难以阻挡。护士如果拥有良好的个性，如优雅、温婉、善解人意、谈吐自如等，会令病人喜欢，有利于沟通交流和建立良好的护患关系，避免护患冲突。

（二）掌握有效的沟通技巧

有效的沟通技巧是指每个人能很好地展示良好个性品质的一些行为方式。为减少和避免护患冲突，护士应掌握与病人及其家属的有效沟通技巧。护士通过运用有效的沟通技巧，可较完美地展示自身良好的个性品质，弱化个性中的不足，利于更好地开展护理工作，建立良好的护患关系。有效的沟通技巧主要有以下几方面。

1. 注重"第一印象"　第一印象具有首因效应，有时人与人之间沟通的障碍可能就来源于第一印象，建立良好的第一印象意义重大。第一印象发生在护患沟通的最初阶段，良好的第一印象，对良好的护患关系地建立起着事半功倍的作用。如何建立良好的第一印象？应从以下几个方面做起。

（1）主动自我介绍：面对第一次接待的病人，护士主动向病人介绍自己的姓名和职务（或身份），如"我是您的主管护士，杨某某。住院后，您的饮食、休息、活动、用药等事宜，由我负责。有事请尽管找我，我会为您解答"。

（2）尽快记住病人的姓名，选择恰当的称呼：在临床护理工作中，应根据病人的个人经历选择恰当的称呼，尽量选择宽泛的称呼如老师、师傅、先生、女士等，避免选择狭窄的受限制的称呼如总裁、经理、局长、科长等。最好直呼其名字，这样公平、公正，从称呼上看不出辈分、地位、贫富的差距，更易于拉近护士与病人、病人与病人之间的距离。原则是应与病人的身份一致，尊重、有礼貌、不歧视，不带有任何色彩。

（3）介绍护理单元：没有规矩不成方圆，医院也有医院的规章制度，每位来就诊的病人都应该遵守医院的规章制度，尤其是第一次就诊住院的病人。作为一名首诊护士，在病人入院时，必须向病人和家属介绍科室病房的规章制度、科室的环境结构、病房设备的使用、饮食安排、探视陪护制度等，有助于消除病人对医院环境的陌生感，缓解病人由陌生环境引起的心理压力，有利于建立良好的护患关系，促进病人的康复。

（4）注重外在形象：护士拥有良好的仪表、举止、表情等外在形象十分重要，在病人面前易于形成良好的第一印象。护理人员应做到仪表端庄、举止大方、服饰整洁、笑容可掬、语调轻柔、动作轻巧。良好的外在形象有利于护患之间的沟通。

2. 学会倾听　倾听的技巧如下。

（1）聚精会神：注意力专注，避免分散注意力的动作如看表、东张西望等，这些无意间的行为会让病人觉得护士缺乏真诚，甚至反感，不利于建立良好的护患关系。

（2）距离适当，尤其是男女之间：距离适当也是一种尊重，一种关系远近的表达。交流时，姿势自然，保持眼神间的交流。

（3）不随意打断病人的讲话：随意打断他人的讲话是一种没有礼貌的表现。对于病人来说，还容易干扰和破坏病人的讲话思路，以至于延误对病人病情的了解，影响治疗护理。

（4）适当地反应：护士在倾听病人讲话时，针对病人的讲话内容，如果护士表示赞同的话，可以轻声地说"嗯""是"或点头等，表示接受对方所述的内容，并希望他能继续说下去。如果护士有所质疑或模糊不清，可以提出自己的想法，如"请您再重复一遍，我没听明白"或"您是这个意思么？"等，以澄清自己的想法，或打消自己的疑虑。

（5）注意非语言性信息：在倾听的同时，护理人员要注意病人所表达的非语言性信息，它有助于护理人员理解病人真实的想法、情感。

3. 善用非语言行为　在沟通中，有些时候我们无法用语言表达，这时就要善于使用非语言行为。非语言行为也是影响沟通的一种有效手段，在运用非语言行为时，应注重以下几个方面。

（1）面部表情：面部表情是最直接的交流手段，也是一个人内心活动最直接的体现。面部表情是沟通双方判断对方态度、情绪的主要线索。在护患沟通过程中，护士合理地控制自己的面部表情，考虑病人的内心感受，使自己的表情与病人的情绪体验相一致，有助于取得病人的信任，建立良好的护患关系。

（2）目光接触：眼睛是心灵的窗口，一个人的眼神是其内心活动的映射。护士应善于运用眼神，通过与病人的目光接触，产生许多积极的效应，如护士镇定的目光，可以给恐惧的病人带去安全感；护士温暖的目光，可以使孤独的病人得到安慰；护士鼓励的目光，可以给沮丧的病人充满鼓励；护士专注的目光，可以给自卑的病人带来自信等。

（3）身体姿势：身体的姿势也是人的一种无声的语言表达。护士的身体姿势包括手势、静止体态、运动体态等。护士的形体姿态应挺立秀美，给病人以充满热情、彰显活力之感。运用手势时要注重对象，充分考虑到对方的风俗习惯，避免失礼的举止。

（4）沟通距离：沟通距离，也是人与人之间感情远近的一种表达。护患交往的沟通距离，应根据交往对象的特点因人而异，如面对老年和儿童病人，沟通距离可近些，以表示对老人和孩子的尊重或亲近；面对长辈，沟通距离可适当，讲话时身体稍前倾，以表示对长辈的尊重；面对同性病人，可适当拉近距离，表达理解与共情；年轻的护士对同龄的异性病人，沟通距离切记不宜太近，以免造成误解。

（5）沉默触摸：有时沉默胜过语言，此时无声胜有声。在护患沟通时，在不知道如何表达时，沉默是最好的语言，最好的理解与支持。沉默常常与触摸相联系，必要的、适宜的触摸行为，也是护患沟通的一种积极、有效的方式。触摸能满足病人的心理需求，使病人感到一种有力的支持和关注，尤其对患病的婴幼儿、老人及极其痛苦的病人和家属，抚摸患病的婴幼儿，可以使他们产生安全感；抚摸患病的老人，可以使他们获得一种战胜疾病的信心和力量；抚摸极其痛苦的病人和家属，可以给他们以最大的心理安慰和理解。

4. 善于交谈　交谈是人与人之间最好的交流方式，也是最常用的交流方式。交谈也是建立良好护患关系的基础。通过交谈，护士可以收集资料、做出评估、解答疑难、解决问题。在交谈中，护理人员应注意以下几点。

（1）交谈前，充分准备　交谈应做到有目的、有主题。在交谈前，护士应充分准备，首先明确交谈的目的，确定初步交谈的问题，选择适当的交谈地点，安排交谈的时间及内容。必要时可以事先列出提纲。同时，了解交谈病人的基本背景资料如病人的个人习惯、习俗、病情等。交谈前做好充分的准备，有助于护士有效地控制交谈过程，取得良好的交谈效果，避免漫无边际的闲谈，有助于病情的康复。

（2）交谈中，注意提问的方式、认真倾听，并及时做出恰当的反应　①注意提问的方式：问题的提出有两种方式：一是开放式的提问，此类问题常常使用"什么""怎么""为什么"等文字发问，这样可以让病人自由地思考、充分地发挥、任意地交谈，没有顾虑，不受限制，使士获得详细的有关病人的资料。另一种是封闭式的提问，此类问题的特征是一般用"是"或"不是"、"对"或"不对"等肯定或否定的词给予回答，这样的回答限制了病人的交谈内容，影响护士更深入、更广泛地了解病人的病情。所以，护士在交谈过程中，应根据情况选用不同的提问方式，开放式提问，适合在交谈开始时使用，有利于护士了解病人病情；在交谈结束做总结时，最好采用封闭式提问，有利于核实或澄清病人的反应。护士在提出问题时，应尽量简明、通俗、易懂，不使用医学术语；不宜在一次提问中包含多个问题，扰乱病人的思路，让病人无所适从，影响交谈效果，甚至导致病人产生厌烦情绪。②认真倾听：认真倾听是对病人的一种尊重，也是病人乐于表达的动力和勇气。护士应善于运用倾听技术，提高交谈效果。③恰当的反应：在交谈过程中，护士的反应非常重要，它是使沟通达到目的的关键因素。常见的反应技巧：a. 复述：复述是重复病人所述的部分或全部内容，复述可以让病人知道护士已经听到病人所讲话的内容，起到鼓励和引导病人进一步倾诉和交谈的作用，或进一步阐明某个问题的作用。复述还可以协助病人表达到他的想法和感受。b. 澄清：澄清是将病人所讲一些模棱两可、含糊不清、不够完整的陈述弄清楚，同时也包含试图得到更多信息。c. 沉默：在交谈过程中，护士恰当地保持沉默，可以给病人思考和体会的时间，使病人感到舒适与温暖。尤其是当病人处于焦虑或谈及伤心事时，若能保持一段时间的沉默，病人会感到护士很能体会他的心情，真心听取他的想法，自己的愿望得到了尊重,心灵得到了慰藉。d.同感:同感也称移情、共情,是指能深入到对方的内心世界,换位思考,站在病人的角度理解和体会病人的所感、所想、所痛,并能用语言准确地表达出护士对病人的理解和感受。

(3)交谈后,及时总结和记录 ①小结:在交谈结束前,护士把病人所述的主要内容用自己的话复述一遍,以核实病人所讲话的内容,对病人的理解是否准确,并可为下一次会谈做好准备。②记录:每次会谈后做好记录是非常必要的,记录过程中注意及时、准确、清晰、明了。但在会谈过程中最好不记录,会给病人带来压力,影响倾听和理解的效果,阻碍沟通的进行。

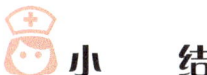

小　　结

护患冲突主要表现为价值与偏见的冲突、内行与外行的冲突、健康与伤残的冲突、现实与期望的冲突、忙碌与休闲的冲突、独立与依赖的冲突。调控好护患关系,首先要培养良好的个性品质,具有责任心、尊重、真诚、体贴和良好的个性。其次,要掌握有效的沟通技巧,包括注重"第一印象",主动自我介绍,尽快记住病人的姓名,选择恰当的称呼,介绍护理单元,注重外在形象;学会倾听,做到聚精会神、距离适当、不随意打断病人的讲话、适当地反应、注意非语言性信息等。最后,要善用非语言行为,注重面部表情、目光接触、身体姿势、沟通距离、沉默触摸。进行语言交谈前,充分准备;交谈中,注意提问的方式、认真倾听,并及时做出恰当的反应;交谈后,及时总结和记录。

能 力 检 测

1. 作为一名护士,你认为常见的护患冲突有哪些?
2. 进行临床体验总结:护士工作中有哪些护患冲突?如何调控护患冲突?

第四节　护士心理健康的自我维护和心理调适

临床护理情景描述

任某,女性,34岁。她毕业于一所省级卫生学校,当时,初中毕业的她本来可以念高中,但由于家中父亲多病,经济条件有限,就选择念这所职业学校,以便早点就业。任某来自农村,虽然相貌平平,但有较高的个头,每次穿上白衣天使的服装,她就抑制不住的欢喜,心中充满了自信。她爱上了护士这个职业。她努力学习,勤奋刻苦,胆大心细,在学校挑选省级护理技能大赛选手时,荣幸地被选中,在老师的悉心指导和不懈努力下,她在比赛中获得了省级一等奖。这样的荣誉,让她在毕业后荣幸地被家乡的一所医院招聘为护士。工作后,她不怕苦累,勤快能干,虚心好学,不出差错,深得领导的喜欢和病人的爱戴。工作中任劳任怨,如鱼得水。生活中,成家后体贴家人,尊敬长辈,爱护幼儿。有时间就和家人带着孩子和老人外出旅游度假,一家人其乐融融。平时,爱好广泛,如听歌、做操、游泳等,生活丰富多彩,幸福满满。这样的生活让周围人羡慕。在自己的影响下,科室的小姐妹和家人也都生活多样化起来。

问题:作为一名合格的护士,面对繁杂的工作和日常事务,如何维护自我的心理健康? 案例中任某的幸福感来自于哪里? 她是如何进行心理调适的?

一、护士心理健康的自我维护

(一) 优化职业心态

1. 提高职业认同感　职业认同感是个体对其所从事职业的性质、内容、个人意义和社会价值等所形成的认识,与社会对该职业的评价或期望达到一致且认同的状态。护士职业认同感是指护士对护理职业的自我肯定和认同,并感觉自己能胜任这个护理职位,并明确自己的职业责任与理想。南丁格尔曾说,护士其实就是没有翅膀的天使,是真、善、美的化身。护士是为人类健康服务的。护理行业具有特殊性,具有挑战性,也充满压力。因此,可以通过加强护士职业认同感,严格规范自身行为,用护士规范、准则来衡量自己,打造护士优美的形象,来提高自身的社会地位。

2. 规划自身职业生涯　职业生涯规划是在对一个人职业生涯的主、客观条件进行评估、分析、总结,对自身的兴趣、特长、能力等各方面进行综合评估,根据职业特点,确定最适合的职业目标,并坚持不懈,直至成功。随着社会的发展和人们对自身健康的重视,护理工作变得十分重要,当护士认真对自己做出职业规划,并脚踏实地勇往直前大踏步迈进时,护理工作必将为医疗事业做出必不可少的贡献。规划职业生涯应注意以下几点:①职业生涯规划必须具备可实施性,起到激发工作动力的作用。②认真认识和分析自己,总结出自己的特点和优势,合理设定职业目标,使护士更专注于工作,个人潜能得到最大限度的发挥。

3. 认同个体差异　护士的年龄、教育层次、职业经历等不同,可导致个体的职业心理需求千差万别。个体不同的成就动机、兴趣爱好、能力特长等,也可形成多层面、多方位、多样化的职业心理需求。护士职业心理的主要需求包括精神、物质两方面,认同并较好地掌握个体职业心理的主导需求,有利于个体保持良好的职业心态、维护心身健康。

(二) 维护职业尊严

1. 热爱护理职业　优秀的护士是把所从事的职业当作一个崇高、神圣的事业,以热爱,甚至是挚爱的心态完成工作。热爱职业,保持良好的情绪、情感很重要,以积极的情绪对待工作不仅可以对心身健康起到促进作用,也可以使自己高效率地完成工作。护理人员应用科学、合理的方法调整好自己,及时释放自己的心理压力,接纳自己所遇到的心理压力。正确理解护理工作的重要性,真心地热爱护理工作。

2. 从工作中寻找乐趣　护士日常从事的护理工作比较单调,每天重复的劳动会让人对职业兴趣下降,甚至产生职业倦怠感。职业倦怠是指个体在工作压力下形成心身疲惫与耗竭的状态,生理上表现为感觉迟钝、动作笨拙不协调;心理上表现为厌烦、焦虑、注意力不集中等。当护士在工作中出现职业倦怠时要注意及时进行自我调整,如在工作允许的情况下将不感兴趣和兴趣浓厚的工作交叉安排,缓解不良的负性情绪,避免产生疲怠感。另外,还要善于从平常的工作中寻找兴趣点,学会给厌倦的工作设定并细划为一个个的小目标,每一次小目标的顺利实现都会是一次成功的到来,逐渐提升兴趣点,最终完成大目标。

3. 提升自身工作能力　现代医学不断发展,临床的护理工作不断更新与发展,如不能及时学习护理新理念、新技术、新方法就无法适应目前的日常实际工作,护士必须不断培养和提高自身素质,通过终身学习掌握新的知识和技能,才能跟上时代,适应临床的变化。繁忙、复杂的工作和生活中,难免遇到困难和挫折,挫折感和失望感使人心里痛苦,护士如果缺乏有效的心理调节能力,在紧张的工作压力中易产生焦虑情绪,表现为心理上害怕、恐惧,情绪易激动、愤怒,所以,在工作和生活中,要正确评价"自身的长处和不足",采用积极的行为方式对自己的心理进行适当调节,以利于护理工作的开展。

4. 获取自身价值　护士是为人类的健康事业服务的,绝不是简单的发药、打针。护士举手投足间的一个小动作都体现着自身的素质,护士一个真诚的微笑、一句关切的问候都会给病人的内心深处带来无限的安慰,让病人倍感温暖,简单的言行带给病人无限的宽慰;熟练的操作技能让病人感受到护士的真诚和认真。护士要学会从平凡的工作岗位中找到不平凡的生命价值和意义。

(三) 保持和谐的人际关系

人际关系是指在物质和精神交往的基础上产生和发展的人与人之间的联系。人际关系取决于交往双方需要的满足程度。在交往中双方的需要得到了满足,会产生并保持亲近的心理关系,否则就会疏远双方的关系。护士在与病人的接触中,如果能理解病人内心的感受,尊重并关心病人的内心体验和需求,双方就会建立良好的人际关系。反之,护士对病人不友好、不尊重,病人的心理需求得不到满足,就会疏远护士,产生不良的护患关系,甚至是敌对关系。在护士与病人的沟通交往过程中,护士应真心地理解、接纳病人的体验和感受,才能建立良好的人际关系。

建立和保持和谐的人际关系是完成护理工作的前提和基础。怎样才能建立和谐的护患关系?建立和谐的护患关系应注重以下几方面:①学会倾听:护士首先应学会倾听病人的诉说,如病人的病情、需求和感受等,还要学会倾听同仁们的意见,互相帮助和支持,避免一意孤行,一错再错,丰富自身的工作经验,提高业务水平。积极倾听和领会上级领导的意见和要求,领会领导的精神,相互配合,共同保质保量地顺利完成工作,提高工作效率和护理质量。②学会共情:共情,就是护士站在病人的立场,深入病人的内心世界,用病人的眼光看待他们自身的健康问题,感受病人的情绪、痛苦和不幸,体会这些健康问题对病人的影响,并向病人表达出自己的感受,让病人体会到护士的接纳和理解。③求同存异:护士应学会求同存异,任何病人和同仁,都有其各自的人格特点、生活经历和思维模式,应学会尊重对方,只要目标方向一致,就应相互合作,共同完成既定目标,体现团队意识。

知识链接

共情的10大技巧

①专注技巧;②镜射技巧;③判断抽离技巧;④微小的鼓励技巧;⑤具体化技巧;⑥一致化技巧;⑦开放式提问技巧;⑧沉默技巧;⑨复述技巧;⑩支持-再保证技巧。

（四）专业的心理干预

面对繁杂的工作，护士心理也会出现困扰，如果硬撑着工作，很可能把消极情绪投射到病人身上，导致护患矛盾、工作差错，为减少和避免这些问题，可以通过寻求专业的心理医生或心理咨询师等来进行专业的心理干预，制订个人的心理干预计划，寻求问题的解决方法。护士还可以利用认知调控法、注意力转移法、合理宣泄法、活动调节法和放松训练法等常用方法，进行自我心理调适，维护自身心理健康。

（五）学会劳逸结合

护士工作紧张、压力大，如何缓解？学会劳逸结合十分重要。

1. 建立健康的生活方式　包括合理的饮食、充足的睡眠和适当的体育锻炼。饮食规律，荤素搭配，尽量少吃煎、烤、炸等食物，睡前少喝浓茶、咖啡。睡眠充足，有规律。运动选择有氧运动，年轻人可选择耗氧量大的运动如跳绳、游泳、爬山等；中老年人可选择慢跑、步行、跳广场舞等。运动强度指标为运动时每分钟最大心率加年龄不超过170。坚持有规律的体育锻炼，在遇到心理应激时，抵抗力会增强，对心身可起到保护作用。运动也可以给人带来心身的愉悦。

2. 培养广泛的兴趣爱好　包括读书、旅游、跳舞等，丰富业余生活，保持积极、愉快的情绪，使自己拥有健康的身体。护士要合理安排工作和休息的时间，让自己的休闲时间过得有意义，心身获得充分的放松。在美好的季节，尽量选择外出旅游，游历名山大川，或短时自驾游，使心胸开阔，密切亲情，有利于今后的工作。

3. 疏泄自己的情绪　找人倾诉，疏泄自己的情绪，释放自己的心理压力。倾诉也是再现经历和重新思考的过程。选择什么人倾诉？可选择值得信任的亲人、朋友或同事，也可以写写日记、微博等，倾诉对象的心理一定要健康。护士的负性情绪得以疏泄，更能放松心情面对工作。

4. 学习应对技巧　面对职业应激时，护士应多采用积极的应对方式，如真诚地面对问题等，避免消极的自我暗示，避免无意义的争论。学会控制自身情绪，及时宣泄不良情绪，把自己的压抑投射出去，舒缓紧张的神经。

二、护理人员的心理调适

护理人员经常承受超负荷的工作，持续的紧张的职业氛围使护士情绪易激动，出现心理失衡。所以，培养护理人员的自我心理调适，对维护心理健康具有十分重要的意义。护士只有保持愉快的心境，用积极的心态和情绪去服务病人，才能取得高质量的护理效果。常用以下方法进行心理调适。

（一）认知调控法

认知调控法是指当个人出现不适度、不恰当的情绪反应和行为时，理智地分析和评价所处环境，以理性的价值观念思考目前的事态，避免或消除情绪障碍，做出合理的应对，如当一个人非常愤怒时，此时应告诫自己冷静，认真找出愤怒的原因，寻求解决问题的办法。所以，调整、改变认知可调控自身的情绪反应和行为。认知对情绪有整合作用，认知调整的直接目的在于矫正导致不适行为和情绪的思想和观念。运用认知调控法时，首先分析压力、刺激的性质与程度，冷静分析，及时调控过度的情绪反应，放弃非理性观念，努力改变思维模式，寻找多种解决问题的方案。除冷静思考解决问题外，也可以采纳他人的意见或通过语言暗示来进行调节。

（二）注意力转移法

注意力转移法又称移情法,是减轻或消除不良心境所采取的转移行为,以达到心态平衡。按照巴甫洛夫外抑制的原理,人的心理活动可以通过外力使原来的兴奋中心得以抑制和转移。不愉快的情绪形成后,可引导护士或当事者把注意力转移到他(她)所愿做的事情上,使个体的不良心境快速地从烦恼中解脱。注意力转移,常见的方法有以下几种。

1. 休闲转移法　主要包括散步法、聊天法。散步转移法可以使护士冷静的、理智的思考,转换角度分析问题,对负性情绪进行冷处理,尽快脱离不良情境,走出去。聊天转移法是指用聊天的方式转移注意力,通过聊天解除心中的困惑和苦闷,走出委屈、不安和痛苦。

2. 忙碌转移法　心情不好时,有意多安排些工作,使个体忙碌起来,由于注意力集中在安排的工作上,无暇顾及自身的烦恼,靠时间的推移,使烦恼得以淡化。这样就要求所安排的工作量偏大,又别太精细,危险系数小,避免注意力不集中而造成不必要的损失或不良后果。

3. 娱乐转移法　通过所喜爱的娱乐活动如看球、听音乐、跳舞、绘画等转移注意力。看球能使自己紧张的神经跟着赛事起伏,暂且忘却烦恼;音乐可以愉悦人的心身,让人舒缓紧张的神经;跳舞时,边听音乐边运动肌肉,达到放空大脑、身体松爽的效果,借以消除杂念;绘画能静神安心,将荣辱置之脑后。

4. 放眼转移法　借助放眼世界、开阔心胸的方法来转移注意力。只要能走出去,无论是浏览,还是小聚,思路都会打开,回头再看往日的问题和困境,角度和视野将发生很大变化,以前的困难不再是困难,之前过不去的坎,现在也不再是坎。放眼转移法使人以一种博大的胸怀,重新面对自己的生活。

（三）合理宣泄法

宣泄是一种释放,使人把压抑在心里的愤怒、悲伤、焦虑等各种消极情绪排解出来,获得心理和精神的解脱。因此,宣泄是摆脱恶劣心境的必要手段,它也可以强化人们战胜困难的信心和勇气。合理宣泄就是以合理的方式把压抑的情绪倾诉或表达出来,减轻或消除心理压力,转换心境。

生活中会有各种各样的事情给人们造成一定的心理压力,如工作不如意、婚姻不幸福、家庭不和谐等,这时必须采取合理的方式将负性情绪宣泄出来,切忌把不良情绪埋于心底,或殃及池鱼,不分场合的发泄,引起更大的困惑和不安。常用的情绪宣泄的方式有以下几种。

1. 倾诉　找同事、亲人、朋友、领导尽情地把心理困惑、积怨、不解、愤怒等倾诉出来,一定要选择最亲近、最信赖、最理解自己的人进行倾诉。否则,就不能畅所欲言,达不到应有的放松心情的目的。

2. 书写　用文字如书信、作文或日记等方式,将自己隐藏在内心的情绪表达出来,自己对自己说,想说什么就说什么,没有任何心理压力,没有任何顾忌,不良情绪可在字里行间得以化解。

3. 运动　最好到室外活动如打球、散步或爬山等,呼吸新鲜空气,欣赏自然风光,让痛苦与泪水随汗水一起流淌,心情会豁然开朗。

4. 哭泣　虽说"男儿有泪不轻弹",但眼泪恰恰是一个人内心深处情感的释放与表达。眼泪也是人的一种宣泄方式,无论男女,可以是默默地流,也可以是大声地哭,都能将消极的情绪排解出来,令不愉快的情绪得到缓解,减轻心理压力。宣泄消极情绪应注意以下几点:①情感宣泄的对象、场合、方式等。②不能迁怒于他人或他物。③宣泄要自觉遵守规章制度及医疗法律、法规。④培养广泛的兴趣、爱好,拥有多种转移和宣泄不良情绪的途径和手段。

(四)活动调节法

用活动来充实空虚的生活,用活动来获得愉悦的情绪,用活动来促进对问题的领悟和认知,调适不良的情绪和不适应行为。活动调节法包括劳作、体育、文化活动,可运用于一般性的心理不平衡和轻微的心理障碍。通过从事活动,从中获得幸福感,驱散不良的负性情绪,达到调节心身健康的目的。最常用的活动调节法是艺术调适,就是利用音乐、绘画、舞蹈、戏剧、摄影等艺术活动进行自我心理调适,运用艺术调适法时,应根据自身的情况选择合适的活动种类,像抑郁者可选择激昂的音乐疗法,如贝多芬的《命运交响曲》;焦虑者可选择舒缓的音乐,如民族乐曲《平湖秋月》《春江花月夜》,也可以选择安静的绘画疗法;恐惧者可选择暖心的舞蹈疗法等,使人有效地放松精神。

(五)放松训练法

放松训练法是通过肌肉松弛练习达到放松肌肉和精神,缓解与消除心理紧张的目的。放松训练法可缓解紧张性头痛、失眠、高血压等躯体症状和焦虑、苦闷、抑郁等心理症状,以恢复体力、稳定情绪、振作精神,使人因紧张而造成的生理和心理失调状态得以缓解并恢复正常。常用以下几种方法。

1. 身体放松法 常用的有散步、做操、游泳等。

2. 精神放松法 常用的有听音乐、读书、静坐等。

通过身体放松法和精神放松法将个体的注意力集中在不同的感觉上,比如专注地看着一朵花、一片云,或任何一件柔美的事物,细心观察其细微之处,从中欣赏自己平时不关注之处,寻到事物不令人察觉的美好;聆听一段舒缓、欢快的音乐,细细体味每一句歌词、每一个音符,体会那种震动心灵的感觉;触摸自己的身体部位如手指、额头、脸颊,按按掌心,摸摸额头,轻抚面颊等,体会自己身体带给我们的温暖与幸福。

知识链接

快速放松的10种简单方法

①吹气;②放松肌肉;③浸泡热水;④散步;⑤对自己说话;⑥不要过度恐慌;⑦打开音乐,随歌而舞;⑧利用运动;⑨什么都不做;⑩请教专家。

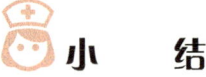 小 结

护士心理健康的自我维护,应优化职业心态,做到提高职业认同感、规划自身职业生涯、认同个体差异;维护职业尊严,做到热爱护理职业,从工作中寻找乐趣,提升自身工作能力,获取自身价值;保持和谐的人际关系,学会倾听、学会共情、求同存异;进行专业的心理干预;学会劳逸结合,建立健康的生活方式,培养广泛的兴趣爱好,疏泄自己的情绪,学习应对技巧。护理人员心理调适的方法有认知调控法;注意力转移法,包括休闲转移法、忙碌转移法、娱乐转移法、放眼转移法;合理宣泄法,包括倾诉、书写、运动、哭泣;活动调节法;放松训练法,包括身体放松法和精神放松法。

能 力 检 测

1. 保持和谐的人际关系,应学会_____、学会_____、_____。
2. 调节一般性心理不平衡和轻微的心理障碍的方法是_____。
3. 试述护士如何维护自我心理健康。
4. 请分组调查护理人员心理调适的常用方法并列出。

（汪永君　张　静）

模块八　心理危机干预与护理

学习目标

掌握:心理危机、自杀的定义。心理危机干预的技巧与护理。
熟悉:心理危机干预的概念,心理危机干预的步骤。
了解:心理危机历程、自杀与预防。

第一节　心理危机概述

临床护理情景描述

　　1994年12月8日,对于新疆克拉玛依的人民来说那是一个不眠之夜,这也是克拉玛依有史以来最寒冷的一个冬天。事故发生当天,全市中小学生796人在友谊馆剧场举办"专场文艺演出"。当地时间18时20分左右,由于舞台上方7号光柱灯烤燃附近纱幕,引起大幕起火,火势迅速蔓延,剧场内各种易燃材料燃烧后产生大量有害气体,致使众人被烧或窒息。由于学生们撤离火灾现场的最佳时机被错过,所以此次火灾造成了极其惨重的人员伤亡。

　　796名来自全市15所中小学的师生全部陷入火海之中,325人死亡,132人烧伤致残。死者中有288人是中小学生。在场的有40多名教师,有36位遇难,多数是为掩护学生而殉职。经公安、消防、劳动等有关部门共同调查,新疆克拉玛依友谊馆"12·8"特大火灾事故是一起重大责任事故。

　　许多家属在火灾24 h之内目睹了大量死伤者的惨状,当证实自己孩子去世或受伤的消息后,有的家属立即腿软或头脑一片空白,拒绝接受现实,少数则当场昏厥,也有亲属能打起精神坚持组织抢救及安排后事。

　　问题:遇到这样的突发事件,作为护理人员应该如何去做?

一、心理危机的定义

心理危机是指由于突然遭受严重灾难、重大生活事件或精神压力,使生活状况发生明显的变化,既不能回避,又无法用通常方法来解决时出现的一种特殊心理失衡状态,尤其是出现了用现有的生活条件和经验难以克服的困难,使当事人陷于痛苦、不安状态,常伴有绝望、麻木不仁、焦虑,以及植物神经症状和行为障碍。除非及时缓解,否则会导致情感、认知和行为方面的功能失调。

> **知识链接**
>
> ### 个体面对危机时的心身反应
>
> 当个体面对危机时会产生一系列心身反应。危机反应主要表现在生理上、情绪上、认知上和行为上。
>
> **生理方面:**肠胃不适、腹泻、食欲下降、头痛、疲乏、失眠、做噩梦、容易惊吓、感觉呼吸困难或窒息、哽塞感、肌肉紧张等。
>
> **情绪方面:**常出现害怕、焦虑、恐惧、怀疑、不信任、沮丧、忧郁、悲伤、易怒,绝望、无助、麻木、否认、孤独、紧张、不安,愤怒、烦躁、自责、过分敏感或警觉、无法放松、持续担忧等。
>
> **认知方面:**常出现注意力不集中、缺乏自信、无法做决定,健忘、效能降低、不能把思想从危机事件上转移等。
>
> **行为方面:**害怕见人、暴饮暴食、容易自责或怪罪他人、不易信任他人等。

二、心理危机的特征

现实生活中的危机涉及面很广泛,既有不同群体的各种不同危机,也有同一群体不同时期的同一危机。不同的心理学家对危机具有什么特征持不同的观点,归纳起来,主要有以下特征。

1. 危险与机遇并存　危机:危,危险;机,机遇。危机做好了就是机会,做不好就是危险。如果它严重威胁到了一个人的生活或者家庭,往往会产生自杀或者精神崩溃的可能。这种危机就是危险的,如果一个人在危机阶段及时得到适当、有效的治疗性干预或帮助,则不仅会防止危机的进一步发展,还能帮助他学会新的应对技巧,使心理平衡恢复到甚至超过危机前的功能水平,因此可以说危机是一种机遇或者转折点。

2. 复杂的症状　心理危机的症状是复杂的、难以理解的,它不遵守一般的因果关系规律。

3. 成长和变化的机缘　在伴随危机的不平衡中,焦虑情绪总是存在的,这种情绪导致的不舒服为变化提供了动力。

4. 缺乏万能或快速的解决方法　心理危机的解除不仅需要心理辅导者及医护人员的帮助,还与当事人自我的心理特征及他对危机的反应等相关,需要慢慢地解决,因此没有万能或快速的解决方法。

5. 时间限制性　通常持续6~8周,在危机的最后,主观不适的感觉会减轻。但是,危机事件后立即发生的事情决定了危机是否会变成一种疾病倾向。

6. 信号性 个体会发出需要帮助的信号,并愿意接受外部的帮助或干预。

7. 干预效果 取决于个人的素质、适应能力和主动作用,及他人的帮助或干预。

知识链接

对危机做出反应的三种形式

(1) 在理想情况下,当事人能够自己有效地应付危机,并从中获得经验,发展壮大自我。

(2) 当事人虽然能够渡过危机,但只是将有害的后果排除在自己的认知范围之外,因为并没有真正地解决问题,在以后的生活中危机的不良后果还会不时地表现出来。

(3) 当事人在危机开始时心理就崩溃了,如果不提供立即的、强有力的帮助,他们就不可能再向前走一步。

三、心理危机历程与理论

(一) 心理危机历程

心理危机历程即心理危机的发展过程。

1. 冲击期 在危机事件发生后不久或当时,感到震惊、恐慌、不知所措。

2. 防御期 表现为想恢复心理上的平衡,控制焦虑和情绪紊乱,恢复受到损害的认知功能。但不知如何做,会出现否认等。

3. 解决期 积极采取各种方法接受现实,寻求各种资源设法解决问题。焦虑减轻,自信增加,社会功能恢复。

4. 成长期 经历了危机变得更成熟,获得应对危机的技巧。但也有人消极应对而出现种种心理不健康的行为。

(二) 心理危机理论

没有任何一个单一的理论或学派能够包括每一个人对危机的观点、模式和危机干预系统的认识,亚诺希克提出的危机理论概念有三个不同的层次:基本危机理论、扩展危机理论和应用危机理论。詹姆斯对危机和危机干预相关的理论进行了简短的概述,包括亚诺希克的三种危机理论和新兴生态系统理论。

1. 基本危机理论 基本危机理论由林德曼和卡普兰等创立。本理论对理解因亲人死亡所导致的悲哀性危机做出了实质性的贡献。他们认为人在经历亲人死亡后出现悲哀的行为是正常的、暂时的,可以通过短期干预技术对正常的悲哀行为反应干预。正常的悲哀行为反应包括:总回忆死去的人,认同死去的人,表现出内疚或敌意,日常生活出现某些程度的紊乱等。林德曼主要是针对悲哀反应的即时解决,卡普兰进一步完善和补充了这一理论,将其结构扩大到整个创伤事件。他认为,危机是一种状态,造成这种状态的原因是生活目标的实现受到阻碍,且用常规的行为无法克服;阻碍的来源既可以是发展性的,又可以是境遇性的。所有的人都会在其一生的某个时候遭受心理创伤。应激和创伤两者本身都不构成危机。只有在主观上认为创伤性事件威胁到需要的满足、安全和有意义的存在时,个体才会进入应激状态。伴随着危机既有暂时的不平衡,也有成长的契机,危机的解决可能会导致积极的和建设性的结果,如较强的应付能力及减少消极的、自我否定性的和功能失调的行为。

2. 扩展危机理论　扩展危机理论继承了林德曼等的基本危机理论,同时,也吸取了一些其他较为先进的理论成分,如心理分析理论、系统理论、适应理论和人际关系理论等。

(1)心理分析理论:认为通过获得进入个体无意识思想和过去情绪经历的路径,可以理解伴随危机的不平衡状态。关于为什么一个事件发展成为危机,心理分析理论假设某些儿童早期的固着可能是主要的原因。在受到危机影响时,这个理论可以帮助求助者理解其行为的动力和原因。

(2)系统理论:认为人与人、人与事件之间是相互关联和相互影响的,而不只是单独强调处于危机中的个体的内部反应。构成系统的所有要素都是相互联系的,它们中的任何一个成分的改变都会导致整个系统的改变。贝尔金进一步指出,该理论"涉及一个情绪系统、一个沟通系统及一个需要满足系统",所有属于系统的成员都对别人产生影响,也被别人所影响。系统理论采用人际关系系统构建思维方式。传统理论仅将焦点集中于个体将发生的变化。

(3)适应理论:认为适应不良行为、消极的思想和损害性防御机制对个体的危机起维持的作用。当适应不良行为改变为适应性行为时,危机就会消退。打开功能适应不良链,意味着变化到适应性行为,促进积极的思想以及构筑防御机制以帮助个体克服因危机导致的失能,并向积极的功能模式发展。在危机干预者的帮助下,个体能够学会将旧的、懦弱的行为变化为新的、自强的行为,这样的新行为可以直接在危机条件下起作用,最后将解决危机。

(4)人际关系理论:以科米尔等所谓的增强自尊的诸多维度为基础,如开放、诚信、共享、安全,无条件的积极关心和天真。人际关系理论的要点:如果人们相信自己,相信别人,并且具有自我实现和战胜危机的信心,那么个人的危机就不会持续很长的时间;如果人们将自我评价的权力让给别人,他们就要依赖于别人才能获得信心。因此,人际关系理论的最终目的在于将自我评价的权力交回自己的手中,这样做会使人心中获得对自己命运的控制,重新获得能力以采取行动应付危机境遇。

3. 应用危机理论　危机理论的应用需要有一个灵活的态度,每一个人和每一次危机都是不同的。因此,危机干预者必须将每一个人和造成危机的每一个事件都看作是独特的。布拉默应用危机理论将危机分为正常发展性危机、境遇性危机和存在性危机。詹姆斯从生态理论的视角提出了生态危机。

生态危机(ecological crisis)是指生态环境被严重破坏,使人类的生存与发展受到威胁的现象,是生态失调的恶性发展结果。主要由人类盲目和过度的生产活动引起。生态危机通常是由某个事件引起,该事件的后果几乎会影响到在环境中居住的每一个人。自然现象中的生态危机,如飓风、洪水、地震、火山爆发、海啸、暴风雪、泥石流、干旱、饥荒和草原/森林大火等;生物学的生态危机,如流行性疾病、一个巨大的石油泄漏事故的影响等;政治方面的生态危机,如战争中,一个灾难性的难民危机,或种族清洗;经济方面的生态危机(经济危机),如20世纪早期的经济大萧条。生态危机有其发生和发展的过程。这种危机在潜伏时期往往不易被察觉,但危机一旦形成,几年、几十年甚至上百年都难以恢复。

4. 生态系统理论　随着危机干预作为一种专门治疗技术的出现,以及将研究扩展到危机的即时后果,危机干预者逐渐懂得,如果危机没有得到解决,不仅个体及其周边社会、经济和环境资源会受到很大的破坏,而且个体所在的整个生态系统也在劫难逃。

危机干预的生态系统理论认为,危机是整体生态系统中的一部分,灾难性事件能够影响和改变整个生态结构,仅仅处理危机幸存者的情绪创伤是不够的。因为灾难会造成整个生态组成系统的持久性损害,需要大量有经验的各种人类服务与环境科学专家组成快速反应小队,以恢复稳定和与环境之间的平衡。

目前,危机干预的理论研究已逐渐从任务指向操作,将各种理论和方法很好地结合在一起,选择适当的方式以切合危机个体的需求。从所有危机干预的方法中,有意识地、系统地选择和整合各种有效的概念和策略来帮助危机个体,不局限于任何教条式的理论方法。

(三) 心理危机的分类

根据危机刺激的来源分类,可以将心理危机分为发展性危机、境遇性危机和存在性危机三种。

1. 发展性危机 发展性危机(developmental crisis),又称为内源性危机(endogenous crisis)、内部危机(internal crisis)、常规性危机(normative crisis),指正常成长和发展过程中的急剧变化或转变所导致的异常反应。心理学家埃里克森认为人生是由一系列连续的发展阶段组成的,每个阶段都有其特定的心身发展课题。当一个人从某一发展阶段转入下一个发展阶段时,他原有的行为和能力不足以完成新课题,新的行为和能力尚未建立起来,发展阶段的转变常常会使他处于行为和情绪的混乱无序状态。如儿童与父母的分离焦虑,心身发育急剧变化的青少年的情感困惑,青年期的职业选择和经济拮据,新婚夫妇对婚姻生活缺乏足够的心理准备和处理夫妻角色的能力,缺乏足够育儿本领的父母面对第一个孩子的诞生;中年职业压力、下岗失业、婚姻危机、子女离家、父母死亡;习惯于忙碌的退休老人、衰老、配偶离去、疾病缠身等。如果没有及时为承担新角色培养新的能力和应对方式,每个人都有可能产生发展性危机。如果一个人没有及时建设性地解决某一发展阶段的发展性危机,他/她未来的成长和发展就会受阻碍,他/她就会固着在那一阶段。

发展性危机被认为是常规发生的、可以预期的,又是独特的,在生命发展的各个时期都可能存在。如果个体有足够的时间和机会对发展性转变做出适应性的调整,如获得有关信息,学习新技能,承担新角色,就会减小危机对个体心理上的冲击和损害。但是,如果个体缺乏处理危机的经验、对挫折的耐受能力差、缺乏自信、不会与人相处等,发展性危机对他的冲击就会很严重。

2. 境遇性危机 境遇性危机(situational crisis),也称外源性危机(exogenous crisis)、环境性危机(environmental crisis),或适应性危机(adaptive crisis),是指由外部事件引起的心理危机,当出现罕见或超常事件,且个体无法预测和控制时出现的危机,如地震、火灾、洪水、海啸、龙卷风、疾病流行、空难、战争、恐怖事件等。境遇性危机具有随机性、突然性、意外性、震撼性、强烈性和灾难性,往往对个体或群体的心理造成巨大影响,如2008年5月发生在我国四川的"5·12"汶川大地震给民众造成的心理危机就是境遇性危机,这种危机发生突然,影响面广、影响程度深、影响时间长,需要进行及时、有效的干预。

卡普兰根据危机产生的原因,进一步将境遇性危机分为三类:①丧失一个或多个满足基本需要的资源。具体形式的丧失包括亲人亡故、失恋、分居、离婚、得使人丧失活动能力的疾病、肢体完整性的丧失、被撤职、失业、财产丢失等;抽象形式的丧失包括丢面子、失去别人的爱、失去归属感、失去特定身份等。丧失引起的典型的情绪反应是悲痛和失落。②存在丧失满足基本需要资源的可能性。比如得知自己有可能下岗、离退休等。③应付生活变化对个体原有能力提出更高的挑战。常见的情况是本人地位、身份及社会角色的改变所提出的要求超过了个体原有的能力。例如,由中学升入大学、毫无准备的职位升迁等。典型的情绪反应是焦虑、失控感和挫折感。无论哪一种境遇性危机,都具有以下共同特点:①当事人有异乎寻常的内心体验(情绪),伴有行为和生活习惯的改变,但无明确的精神症状,不构成精神疾病;②有确切的生活事件作为诱因;③面对新的难题和困境,当事人过去的举措无效;④持续时间短,几天或几个月,一般是4~6周。

3. 存在性危机　指伴随重要的人生问题,如关于人生目的、责任、独立性、自由和承诺等出现的内部冲突和焦虑。存在性危机(existential crisis)可以是基于现实的,也可以是基于后悔的,还可以是一种压倒性的、持续的空虚感、生活无意义感。如一个40岁的人从未做过有意义的事,没有任何成就,没有产生过任何影响;一个50岁的人,一直独身并与父母在一起,从未过过独立的生活,而到现在却永远失去了机会;一个60岁的退休者觉得自己的生活毫无意义,这种空虚的感觉永远无法以有意义的东西来弥补。

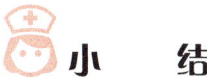

小　　结

危机事件是指人们无法预料或难以预测而突发的带有一定"危险性"的事件,发生这些事件后,人们易出现负性情绪反应,进而引发心理危机。目前危机事件已成为重要的公共问题,它不仅能够造成公共财产的损失,还可能造成躯体创伤。

能 力 检 测

1. 试述危机事件会带给个体怎样的创伤。
2. 常见的危机事件有哪些?

第二节　心理危机干预

一、心理危机干预的概念

心理危机干预是指运用心理学、心理咨询学、心理健康教育学等方面的理论与技术对处于心理危机状态的个人或人群进行有目的、有计划、全方位的心理指导、心理辅导或心理咨询,以帮助这些人或人群平衡已严重失衡的心理状态,调节其冲突性的行为,降低、减轻或消除可能出现的对人和社会的危害。简言之,为处在危机事件中并产生心理失衡状态的当事人或人群(与他们密切相关的人群)提供及时的、专业的心理援助称为心理危机干预。

二、心理危机干预的步骤

尽管人类会遇到错综复杂、各式各样的危机,但危机干预者仍可使用相对直接和有效的干预方法来处理危机。注重实效和以环境为基础是我们推崇的,即要求工作人员系统地使用一些技术,而这些技术的应用过程应该是自然、流畅的,而不是机械式的生搬硬套。危机干预六步法已广泛被专业咨询工作者和一般工作人员所采纳,用于帮助许多不同类型危机的来访者。

危机干预者应该将检查评估贯穿于整个六步法的干预过程中。前三步是确定问题、保证来访者安全和给予支持,这主要应该是倾听而非采取行动;后三步是提出并验证可变通的应对方式、制订计划和得到承诺,这是采取积极的应对方式,以动作和行为作为工作重点。

第一步:确定问题

即从来访者的角度,确定和理解来访者本人所认识的问题。在整个危机干预过程中,工作人员应该围绕所确定的问题来把握倾听技术和应用有关技术。为了帮助确定危机问题,推荐在干预开始时,使用核心倾听技术:同情、理解、真诚、接纳以及尊重。

第二步:保证来访者安全

在危机干预过程中,危机干预者应将保证来访者安全作为首要目标。简单来说,就是要把自我和他人的生理和心理危险性降到最小。

第三步:给予支持

危机干预的第三步是强调与来访者沟通与交流,使来访者知道工作人员是能够给予其关心和帮助的人。工作人员不要去评价来访者的经历与感受是否值得称赞,或是否是心甘情愿的,而是应该提供这样一种机会,让来访者相信"这里有一个人确实很关心我"。

第四步:提出并验证可变通的应对方式

这一步侧重于来访者与工作人员常会忽略的一面——有许多适当的方法或途径可供来访者选择。因为多数情况下,来访者处于思维不灵活的状态,不能恰当地判断什么是最佳的选择,有些处于危机的来访者甚至认为无路可走了。在这一步中,工作者有效的工作能帮助来访者认识到,有许多可变通的应对方式可供选择,其中有些选择比别的选择更为适宜。应该从多种不同途径思考变通的方式:①环境支持,这是提供帮助的最佳资源,来访者知道有哪些人现在或过去关心自己;②应付机制,即来访者可以用来战胜目前危机的行动、行为或环境资源;③积极的、建设性的思维方式,可用来改变自己对问题的看法并减轻应激与焦虑水平。如果能从这三方面客观地评价各种可变通的应对方式,危机干预者就能够给感到绝望和走投无路的来访者以极大的支持。虽然危机干预者可以考虑许多可变通的方式来应对来访者的危机,但只需与来访者讨论其中的几种。因为处于危机之中的来访者不需要太多的选择,他们需要的是能处理其境遇的适当选择。

第五步:制订计划

危机干预的第五步是制订计划,这是从第四步逻辑地、直接地发展而来的。危机干预者要与来访者共同制订行动步骤来矫正其情绪的失衡状态。计划应该达到以下要求:①确定有另外的个人、组织、团体和有关机构能够提供及时的支持;②提供应对机制——来访者现在能够采用的、积极的应对机制。确定来访者能够理解和把握的行动步骤。根据来访者的应对能力,计划应注重切实可行和能系统地帮助来访者解决问题,可以包括来访者与危机干预者的共同配合,如使用放松技术等。

计划的制订应该与来访者合作,让其感到这是他自己的计划,这一点很重要。制订计划的关键在于让来访者感到没有剥夺他们的权力、独立性和自尊。有些来访者可能并不会反对帮助者决定他们应该做什么,但此时这些来访者往往过分关注自己的危机而忽略自己的能力,他们甚至会认为将计划强加给他们是应该的。让受情绪困扰的来访者接受一个善意强加给他们的计划往往很容易。因此在计划制订过程中的主要问题是来访者的控制性和自主性,让来访者将计划付诸实施的目的是恢复他们的自制能力和保证他们不依赖于支持者,如危机干预者。

第六步:得到承诺

第六步得到承诺紧接在第五步之后,同样,控制性和自主性问题也存在于得到承诺这一过程中。如果制订计划这一步完成得较好的话,则得到承诺这一步就比较容易。多数情况下,得到承诺这一步比较简单,让来访者复述一下计划:"现在我们已经商讨了你计划要做什么,下一步将看你如何向他或她表达自己的愤怒情绪。请跟我讲一下你将采取哪些行动,以保证你不会大发脾气,避免危机的升级。"在这一步中,危机干预者要明确,在实施计划时是否达成同意合作的协议。

在第六步中,危机干预者不要忘记其他帮助的步骤和诸如保证来访者安全和给予支持的技术。在结束危机干预前,工作者应该从来访者那里得到诚实、直接和适当的承诺。然后,在检查、核实来访者的过程中用理解、同情和支持的方式来进行询问。也就是说,核心的倾听技术在这一步中也很重要。

除以上六步之外,还应该启动社会支持系统。社会支持系统主要包括:来自于父母及其他亲人、来自于老师和同学、来自于其他方面如朋友和社区志愿者的支持等。这种支持不仅包括心理和情感的支持,也包括一些实质的救助行动。有调查表明,从他人那里获得的社会支持具有可靠同盟、价值增进、陪伴支持、情感支持、亲密感和满意度等调节功能,这些功能对处于危机期的个体具有重要作用。

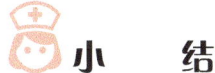

小　结

由于个体在经历了危机事件后可能会出现心理危机,能够造成个体的心身变化,甚至产生自杀、自伤等严重行为。作为护理人员及时对创伤病人进行心理危机干预,帮助他们减轻不良心理应激反应、减少心理创伤是我们的重要工作。

能 力 检 测

1. 作为护理人员我们为什么要进行心理危机干预?
2. 作为护理人员我们如何进行心理危机干预?

第三节　自杀与预防

自从人类懂得了"生命"与"死亡"的概念后,就开始有了自杀行为。在中国,自杀行为发生的渊源非常悠久,有史料记载最早为商纣王,其自焚亡朝,《史记》(殷本纪)记载:周武王于是遂率诸侯伐纣,纣亦发兵拒之牧野。甲子日,纣兵败。纣走入,登鹿台,衣其宝玉衣,赴火而死。《周书》亦有"纣取天智玉琰五,环身以自焚"的记载。

一、自杀问题的严重性与普遍性

医学科学的长足进步,使大量曾经身患不治之症的躯体疾病病人得以治疗和康复,与此同时,自杀却成为日益凶险的生命杀手。世界卫生组织的统计显示,全世界每年约有 80 万人死于自杀,自杀也已成为人类仅次于心脑血管疾病、恶性肿瘤、呼吸系统疾病和意外死亡的第五大死亡原因。此外,还有自杀未遂者,他们常常因此落下某种程度的功能残疾。在一些国家,自杀是青少年的前三位甚至首要死亡原因。同时,中国也是世界上唯一一个女性自杀率比男性高的国家,每年女性自杀率大约比男性高 25%,且这一差异在农村年轻女性中更为突出。

知识链接

自 杀 率

自杀率是一个国家人群心理卫生状况的重要参照指数。据世界卫生组织统计,全球每 40 s 就有一个人自杀,每 3 s 就有一人企图自杀。自杀率高于 12/10 万就是自杀率高的国家,而中国目前的自杀率约为 23/10 万。在中国,据推算每年约有 28.7 万人自杀死亡,至少有 200 万人自杀未遂。自杀死亡占全部死亡人数的 3.6%,是第 5 位重要的死亡原因。

自杀是生命的自我毁灭,无论对社会、家庭,还是对个人,其危害都是巨大的。因此加强对自杀的预防是十分必要的。同时,自杀者从产生自杀意念到实施自杀通常有一个心理过程和时间过程,他们往往处于既想自杀,又期待得到帮助的矛盾心态。这种矛盾心态使自杀行为不可能马上付诸实施。据统计,从产生自杀意念到行为实施,历时半年以上者达 81.3%。这就为自杀预防和危机干预提供了可能。

二、自杀的概念及分类

(一) 自杀的概念

在心理学界,有关"自杀"这一术语的内涵界定存在诸多争议:《大不列颠百科全书》将其定义为有意或者故意伤害自己生命的行动;卡普兰等认为自杀是有意的自我伤害导致的死亡;美国心理学家施奈德曼则将自杀定义为有意的自我毁灭,其行动者有多种多样的痛苦,且把这种行动看作是解决某种问题的最好办法;施奈德曼在 1975 年所作的定义为自己引起,根据自己的意愿使生命终结的行为;另有学者认为,自杀是指主体自主采用各种手段以结束自己生命的行为,甚至泛化为有害生命的一切人类行为……以上这些定义各有特色和理由,但多过于学术化或晦涩难解,因此,为了便于理解,我们可以简单地说,自杀,就是人主动结束自己生命的行为。

(二) 自杀的分类

根据自杀行为的定义、动机和我国的实际情况,我们将自杀分为五种。

1. 自杀死亡(completed suicide) 基本特征是采取了伤害自己生命的行动,该行动直接导致了死亡的结局。死者在采取行动时,必须有明确的死亡愿望,才能认为是自杀死亡。但死亡愿望的强烈程度不作为判断是否自杀的主要依据。

2. 自杀未遂(attempted suicide) 基本特征是采取了伤害自己生命的行动,但该行动没有直接导致死亡的结局。自杀未遂者通常存在躯体损伤,但躯体损害不是自杀未遂的必备条件。必须将自杀未遂与蓄意自伤(deliberate self-harm)、类自杀(parasuicide)、自杀姿势(suicide gesture)之类的术语区别开来,因为一定强度的死亡愿望是自杀未遂的必备条件。蓄意自伤、类自杀、自杀姿势的含义基本上是一致的,指的是明确没有死亡愿望情况下出现的故意自伤行为。

3. 自杀准备（suicidal preparation）　基本特征是做了自杀行动的准备,但没有采取导致伤害生命的行动。这一类包括实际准备了用于自我伤害的物质、工具、方法,比如购买了用于自杀的毒物、药物,或者枪支弹药,或者到自杀现场做实际的考察。

4. 自杀计划（suicidal plan）　基本特征是有了明确的伤害自己的计划,但没有进行任何实际的准备,更没有采取任何实际的行动。如一个人考虑用安眠药自杀,但还没有购买或积存安眠药。

5. 自杀意念（suicidal ideation）　基本特征是有了明确的伤害自己的意愿,但没有形成自杀的计划,没有行动准备,更没有实际的伤害自己的行动。

国外也有学者将自杀分为三类：

1. 利己型　属于这种类型的自杀者,由于缺乏集体的温暖与支持,产生了孤独、空虚、悲观、绝望感受而造成自杀。

2. 利他型　个人为了坚持某种信念、张扬某种主义或效忠某一团体而舍生自杀,则属于此种类型。

3. 动乱型　这种自杀行为,多发生在社会大动荡时期,也就是在动乱的社会条件下,某些人由于失去改造与适应社会的能力和信心而走上了自杀的道路。

自杀的心理类型见表8-1。

表 8-1　自杀的心理类型

类　　别		特　　征
按自杀的心理过程分	即时冲动型（急剧型）	一种在即时刺激引起的暴发性激情下引发的自杀,可以无劣性(痛苦)的心理背景,甚至还可以有良性(欢愉)的心理背景。仅仅偶然的一件事或一句话,即可燃起自杀者的激情,在短暂的、狂劲的和非理智的冲动下自杀
	潜在叠加型（缓进型）	一种由积蓄已久的劣性心理刺激引起的缓进型的自杀,通常在积蕴的劣性心理背景下有诱发事因,促使自杀激情达到因人而异的自杀阈值,但也可以没有明显的诱发事因,仅由劣性体验积累到自杀阈值而成
按自杀的心理性质分	心理满足型	
	宗教型	被宗教信仰驱使的自杀
	献身型	为事业、义气的满足而自杀
	示威型	为向对立面示威而自杀
	报复型	一种旨在报复攻击者的自我攻击性自杀类型,比较复杂多样,有因亲人的偶然刺激而导致的赌气性自杀;因受到委屈,想象自己死后亲人们悲痛欲绝以达到心理满足的委屈性自杀;还有撒娇性自杀
	心理解脱型	
	绝望型	因人而异的不同层次需要根本无望实现时发生的自杀
	空虚型	由于精神空虚、心理驱力泯灭而丧失生活的兴趣,自卑、自弃、悲观、厌世导致的自杀
	畏惧型	因承受不了已经到来的心理压力而自杀
	孤独型	因失去友谊、家庭与社会的温暖而形成的自杀
	羞悔型	由于羞辱、悔恨、内疚等情绪折磨导致的自杀
	烦倦型	长期的生理、心理痛苦和忧烦导致的自杀

续表

类　　别		特　　征
按自杀的 心理层次分	情绪型	由赌气、委屈、羞愧、悔恨、内疚、烦躁等情绪引起,在进程上类同于即时冲动型,多是急剧的,但畏惧、内疚、悔恨也可引起
	理智型	经过自身的长期评价、体验、推理和判断,最后达到自杀意向的类型

三、自杀的原因

导致自杀行为的原因多种多样,不同类型的自杀原因也有所不同。主要可以从环境因素、刺激事件和主体因素三个方面去分析。自杀行为是这三个方面因素综合作用的结果。

(一)环境因素

环境因素包括社会环境、家庭环境、学校环境等。动荡、剧变、充满危机、价值观混乱、冷漠、专制、过于严厉等,都是容易产生自杀行为的危机环境。市场经济的大潮冲击着整个社会,科学技术获得空前发展,文化多元共存,社会进入一个由传统走向现代的转型期。转型意味着变化,意味着彷徨和混乱。这可能使人感到无所适从,因而产生心理困扰乃至出现自杀行为。

(二)刺激事件

自杀往往是有诱因的,也就是说,存在一个或一些刺激事件。有些自杀行为看上去没有明显诱因,像空虚型自杀和烦倦型自杀,其实还是存在刺激事件的。一系列微弱的刺激事件通过积累,也可能成为强有力的诱因,导致自杀。引起自杀的主要刺激事件包括:严重人际冲突、严重的挫折、受到他人威胁或羞辱、失恋、亲人亡故、严重疾病等。研究表明,中国的自杀者死前一年常见的负性生活事件为经济问题、严重的躯体疾病、婚姻冲突等。

(三)主体因素

同样的环境,同样的刺激事件,导致的行为却可能截然不同,这是因为主体因素不同。主体因素是最关键、最具决定意义的。环境、刺激事件都只是自杀的外因,真正起作用的还是主体自身的心理特点。主体因素主要包括以下几个方面。

1. 认知偏差 认知是影响自杀的重要因素,极端的认知也容易导致极端的行为。

2. 情绪障碍 自杀者常常表现出明显的抑郁情绪,几乎所有的抑郁症病人都有不同程度的自杀企图。而美国临床心理学家贝克应用心理测量法研究了 384 例自杀未遂者,认为绝望是比抑郁更直接的促成因素。

3. 挫折容忍力差 大多数自杀者是因为遭受挫折和失败。一个挫折容忍力差的人,毫无面对失败的心理准备和承受挫折的能力,一个小小的挫折就足以引起他们强烈的不良情绪反应,甚至使他们放弃生命。

4. 个性偏差 自杀者往往伴有孤僻内向、心胸狭窄、敏感多疑、多愁善感等不良个性品质。专家认为,从自杀者的性格特征看,过于内向、孤独则容易陷入焦虑与绝望感中,偏执、过分认真、责任感过强、缺乏兴趣爱好、情绪不稳定、心情多变等性格特征常常与偏颇的父母教养态度、复杂的家庭关系有关。有研究报道,自杀者中性格内向与较内向的占 95.2%,孤僻的占 52.4%,虚荣心强的占 71.4%。

一般情况下,内向型性格的人易自杀,外向型性格的人不会轻生。瘫痪、癌症等病人容易自杀,精神病病人在发病期间自杀率尤其高。

知识链接

自杀前的预兆

（1）把自己想死的念头对周围的人诉说或者在日记、绘画中表现出来。

（2）情绪性格明显反常,焦虑不安,或无故哭泣。

（3）抑郁状态,食欲不好,失眠。

（4）回避与人接触,与集体不融洽或过分注意别人。

（5）行为明显改变,对生活麻木且冷漠的人,自杀前突然变了一个人,敏感又热情。

（6）无故送东西、送礼物给亲人或同学,无来由地向他人道谢或致歉。

（7）上课或工作无故缺席,迟到早退,心不在焉。

四、自杀的一般心理过程

自杀,特别是理智型自杀,不是突然发生的,多有比较明显的心理发展过程和心理表现,这也是对自杀危险性进行评定和对自杀行为进行干预的基础。日本学者长冈利贞指出,自杀过程一般经历产生自杀意念→下决心自杀→行为出现变化＋思考自杀的方式→选择自杀的地点与时间→采取自杀行为等过程。对于不同年龄、不同个性、不同情境下的人,自杀过程有长有短。我国学者一般把自杀行为的发展过程分为如下三个阶段。

第一,自杀动机或自杀观念的形成阶段。在很多自杀的案例中,自杀被自杀者当作一种逃避现实生活或在遇到自以为难以克服的挫折和打击时使自己得到解脱的手段。如有人觉得生活无聊没有意义,便决定以自杀作为解脱的方法;有人则借自杀作为对自己因做错了事而产生的悔恨、自责、自罪心理的补偿,如学生因学习成绩不好,感到有负于家庭的殷切希望和培养,产生强烈的自责、自罪心理,并在其驱使下想通过采取自杀行为而达到"谢罪"的目的;自杀还常常被自杀者用来报复与自己有关的人,以使他们感到内疚、后悔和不安,如青年男女在失恋后,其中一方可能通过自杀来使对方背负道义上的包袱以达到报复的目的。

第二,矛盾冲突阶段。在这一阶段,自杀者虽然已有自杀的意念,但求生的本能和对世事的牵挂常常使自杀者在做出最终的自杀决定前陷入生与死的矛盾冲突状态中。此时,自杀者会经常与人谈论与自杀有关的话题,反复预言、暗示自己的自杀可能,或以自杀威胁他人,表现出直接或间接的自杀意图。事实上,这一切可以被看作是自杀者向他人发出的寻求帮助或引起注意的信号。这种信号如果能及时被周边的人觉察到,使自杀者得到适当的关注,或通过外界的帮助找到解决问题的办法,自杀者的自杀企图就有可能被减轻甚至打消。而这也是自杀行为可以预防和救助的心理基础所在。

第三,自杀的平静阶段。自杀者在这一阶段似乎从所面临问题的困扰中解脱出来,不再谈论或暗示自杀,抑郁情绪有所减轻,表现得轻松平静如常,这使得周围的人们以为其心理状态真的好转,从而放松警惕。事实上,这可能是一种假象,因为自杀者已经做出了坚决的自杀决定,不再为生与死的抉择而苦恼,认为自己终于找到了解决问题的办法。他们不再谈论或暗示自杀,甚至表现出各方面情况的好转,只不过是为了摆脱周围的人对其自杀行为阻碍和干预的可能,他们所要做的事情是为实施自杀进行最后的准备工作——考虑自杀方式,准备自杀工具,如买绳子、收集安眠药等,并等待一个合适的时机来结束自己的生命。

五、自杀的预防

南京脑科医院教授、中国最早的自杀危机干预专家翟书涛指出,一般而言,自杀者在自杀前处于想死同时渴望被救助的矛盾心态时,从其行为与态度变化中可以看出蛛丝马迹。大约2/3 的人都有可观察到的征兆,50%的自杀企图者在自杀前曾向他人谈论过自杀,关键是周围的人没有明确的意识,如果能意识到自杀者的异常,在当时即出面干预,这些人多半就不会自杀。

自杀预防应该是一个社会系统工程,它需要社会各个方面的配合,也需要每个人能珍爱生命,贡献爱心。从外因的角度考虑,要想有效地预防自杀,需要社会和经济环境的相对稳定、需要家庭的稳定与和谐、需要改革教育内容与教育方法等。自杀预防可分为两方面:一是就自杀者细微和早期的征兆及表现进行大众的和专门性的教育;二是在自杀事件发生之后,向自杀未遂的幸存者提供一系列的有关咨询和服务。有关研究证实,在自杀行为出现以前,总会表现出一定的先兆,约90%的自杀者会有某种程度的紧张或异常的表现:一是语言上的,如"你们不要老是跟在我身边";二是非语言上的,如放弃了自己所珍视的财产。当人们发现这种先兆而采取某些措施时,自杀事件便可得到控制。

自杀的干预主要在预防,预防自杀可分为三级,即一级预防、二级预防和三级预防。

一级预防主要是指预防个体自杀倾向的发展。一级预防的主要措施有管理好农药、毒药、危险药品和其他危险物品,监控有自杀可能的高危人群,积极治疗自杀高危人群的精神疾病或躯体疾病,广泛宣传心理卫生知识,提高人群应对困难的技巧。

二级预防主要是指对处于自杀边缘的个体进行危机干预。通过心理热线咨询或面对面咨询服务帮助有轻生念头的人摆脱困境,打消自杀念头。

三级预防主要是指采取措施预防曾经有过自杀未遂的人再次发生自杀。

有自杀倾向病人的心理护理如下。

1. 对处于危机中的人的思想和情感进行评估 对任何自杀的想法都要认真对待。如果处于危机中的人已对自杀做了详细的计划,那么自杀的可能性要比仅仅想到自杀时大得多。在做出自杀行动之前,他们既可能表现得很安静,也可能表现得情绪激动。如果既处于明显的抑郁之中,又伴有焦躁不安,这时出现自杀的危险性最大。

2. 解除心理危机 防止自杀的最好办法不是关注自杀本身,而是更多地关注导致其自杀的因素。许多企图自杀者都曾预先发出警告,即求救呼声。耐心倾听自杀者的诉说,延长交谈时间,以开放性的态度接受自杀者的抱怨、失望、拒绝和对帮助的矛盾心理,绝不排斥或试图否认自杀念头的合理性。"同情的耳朵"是帮助个人渡过自杀危机的有效方式,护士通过与病人沟通,了解其自杀的真正原因,可以有针对性地解除危机。

3. 密切观察病人的心理行为表现 护士要外表泰然自若,内心常备不懈,洞察情绪行为的反常表现,如自杀者在自杀前都会有意或无意地显现异常行为,沉默寡言、生活规律紊乱、情绪极度低落等一系列表现,若护士能从蛛丝马迹中发现问题,采取果断的防范措施,如立即加以疏导、解救和阻止,安排特护、亲人陪伴,可达到防患于未然的目的。

4. 提供安全的环境 让有自杀意图的病人处于安全的环境可以防范自杀。入院时应详细检查有无携带危险用品,严禁将刀、剪、绳、玻璃制品等交给病人使用。

5. 取得病人信任 自杀未遂者多因某种社会矛盾或心理冲突而采取自杀行动,他们不会轻易地向素不相识的护士表明自己内心的矛盾与冲突,只有在他们相信护士确实能在一定程度上帮助其解决心理矛盾时,才有可能建立基本的信任以及开始良好的护患交流。

6. 提高病人的社会适应能力 帮助病人分析社会矛盾或心理矛盾产生的根源,正确对待生活中的挫折和失败,为病人提供多种可供选择的解决方法,由病人根据自己的实际情况做出选择,引导病人乐观、豁达地看待人生,这样有利于培养病人今后应对危机的能力,提高自身的心理耐挫力,改善其应对环境刺激的能力。

7. 调动社会支持系统 社会支持系统是防范自杀不容忽视的重要环节。因个体发生自杀行为与社会、家庭、婚姻、工作等因素密切关联。争取其家庭、社会的理解与支持,发动家庭社会支持系统共同给予病人心身支持,可使病人恢复精神平静状态,增强其活着的信心和勇气。

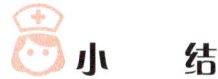

小　结

自杀是指任何旨在结束自己生命的有计划的行动,主要是一种个体行为,但与心理过程、社会环境和文化影响等因素密切相关。自杀可能发生在社区、病房,护士通过细心观察和评估,及早发现有自杀倾向的病人,及时加以干预,可防止病人在治疗过程中发生意外。

能 力 检 测

1. 试述常见的自杀原因有哪些。
2. 为什么要对自杀进行预防?
3. 作为护理人员如何对自杀进行预防?
4. 根据自杀动机可将自杀分为_____、_____、_____、_____、_____。

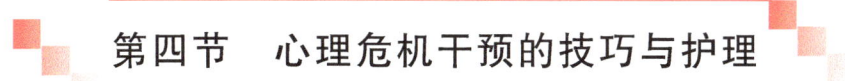

第四节　心理危机干预的技巧与护理

临床护理情景描述

李某是一名在校的高三学生,父亲在政府机关工作,母亲是一名教师,家中经济条件优越,李某是家中独子,性格开朗活泼,学习成绩名列前茅。但是天有不测风云,在一次回老家的路途中,李某的父母遇车祸双双离世。从此,李某由一个爱说爱笑的男孩变得沉默寡言,不愿与老师和同学交流,学习成绩直线下降。

问题:李某遇到了什么心理危机?是否需要干预?

对经历危机的创伤病人来说,护理人员是最重要的病情观察者与照顾者,担负着病人躯体和心理健康的双重护理任务。对创伤病人进行及时的心理护理,帮助他们减轻不良应激反应、减少心理创伤、避免不良心理的长期困扰、恢复身心平衡是护理工作的重要内容。

心理危机干预的原则为:分秒必争,主动参与指导。心理危机干预的最低目标:缓解求助者的心理压力,使其打消自杀念头。中级目标:帮助求助者恢复以往的社会适应力,使其重新面对自己的困境,采取积极而有建设性的对策。最高目标:帮助求助者把危机转化为一次成长的体验,并帮助来访者发展新的应对机制。

一、心理危机干预的技巧

(一)危机干预中的倾听技术

危机干预浓缩了一系列治疗技术和策略,要求危机干预者比日常心理咨询或治疗者更加主动、积极和自信。准确和良好的倾听技术是危机干预者必须具备的能力,实际上有时仅仅倾听就可以有效地帮助人。为了做到很好地倾听,危机干预者必须全神贯注于求助者。有效倾听的重要因素如下。

(1)要在开始时就用自己的言语向对方真实地说明自己将要做什么。

(2)要让求助者知道,危机干预者能够准确地领会其所描述的事实和情绪体验。

(3)要帮助求助者进一步明确和了解自己的情感、内心动机和选择。

(4)要帮助求助者了解危机境遇的影响因素。

(二)非语言行为干预

心理干预中,干预者除运用语言来对求助者加以疏导和安慰,还会通过非语言行为与求助者进行沟通和交流,对语言内容进行补充。非语言行为干预在心理干预中也同样起着重要的作用。言语和非言语行为的一致性是提高干预效果的重要保证,更是提高干预技巧的有效方式之一。因此,干预者实施心理干预,听、说、看、想,缺一不可。将其协调使用,才能最大程度提高干预效果。干预者的全身姿势,传达出对求助者的关切,愿意聆听与陪伴。Egen(1994)提出了下列非语言行为干预的五要素,简称 SOLER。

1. 面对求助者(squarely) 并非正面对正面,关键是你要将身体朝向当事人。能够告诉当事人,你正与他同在。这是一种表达接纳的姿态。

2. 开放的身体姿势(open) 这是一种显示接纳当事人的态度。

3. 身体稍向前倾(lean) 两个进行亲密交谈的人上身自然地向对方倾斜,它是一种体现关切的交流手段,表达了你正全身心地投入到当事人所关心的问题上来的心理。

4. 保持良好的目光接触(eye) 眼睛是心灵的窗户,可传达对求助者的关切、温暖、支持与重视。一般来说,目光大体在对方的嘴、头顶和脸颊两侧这个范围活动为好。目光范围过小会使对方有压迫感,而目光范围过大则会显得太散漫。

5. 身体姿势放松自然(relax) 放松意味着表情大方自然、泰然自若。不仅使你自然而然,更有信心,也有助于当事人保持轻松状态。

(三)心理晤谈

心理晤谈是通过系统的交谈来减轻压力的方法,个别或者集体进行,自愿参加,可以按不同的人群分组进行集体晤谈。

心理晤谈的目标:公开讨论内心感受;支持和安慰;资源动员;帮助当事人在心理上(认知

上和感情上)消化创伤体验。集体晤谈时限:灾难发生后 24～48 h 是理想的帮助时间,6 周后效果甚微。正规集体晤谈,通常由合格的精神卫生专业人员指导,事件发生后 24～48 h 实施,指导者必须对事件有广泛的了解,指导者必须对应激反应综合征有广泛的了解,在事件发生后 24 h 内不进行集体晤谈。事件中涉及的所有人员都必须参加集体晤谈。

晤谈过程:正规分为 6 期,非常场合操作时可以把第二期、第三期和第四期合并进行。

第一期——介绍期:指导者进行自我介绍,介绍集体晤谈的规则,仔细解释保密问题。

第二期——事实期:请参加者描述事件发生过程中他们自己及事件本身的一些实际情况;询问参加者在这些严重事件过程中的所在、所闻、所见、所嗅和所为;每一位参加者都必须发言,然后参加者会感到整个事件由此而真相大白。

第三期——感受期:询问有关感受的问题,如"事件发生时您有何感受?""您目前有何感受?""以前您有过类似的感受吗?"等。

第四期——症状期:请参加者描述自己的应激反应综合征症状,如失眠、食欲不振、脑中不停地闪出事件的影子,注意力不集中,记忆力下降,决策和解决问题的能力减退,易发脾气,易受惊吓等;询问事件过程中参加者有何不寻常的体验,目前有何不寻常的体验? 事件发生后,生活有何改变? 请参加者讨论其体验对家庭、工作和生活造成什么影响和改变。

第五期——辅导期:介绍正常的反应;提供准确的信息,讲解事件、应激反应模式;应激反应的常态化;强调适应能力;讨论积极的适应与应对方式;提供有关进一步服务的信息;提醒可能的并存问题(如饮酒);给出减轻应激的策略;教导自我识别症状。

第六期——恢复期:拾遗收尾;总结晤谈过程;回答问题;讨论行动计划;重申共同反应;强调小组成员的相互支持;说明可利用的资源;主持人总结。

整个过程需 2 h 左右完成。严重事件后数周或数月内进行随访。

晤谈的注意事项如下。

(1)对那些处于抑郁状态的人或以消极方式看待晤谈的人,可能会给其他参加者添加负面影响。

(2)鉴于晤谈与特定的文化性建议相一致,有时文化仪式可以替代晤谈。

(3)对于急性悲伤的人,如家中亲人去世者,并不适宜参加集体晤谈。因为时机不好,如果参与晤谈,受到高度创伤者可能为同一会谈中的其他人带来更具灾难性的创伤。

(4)WHO 不支持只在受害者中单次实施晤谈。

(5)受害者晤谈结束后,干预团队要组织队员进行团队晤谈,缓解干预人员的压力。

(6)不要强迫叙述灾难细节。

(四) 环境干预

改变当事人生活或工作的环境,消除应激源。

(五) 解释和指导

解释危机的发展过程,使当事人正确理解目前的境遇,理解他人的情感,树立自信,给予恢复健康的希望,给予肯定和支持,保持乐观的态度和心境,纠正其不正确的认知,相信有能力缓解面临的困境。

危机干预注意点如下。

(1)心理危机干预是指针对处于心理危机状态的个人及时给予适当的心理援助。这不是一种程序化的心理治疗,而是一种心理服务。

（2）心理危机干预的最佳时间是遭遇创伤性事件后的 24～72 h。24 h 内一般不进行心理危机干预。若是 72 h 后才进行心理危机干预，效果有所下降。若在 4 周后才进行心理危机干预，作用明显降低。

（3）心理危机干预的方法是最简易的心理治疗方法，如净化倾诉、危机处理（心理支持）、松弛训练、心理教育、严重事件集体减压等。

（4）心理危机干预必须和社会支持系统结合起来。尤其是在遭遇重大灾害的时候，心理危机干预和社会工作服务是紧密结合在一起的。

二、心理危机的护理

（一）危机事件后创伤病人的心理评估

评估危机事件后创伤病人的生理健康水平：有无躯体异常症状及体征，如出血、发热、疼痛等，有无躯体功能损害如骨折，有无其他疾病史，并评估上述生理因素是否导致病人的心理异常。

评估危机事件后创伤病人的心理健康水平：评估个体对危机事件和创伤事件的认知评价结果及应对特点；评估病人有无认知功能损害，如感觉减退或增强、幻觉、思维迟缓、注意力减退或转移等症状；评估病人有无出现情感障碍，如易激惹、焦虑、抑郁等症状。

评估危机事件后创伤病人的社会资源：包括病人的社会角色功能、生活自理能力、人际交往意向、社会支持水平与来源。

（二）危机事件后创伤病人的心理健康教育

（1）在创伤病人病情允许的情况下，护士应主动向病人及家属介绍医院环境及设施、主治医师、责任护士、作息安排等，使其尽快熟悉医院环境，消除病人的陌生感和恐惧感。

（2）用通俗易懂的语言向病人及家属介绍疾病相关知识及进一步的治疗、抢救措施，并根据病人及家属意愿酌情告知其预后，从而减轻病人及家属的负性情绪如焦虑、抑郁等。

（三）危机事件后创伤病人的心理护理措施

1. 创伤早期病人的心理护理措施

（1）重建心理安全感：危机事件发生后，应尽快使伤者脱离事件现场，避免进一步的伤害。条件允许的情况下尽量由伤者最亲近的人照料，避免不必要的分离。医院的环境应安静、舒适，保证伤员的睡眠与休息；护士的态度应镇定、平和、温柔，给予伤者及时的躯体关注与心理关爱；护士处理问题时力求沉着而果断，技术操作时准确而熟练，使伤者对护士产生信赖感和安全感，从而缓解精神压力，增强治疗信心。此外，需避免对伤者造成二次伤害。危机事件作为公共问题已引起社会的广泛关注，媒体的采访、热心公众的看望等在一定程度上令伤者感到温暖，但是被关注的同时，伤者往往会主动或被动发生"情景再现"，容易造成其心理疲惫、无所适从，甚至对外界产生怀疑、愤怒的情绪。护士应以专业的方式介入，组织并指导伤者的社会支持系统，严守专业伦理，避免对伤者造成二次伤害。

（2）心理支持：经历危机事件后，多数伤者需要得到情感支持和进行必要的情绪宣泄。护士应鼓励伤者表达对事件的想法与感受，耐心倾听伤者的诉说，使其感受到被关怀、被理解，从而自然地表露自己的内心世界。对于极度悲伤哭泣者，护士可以保持沉默，通过抚摸伤者双手、轻拍后背、拥抱、搀扶等提供心理支持，帮助伤者不良情绪的释放，减轻焦虑和压力。

（3）对症心理护理与优化应对方式：

①对于紧张恐惧的病人,护士应配合医生及时处理创伤、减轻疼痛、减少躯体创伤给伤者造成的不良刺激;注意语言表达方式和技巧,给伤者支持和安慰;耐心倾听病人倾诉,并及时回答病人最关心的问题。

②对于内疚自责的病人,应引导其认识到危机事件并非个人力量,现在首要任务是尽快恢复健康,鼓励病人向前看,珍惜目前拥有的生活,放下思想包袱,积极、乐观面对生活才是告慰死者的最好方式。

③对于焦虑、抑郁病人,护士应向其提供必要的信息支持,如告知伤者一些身体反应,如疲倦、记忆力减退、月经失调、心跳突然加快、腹泻等可能是由于悲伤、焦虑等负性情绪所致,避免伤者由于担心躯体症状而导致负性情绪的进一步加剧。同时,让伤者认识到不良的情绪反应可诱发或加重躯体反应。应鼓励抑郁病人重新开始,面对现实。亦可教授伤者一些积极有效的放松技巧,如深呼吸,想象平静的大海,充满阳光的森林等,可有效转移其注意力。

④对于愤怒、仇视的病人,医护人员要宽容和理性,积极共情,体贴伤者的遭遇和痛苦,谅解他们一些过激的语言和行为,必要时可暂时回避;创造机会让他们发泄内心的不满,从而矫正心理失衡,以消除病人的愤怒和仇视心理。

(4)强化创伤病人的社会支持系统:家庭成员作为创伤病人社会支持系统中的重要成员,对病人心理及身体的康复起着不同寻常的作用。家属及亲朋好友对病人的内心活动、性格特点、生活习惯最为了解,他们的陪伴可以增加病人治疗过程中的安全感,这往往是其他人不能代替的,而且病人也愿意依赖自己亲人的照顾。因此应鼓励家属、亲友多亲近病人,给病人以心理上的支持和安慰。此外,心理工作者的早期介入、社会各界的热心援助以及政府部门的关怀等均为有力的社会支持资源。若给予得当,可缓解伤者的心理压力,促使其早日康复。

2. 创伤康复期病人的心理护理措施

(1)激发伤员主体意识和自我价值感的恢复:注意引导、激发伤员关爱他人、回报社会的愿望和行为,激发其自身组织功能和潜能,恢复期主体意识和价值感。引导伤员间的互相关心,特别是让伤势较轻的伤员适当帮助伤势较重的伤员做些力所能及的事,让他们意识到自己的能力和价值。对于依赖心理明显的伤者,护士应认识到其依赖心理增强是一种正常的"需要补偿"心理,应冷静、客观对待。在危机事件中,如果创伤病人失去了亲人和家园,可能会有强烈的情感补偿需求,当无法完全满足时,便可能产生"索要"行为。但是,这并不代表他们的本质变了,事实上这是他们希望得到来自医务人员和社会更多的爱与补偿的一种表现。因此,护士不仅要避免用行为和语言伤害、孤立他们,还要鼓励病人倾诉心中的想法,帮助他们重树生活的信心,逐步减轻对社会的依赖。

(2)创伤后躯体障碍病人的心理护理:为病人提供情感宣泄的条件,鼓励其用语言和非语言形式表达感情;与病人共同讨论所面临的问题及可能的解决方法,帮助病人认识自身的力量和拥有的资源,提高战胜困难的自信心;发挥病人社会支持系统的功能,促进病人和亲友的情感交流,全面提供心理支持。鼓励病人之间的交往,为病友间的交流创造有利条件;指导病人合理使用运动锻炼程序调节心理状态,培养积极情绪,提高机体抗病能力,并及时反馈身体状况改善的信息。

(3)PTSD(创伤后应激障碍)病人的心理护理:护士需配合心理医生或精神科医生应用一些特殊的心理治疗技术来减轻创伤病人的症状,降低与创伤性事件有关的心理困扰。比较有效的心理治疗方法,如暴露疗法,帮助病人面对痛苦的记忆和感受,表达、宣泄与创伤性事件相伴随的情感,避免形成压抑,鼓励其正视现实,理性处事;认知疗法,帮助病人审视某些非理性认知,引导其以合理的信念代替消极因素,以积极的思维方式分析问题。

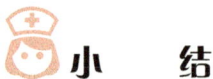

小　　结

　　对于遇到危机事件出现心理危机的个体,我们能够采取一些技术、技巧使其更快地恢复。作为护理人员,对于处在不同时期的创伤病人或不同原因造成创伤的病人需要采取不同的方法。

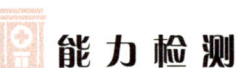

能 力 检 测

　　1.试述常见心理危机干预的技巧。
　　2.对于创伤早期的病人如何进行心理护理?

（李　杨　陈　莹）

实 践 指 导

实践一　记忆广度实验

【实验目的】

通过实验识别被试者数字记忆的广度和记忆力的程度,同时测量被试者视觉、记忆、反应速度三者结合的能力。

【实验原理】

数字记忆广度法首先是由雅克勒斯使用的。记忆广度指的是按固定顺序逐一地呈现一系列刺激以后,刚刚能够立刻正确再现的刺激系列的长度。所呈现的各刺激之间的时间间隔必须相等。再现结果只有和原来呈现的顺序及内容一模一样才算正确。记忆广度实验是测定短时记忆能力的一种简单易行的方法。

【实验材料】

1. TYGD-Ⅱ型记忆广度测试仪一台

测试仪使用方法:按下复位键,由程序将码Ⅰ灯、记分灯置亮,数码管显示为0202.00。码Ⅰ灯亮表示本次实验采用第一套编码,记分灯亮时,数码管显示的数字表示:基础位长为2,基础分为2分。而计时灯亮时,六位数码管显示计时和计错。主试可以根据需要按动如下按键,可方便地改变操作内容,其规律如下:☆编码键:码Ⅰ→码Ⅱ→码Ⅰ。☆显示键:计时→记分→计时。被试者按下键盘上的回车键,仪器自动提取一个三位数。被试者看到回答灯亮时,用键盘按顺序回答所记忆的数字,按回车键表示确认并进入下一轮。如此循环,直到仪器出现停机长蜂鸣声,测试结束。在此期间,若回答正确,则回答灯灭,若不正确,则仪器响一下蜂鸣,答错灯亮,记错一次。

2. 笔、纸

3. 键盘输入盒

【实验程序】

(1) 主试者端坐在主试面板前,被试者端坐在被试者面板前,将键盘输入盒放于被试者手边。

(2) 主试者开动机器,并将仪器调试好,准备开始实验。

（3）被试者注视被试面板上呈现的数字，并在回答灯亮后用键盘按顺序回答所记忆的数字，回答完毕后按回车键。

（4）按步骤（3），循环反复进行，直到出现仪器停机长鸣为止。

（5）主试者按下"停蜂鸣"键，改变显示键状态，记录被试者测试成绩。按下复位键，选择好操作内容后，按下回车键，换一个被试者再做。

【实验结果】

（1）记分规则：基础分为2分，答对1个数组为0.25分，答对4个数组（一个位组）计1分，答对16个位组计满分16分。计位规则：起始位长为2，每测试完一个位组，位长加1，如在一个位组中，就算只答对一个数串，该位组的位长也就可以被正确地记忆了。计时规则：复位启动后开始计时，当计满分16分或连续答错8次，计时停止并中断实验。

（2）根据本实验仪器设定的方法，统计被试者的记忆广度分数（可从计算机中直接得到）。

【实验分析讨论】

（1）收集其他人的结果，检验个体间是否存在差异（测定记忆广度时，如果被试者采用组块的方法，其记忆广度就可以大为增加）。

（2）根据被试者的记忆广度，说明短时记忆的特点。

（3）根据实验结果说明各自记忆广度的大致范围及分布情况。

实践二　气质类型问卷调查分析

【实验目的】

本实验的目的是使学生通过气质类型问卷调查，在掌握测验方法的同时，了解自己的气质类型，从而达到自我认识的目的，以便培养健康的人格。

【实验原理】

气质与高级神经活动类型关系密切，高级神经活动的特点使人表现出不同的行为特征。因此，根据个体的行为表现，可以判断其气质类型。

【实验材料】

气质类型问卷调查表、气质类型记分表（实践表1）。

实践表1　气质类型记分表

胆汁质	题号	2	6	9	14	17	21	27	31	36	38	42	48	50	54	58	总分
	得分																
多血质	题号	4	8	11	16	19	23	25	29	34	40	44	46	52	56	60	总分
	得分																

续表

	题号	1	7	10	13	18	22	26	30	33	39	43	45	49	55	57	总分
黏液质	得分																
抑郁质	题号	3	5	12	15	20	24	28	32	35	37	41	47	51	53	59	总分
	得分																
计算结果	你的气质是																

【实验程序】

（1）给学生发放气质类型问卷调查表和气质类型记分表。

（2）向学生讲解测试的意义。

（3）教师用标准化的指导语，阐明测试方法和注意事项。

【实验结果】

学生根据气质类型记分表积分计算规则，自己统计出结果。

【分析讨论】

（1）根据测试结果，评定出自己的气质类型。

（2）分析自己的气质类型有哪些优点和不足。

（3）在今后的学习、生活和工作中应注意哪些问题，如何扬长避短。

气质类型评定标准：

（1）如果某一类气质得分明显高出其他三种，均高出 4 分以上，则可定为该类气质。如果该型气质得分超过 20 分，则为典型该气质，该型得分在 10～20 分，则为一般型该气质。

（2）两种气质类型得分接近，其差异低于 3 分，而且又明显高于其他两种类型 4 分以上，则可定为这两种气质的混合型。

（3）三种气质得分均高于第四种，而且接近，则为三种气质的混合型。

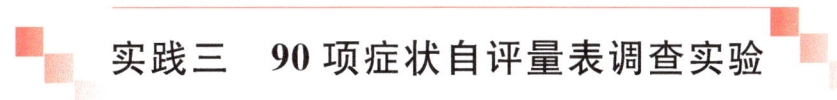

实践三　90 项症状自评量表调查实验

【实验目的】

本实验的目的是熟悉该量表的测试方法和应用价值，在掌握测试方法的基础上，对如何在临床上选择和使用该量表，起到指导性的作用。

【实验原理】

90 项症状自评量表（SCL-90）在国外应用甚广，20 世纪 80 年代引入我国，在各种自评量表中是较受欢迎的一种。本量表共 90 个项目，包含有较广泛的精神症状学内容，从感觉、情感、思维、意识、行为直至生活习惯、人际关系、饮食、睡眠等，均有涉及。

【实验材料】

90 项症状自评量表；90 项症状自评量表统计表；纸、笔及计算器。

【实验程序】

第一步:对 90 项症状自评量表的 90 个项目如实进行回答。

第二步:填写 90 项症状自评量表统计表(实践表 2)。

实践表 2　90 项症状自评量表统计表

因子	各题得分													合计	均分
躯体化 (12 项)	题号	1	4	12	27	40	42	48	49	52	53	56	58		
	得分														
强迫症状 (10 项)	题号	3	9	10	28	38	45	46	51	55	65				
	得分														
人际敏感 (9 项)	题号	6	21	34	36	37	41	61	69	73					
	得分														
抑郁 (13 项)	题号	5	14	15	20	22	26	29	30	31	32	54	71	79	
	得分														
焦虑 (10 项)	题号	2	17	23	33	39	57	72	78	80	86				
	得分														
敌对 (6 项)	题号	11	24	63	67	74	81								
	得分														
恐惧 (7 项)	题号	13	25	47	50	70	75	82							
	得分														
偏执 (6 项)	题号	8	18	43	68	76	83								
	得分														
精神病性 (10 项)	题号	7	16	35	62	77	84	85	87	88	90				
	得分														
睡眠饮食 (7 项)	题号	19	44	59	60	64	66	89							
	得分														

总分(指 90 个项目所得分数之和)

总均分(总分÷90)

阳性项目数(得分 1~4 分的项目数)

阴性项目数(90－阳性项目数)

阳性症状均分(总分－阴性项目数)÷阳性项目数

第三步:计算分数

1. 总分　90 个项目所得分之和。

2. 总均分　总分除以 90 所得。用公式表示:总均分＝总分/90。

3. 阳性症状均分　总分减去阴性项目数(指评分为 0 的项目)再除以阳性项目数。用公式表示:阳性症状均分＝(总分－阴性项目数)÷ 阳性项目数。

4. 因子分　SCL-90 包括 9 个因子,每一个因子反映出病人某方面症状的痛苦情况,通过因子分可了解症状分布特点。因子分＝组成某一因子的各项目总分÷组成某一因子的项目数。

第四步:实验分析讨论

【实验结果】

我国学者根据中国常模结果提出了分界值,总分超过160分或阳性项目数超过43项或任一因子分大于2分,可考虑筛查阳性,需进一步检查。

各因子分结果分析如下。

1. 躯体化(因子1) 主要反映身体不适感,包括心血管、胃肠道、呼吸和其他系统的不适,头痛、背痛、肌肉酸痛以及焦虑等躯体不适表现。该分量表的得分在0～48分。得分在24分以上,表明个体在身体上有较明显的不适感,并常伴有头痛、肌肉酸痛等症状。得分在12分以下,躯体症状表现不明显。总的说来,得分越高,躯体的不适感越强;得分越低,症状体验越不明显。

2. 强迫症状(因子2) 主要指那些明知没有必要,但又无法摆脱的无意义的思想、冲动和行为,还有一些比较一般的认知障碍的行为征象也在这一因子中反映。该分量表的得分在0～40分。得分在20分以上,强迫症状较明显。得分在10分以下,强迫症状不明显。总的说来,得分越高,表明个体越无法摆脱一些无意义的行为、思想和冲动,并可能表现出一些认知障碍的行为征兆;得分越低,表明个体在此种症状上表现越不明显,没有出现强迫行为。

3. 人际关系敏感(因子3) 主要是指某些人际的不自在与自卑感,特别是与其他人相比较时更加突出。在人际交往中的自卑感,心神不安,明显的不自在,以及人际交流中的不良自我暗示、消极的期待等是这方面症状的典型原因。该分量表的得分在0～36分。得分在18分以上,表明个体人际关系较为敏感,人际交往中自卑感较强,并伴有行为症状(如坐立不安、退缩等)。得分在9分以下,表明个体在人际关系上较为正常。总的说来,得分越高,个体在人际交往中表现的问题就越多,自卑、自我中心越突出,并且已表现出消极的期待。得分越低,个体在人际关系上越能应付自如,人际交流自信、胸有成竹,并抱有积极的期待。

4. 抑郁(因子4) 苦闷的情感与心境为代表性症状,还以生活兴趣的减退、动力缺乏、活力丧失等为特征。还表现出失望、悲观以及与抑郁相联系的认知和躯体方面的感受,另外,还包括有关死亡的思想和自杀观念。该分量表的得分在0～52分。得分在26分以上,表明个体的抑郁程度较强,生活缺乏足够的兴趣,缺乏运动活力,在极端情况下,可能会有想死亡的思想和自杀的想法。得分在13分以下,表明个体抑郁程度较弱,生活态度乐观、积极,充满活力,心境愉快。总的说来,得分越高,抑郁程度越明显;得分越低,抑郁程度越不明显。

5. 焦虑(因子5) 一般指那些烦躁、坐立不安、神经过敏、紧张以及由此产生的躯体征象,如震颤等。该分量表的得分在0～40分。得分在20分以上,表明个体较易焦虑,易表现出烦躁、不安静和神经过敏,极端时可能导致惊恐发作。得分在10分以下,表明个体不易焦虑,易表现出安定的状态。总的说来,得分越高,焦虑表现越明显;得分越低,越不易焦虑。

6. 敌对(因子6) 主要从三方面来反映敌对的表现:思想、感情及行为。其项目包括厌烦的感觉,摔物,争论直到不可控制的脾气暴发等各方面。该分量表的得分在0～24分。得分在12分以上,表明个体易表现出敌对的思想、情感和行为。得分在6分以下表明个体容易表现出友好的思想、情感和行为。总的说来,得分越高,个体越容易敌对,好争论,脾气难以控制;得分越低,个体的脾气越温和,待人友好,不喜欢争论,无破坏行为。

7. 恐惧(因子7) 恐惧的对象包括出门旅行,空旷场地、人群或公共场所和交通工具。此外,还有社交恐惧。该分量表的得分在0～28分。得分在14分以上,表明个体恐惧症状较为明显,常表现出社交、广场和人群恐惧,得分在7分以下,表明个体的恐惧症状不明显。总的说来,得分越高,个体越容易对一些场所和物体发生恐惧,并伴有明显的躯体症状;得分越低,个体越不易产生恐惧心理,越能正常的交往和活动。

8. 偏执(因子8)　主要指投射性思维、敌对、猜疑、妄想、被动体验和夸大等。该分量表的得分在0～24分。得分在12分以上,表明个体的偏执症状明显,较易猜疑和敌对,得分在6分以下,表明个体的偏执症状不明显。总的说来,得分越高,个体越易偏执,表现出投射性的思维和妄想;得分越低,个体思维越不易走极端。

9. 精神病性(因子9)　反映各式各样的急性症状和行为,即限定不严的精神病性过程的症状表现。该分量表的得分在0～40分。得分在20分以上,表明个体的精神病性症状较为明显,得分在10分以下,表明个体的精神病性症状不明显。总的说来,得分越高,越多地表现出精神病性症状和行为。得分越低,就越少表现出这些症状和行为。

10. 其他(因子10)　主要反映个体的睡眠及饮食情况。

【实验分析讨论】

(1) 根据测试结果,分析自己心理健康状况水平。

(2) 分析阳性症状产生的原因。

(3) 如何运用所学的心理学知识,对不良的心理状态进行自我调节。

实践四　焦虑自评量表调查实验

【实验目的】

本实验的目的是熟悉该量表的测试方法和应用价值,在掌握测试方法的基础上,对如何在临床上选择和使用该量表,起到指导性的作用。

【实验原理】

焦虑自评量表(self-rating anxiety scale,SAS)由华裔教授 Zung 编制(1971),是一种分析病人主观症状的相当简便的临床工具。适用于具有焦虑症状的成年人,具有广泛的应用性。国外研究认为,SAS 能够较好地反映有焦虑倾向的精神病求助者的主观感受。而焦虑是心理咨询门诊中较常见的一种情绪障碍,所以近年来 SAS 是咨询门诊中了解焦虑症状的自评工具。

【实验材料】

焦虑自评量表;纸、笔及计算器。

【实验程序】

第一步:对焦虑自评量表的20个项目进行如实回答。

第二步:计算分数。

正向记分题 A、B、C、D 按1、2、3、4 记分;反向记分题(标注 * 的题目:5、9、13、17、19)A、B、C、D 按4、3、2、1 记分。将20题所得分数相加得总分,总分乘以 1.25 即得标准分(标准分取整数)。

第三步：分析结果，撰写实验报告。

【实验结果】

低于 50 分者为正常。

50～59 分者为轻度焦虑。

60～69 分者为中度焦虑。

70 分以上者为重度焦虑。

【实验分析讨论】

根据焦虑自评量表的测验结果，分析焦虑的原因，提出降低焦虑的具体措施。

实践五　抑郁自评量表调查实验

【实验目的】

本实验的目的是熟悉该量表的测试方法和应用价值，在掌握测试方法的基础上，对如何在临床上选择和使用该量表，起到指导性的作用。

【实验原理】

抑郁自评量表是含有 20 个项目，分为 4 级评分的自评量表，原型是 Zung 的抑郁量表（1965）。其特点是使用简便，并能相当直观地反映抑郁病人的主观感受。主要适用于具有抑郁症状的成年人，包括门诊及住院病人。

【实验材料】

抑郁自评量表；纸、笔及计算器。

【实验程序】

第一步：对抑郁自评量表的 20 个项目进行如实回答。

第二步：计算分数。

正向记分题 A、B、C、D 按 1、2、3、4 记分；反向记分题（标注 ＊ 的题目：2、5、6、11、12、14、16、17、18、20）A、B、C、D 按 4、3、2、1 记分。将 20 题所得分数相加得总分，总分乘以 1.25 即得标准分（标准分取整数）。

第三步：分析结果，撰写实验报告。

【实验结果】

低于 53 分者为正常。

53～62 分者为轻度抑郁。

63～72 分者为中度抑郁。

72 分以上者为重度抑郁。

【实验分析与讨论】

根据抑郁自评量表的测验结果，分析抑郁的原因，提出降低抑郁的具体措施。

实践六　放松疗法训练

【实验目的】

通过训练有意识地控制自己的心理和生理活动,降低唤醒水平,改善机体紊乱状态。

【实验原理】

一个人的心情反应包含"情绪"与"躯体"两部分。假如能改变"躯体"的反应,"情绪"也会随着改变。躯体的反应,除了受自主神经系统控制的"内脏内分泌"系统的反应,不宜随意操纵和控制外,受随意神经系统控制的"随意肌肉"反应,则可由人们的意念来操纵。也就是说,经由人的意识可以把"随意肌肉"控制下来,再间接地把"情绪"松弛下来,建立轻松的心情状态。

【适应证】

放松疗法对焦虑情绪及以交感神经紧张为主要症状的心身疾病或心理、生理疾病具有治疗或辅助治疗作用。其适应证包括焦虑症、强迫症、恐惧症等神经症,失眠,疼痛,性功能障碍,高血压、冠心病、支气管哮喘、消化性溃疡等心身疾病。对于某些慢性病,也有助于恢复健康。

【实验准备】

放松训练:可在安静整洁、光线柔和、周围无噪声的教室或实验室进行,训练前需准备用于放松训练的视听影像资料。

【实验程序】

第一步:教师讲解放松训练的注意事项和动作要点。

第二步:在指导进行放松训练时,教师说话声音要低沉、轻柔、温和,让学生舒适地靠坐在沙发或椅子上,闭上眼睛。

第三步:通过教师的指导练习放松训练。

现在找一个舒服的体位坐下,请注意在紧张与放松之间有所停顿。

"现在我来教你如何使自己放松。为了让你体验紧张与放松的感觉,你先让你身上的肌肉群紧张起来,再放松。请你用力弯曲你的前臂,同时体验肌肉紧张的感受(大约 10 s)。然后,请你放松,一点力也不用,尽量放松,体验紧张、放松感受上的差异(停顿 5 s)。这就是紧张和放松。下面我将让你逐个使身上的主要肌肉群紧张和放松。从放松双手开始,然后双脚、下肢、头部,最后是躯干。"

现在开始放松训练。

(1)"深深吸进一口气,保持一会儿(大约 15 s)。好,请慢慢把气呼出来,慢慢把气呼出来。(停一停)现在我们再来做一次,请你深深吸进一口气,保持一会儿(大约 15 s)。好,请慢慢把气呼出来,慢慢把气呼出来。"(停一停)

(2)"现在,伸出你的前臂握紧拳头,用力握紧,注意你手上的感受(大约 15 s)。好,现在请放松,彻底放松你的双手,体验放松后的感觉,你可能感到沉重、轻松,或者温暖,这些都是放

松的标志,请你注意这些感觉。(停一停)我们现在再做一次。"(同上)

(3)"现在开始放松你的双臂,先用力弯曲绷紧双臂肌肉,保持一会儿,感受双臂肌肉的紧张(大约 15 s)。好,放松,彻底放松你的双臂,体会放松后的感受。(停一停)现在我们再做一次。"(同上)

(4)"现在我们放松头部肌肉。请皱紧额头的肌肉,皱紧,皱紧,保持一会儿(大约 15 s)。好,放松,彻底放松。(停一停)现在,转动你的眼球,从上,至左,至下,至右,加快速度。好,现在朝反方向旋转你的眼球,加快速度,好,停下来,放松,彻底放松。(停一停)现在,咬紧你的牙齿,用力咬紧,保持一会儿(大约 15 s)。好,放松,彻底放松。(停一停)现在,用舌头顶住上颚,用劲上顶,保持一会儿(大约 15 s)。好,放松,彻底放松。(停一停)现在,收紧你的下巴,用力,保持一会儿(大约 15 s)。好,放松,彻底放松。(停一停)我们再做一次。"(同上)

(5)"现在,请放松躯干上的肌肉群。好,请你往后扩展你的双肩,用力向后扩展,用力扩展,保持一会儿(大约 15 s)。好,放松,彻底放松。(停一停)我们再做一次。"(同上)

(6)"现在,向上提起你的双肩,尽量使双肩接近你的耳垂。用力上提双肩,保持一会儿(大约 15 s)。好,放松,彻底放松。(停一停)我们再做一次。"(同上)

(7)"现在,向内收紧你的双肩,用力收,保持一会儿(大约 15 s)。好,放松,彻底放松。(停一停)我们再做一次。"(同上)

(8)"现在,请抬起你的双腿,向上抬起双腿,弯曲你的腰,用力弯曲腰部,保持一会儿(大约 15 s)。好,放松,彻底放松。(停一停)我们再做一次。"(同上)

(9)"现在,紧张臀部肌肉,会阴用力上提,保持一会儿(大约 15 s)。好,放松,彻底放松。(停一停)我们再做一次。"(同上)

(10)"现在,放松你大腿的肌肉。请用脚跟向前向下压紧地面,绷紧大腿肌肉,保持一会儿(大约 15 s)。好,放松,彻底放松。(停一停)我们再做一次。"(同上)

(11)"现在,放松你小腿部位的肌肉。请你将脚尖用力上翘,脚跟向下向后紧压地面,绷紧小腿上的肌肉,保持一会儿,保持一会儿(大约 15 s)。好,放松,彻底放松你的双脚。(停一停)现在我们再做一次。"(同上)

(12)"现在,开始练习如何放松双脚。好,紧张你的双脚,用脚趾抓紧地面,用力抓紧,用力,保持一会儿(大约 15 s)。好,放松,彻底放松你的双脚。(停一停)现在我们再做一次。"(同上)

(休息 3 min,从头到尾再做一遍放松)

第四步:教师引导结束放松训练。

"这就是整个放松过程,现在感受你身上的肌肉群,从下至上,使每组肌肉群都处于放松的状态(大约 20 s)。请注意放松时的温暖、愉快、轻松感觉,并将这种感觉尽可能地保持 1～2 min。然后,我数数,数至"五"时,你睁开眼睛,你会感到平静安详,精神焕发。(停 1～2 min)好,我开始数,'一'感到平静,'二'感到非常平静安详,'三'感到精神焕发,'四'感到特别的精神焕发,'五'请睁开眼睛。"

【实验分析讨论】

不正确的训练或不适宜松弛训练的人,在训练过程中可能会出现各种异常感觉,以及丧失平衡感、眩晕、幻觉、失眠等不良心身反应,要及时发现予以停止训练。放松训练应注意以下几点。

(1)第一次进行放松训练时,作为示范,施治者也应同时做。

（2）会谈时进行的放松训练，最好用施治者的口头指示，以便在遇到问题时，能及时停下来。

（3）在放松训练中，施治者可以在每次放松步骤的间隔时，指示病人，如"注意放松状态的沉重、温暖和轻松的感觉""注意肌肉放松时与紧张的感觉差异"等使其感同身受。

实践七　心理护理训练

【实验目的】

通过对病人的一般资料收集和心理问题的调查，了解病人的心理活动特点，制订心理护理计划，采取针对性的护理措施。

【实验原理】

护理人员通过各种技巧和途径，运用心理学的理论和技能，积极、有效地影响病人的心理状态和行为。要应用心理护理程序来实施心理护理，心理护理的实施程序包括五个步骤：心理护理评估、心理护理诊断、心理护理计划、心理护理实施、心理护理评价。

【实验材料】

（1）自制病人心理调查问卷（实践表3）。

（2）纸和笔。

【实验程序】

（1）组织学生去综合医院或社区医疗部门，使用病人心理调查问卷对病人进行个别调查。

（2）按实践表3逐项填写。

（3）查阅病人的病历。

【实验结果】

实践表 3　病人心理调查表

病人姓名　　　　性别　　　　年龄　　　疾病诊断
就诊医院　　　　病室　　　　门诊或住院编号
调查方法　　　交谈法□　　观察法□　　测验法□　　其他□
调查内容：
1. 家庭基本状况　婚姻史　　婚□　　否□
家庭结构：完整□　　丧偶□　　离异□
家庭气氛：和睦□　　一般□　　紧张□
2. 职业类型　公务员□　教师□　工人□　农民□　个体□　其他□
3. 经济状况　好□　一般□　差□
4. 人际关系　好□　一般□　差□
5. 性格　外向□　内向□

续表

6. 情绪状态　兴奋□　愉快□　焦虑□　忧郁□　恐惧□　其他□
7. 社会适应　好□　一般□　差□
8. 个人兴趣爱好：
9. 既往病史：
10. 既往挫折及应对方法：
调查结果：
1. 调查过程　顺利□　一般□　差□
2. 交谈成效　好□　一般□　差□
3. 调查资料　完整□　一般□　差□

【实验分析讨论】

（1）结合病人的病历及上述调查资料，列出病人的主要心理护理诊断及诊断依据。

（2）制订相应的预期目标。

（3）写出主要的心理护理措施。

附录　问卷与量表

一、气质类型问卷调查表

下面 60 道题可以帮助您大致确定自己的气质类型,在回答这些问题时,您认为:

符合自己情况的	记 2 分
比较符合的	记 1 分
介于符合与不符合之间的	记 0 分
比较不符合的	记 −1 分
完全不符合的	记 −2 分

1. 做事力求稳妥,不做无把握的事。
2. 遇到生气的事就怒不可遏,想把心里话全说出来才痛快。
3. 宁可一个人干事,不愿很多人在一起。
4. 到一个新环境很快就能适应。
5. 厌恶那些强烈的刺激,如尖叫、噪声、危险的情境等。
6. 和人争吵时,总是先发制人,喜欢挑衅。
7. 喜欢安静的环境。
8. 善于和人交往。
9. 羡慕那种善于克制自己感情的人。
10. 生活有规律,很少违反作息制度。
11. 在多数情况下情绪是乐观的。
12. 碰到陌生人觉得很拘束。
13. 遇到令人气愤的事,能很好地自我克制。
14. 做事总是有旺盛的精力。
15. 遇到问题常常举棋不定,优柔寡断。
16. 在人群中从不觉得过分拘束。
17. 情绪高昂时,觉得干什么都有趣;情绪低落时,又觉得什么都没有意思。
18. 当注意力集中在某一事物时,别的事很难使我分心。
19. 理解问题总比别人快。
20. 碰到危险情景时,常有一种极度恐怖感。
21. 对学习、工作、事业怀有很高的热情。
22. 能够长时间做枯燥、单调的工作。
23. 符合兴趣的事情,干起来劲头十足,否则就不想干。
24. 一点小事就能引起情绪波动。

25. 讨厌那些需要耐心、细致的工作。

26. 与人交往不卑不亢。

27. 喜欢参加热烈的活动。

28. 爱看感情细腻、描写人物内心活动的文学作品。

29. 工作和学习时间长了，常感到厌倦。

30. 不喜欢长时间谈论一个问题，愿意实际动手干。

31. 宁愿侃侃而谈，不愿窃窃私语。

32. 别人说我总是闷闷不乐。

33. 理解问题常比别人慢些。

34. 疲倦时只要短暂的休息就能精神抖擞，重新投入工作。

35. 心里有话宁愿自己想，不愿说出来。

36. 认准一个目标就希望尽快实现，不达到目的，誓不罢休。

37. 学习、工作同样长的时间后，常比别人更疲倦。

38. 做事有些莽撞，常常不考虑后果。

39. 老师讲授新知识时，总希望他讲慢些，多重复几遍。

40. 能够很快忘记那些不愉快的事情。

41. 做作业或做一件事情，总比别人花的时间多。

42. 喜欢运动量大的体育活动，或参加各种文艺活动。

43. 不能很快地把注意力从一件事转移到另一件事上去。

44. 接受一个任务后，就希望把它迅速解决。

45. 认为墨守成规比冒风险要强一些。

46. 能够同时注意几件事物。

47. 当我烦闷的时候，别人很难使我高兴。

48. 爱看情节起伏跌宕、激动人心的小说。

49. 对工作抱认真严谨、始终一贯的态度。

50. 和周围人们的关系总是相处不好。

51. 喜欢学习学过的知识，重复做自己掌握的工作。

52. 希望做变化大、花样多的工作。

53. 小时候会背的诗歌，我似乎比别人记得清楚。

54. 别人说我"出语伤人"，可我并不觉得这样。

55. 在体育活动中，常因反应慢而落后。

56. 反应敏捷、头脑机智。

57. 喜欢有条理而不甚麻烦的工作。

58. 兴奋的事常使我失眠。

59. 老师讲新概念，常常听不懂，但是弄懂以后就难忘记。

60. 假如工作枯燥乏味，马上就会情绪低落。

二、症状自评量表（SCL-90）

指导语：以下表格中列出了有些人可能有的病痛或问题，请仔细阅读每一条，然后根据最近一个星期以内（或过去）下列问题影响你自己或使你感到苦恼的程度，在方格内选择最合适的一格,画一个钩,如"√"。请不要漏掉问题。

	从无	轻度	中度	较重	严重
1.头痛	0	1	2	3	4
2.神经过敏,心中不踏实	0	1	2	3	4
3.头脑中有不必要的想法或字句盘旋	0	1	2	3	4
4.头昏或昏倒	0	1	2	3	4
5.对异性的兴趣减退	0	1	2	3	4
6.对旁人责备求全	0	1	2	3	4
7.感到别人能控制自己的思想	0	1	2	3	4
8.责怪别人制造麻烦	0	1	2	3	4
9.忘性大	0	1	2	3	4
10.担心自己的衣饰整齐及仪态的端正	0	1	2	3	4
11.容易烦恼和激动	0	1	2	3	4
12.胸痛	0	1	2	3	4
13.害怕空旷的场所或街道	0	1	2	3	4
14.感到自己的精力下降,活动减慢	0	1	2	3	4
15.想结束自己的生命	0	1	2	3	4
16.听到旁人听不到的声音	0	1	2	3	4
17.发抖	0	1	2	3	4
18.感到大多数人都不可信任	0	1	2	3	4
19.胃口不好	0	1	2	3	4
20.容易哭泣	0	1	2	3	4
21.同异性相处时感到害羞不自在	0	1	2	3	4
22.感到受骗,中了圈套或有人想抓住	0	1	2	3	4
23.无缘无故地突然感到害怕	0	1	2	3	4
24.自己不能控制地大发脾气	0	1	2	3	4
25.怕单独出门	0	1	2	3	4
26.经常责怪自己	0	1	2	3	4
27.腰痛	0	1	2	3	4
28.感到难以完成任务	0	1	2	3	4
29.感到孤独	0	1	2	3	4
30.感到苦闷	0	1	2	3	4
31.过分担忧	0	1	2	3	4
32.对事物不感兴趣	0	1	2	3	4
33.感到害怕	0	1	2	3	4
34.我的感情容易受到伤害	0	1	2	3	4

	从无	轻度	中度	较重	严重
35.旁人能知道自己的私下想法	0	1	2	3	4
36.感到别人不理解自己、不同情自己	0	1	2	3	4
37.感到人们对自己不友好、不喜欢自己	0	1	2	3	4
38.做事必须做得很慢，以保证做得正确	0	1	2	3	4
39.心跳得很厉害	0	1	2	3	4
40.恶心或胃部不舒服	0	1	2	3	4
41.感到比不上他人	0	1	2	3	4
42.肌肉酸痛	0	1	2	3	4
43.感到有人在监视自己、谈论自己	0	1	2	3	4
44.难以入睡	0	1	2	3	4
45.做事，必须反复检查	0	1	2	3	4
46.难以做出决定	0	1	2	3	4
47.怕乘电车、公共汽车、地铁或火车	0	1	2	3	4
48.呼吸有困难	0	1	2	3	4
49.一阵阵发冷或发热	0	1	2	3	4
50.因为感到害怕而避开某些东西、场合或活动	0	1	2	3	4
51.脑子变空了	0	1	2	3	4
52.身体发麻或刺痛	0	1	2	3	4
53.喉咙有梗塞感	0	1	2	3	4
54.感到前途没有希望	0	1	2	3	4
55.不能集中注意力	0	1	2	3	4
56.感到身体的某一部分软弱无力	0	1	2	3	4
57.感到紧张或容易紧张	0	1	2	3	4
58.感到手或脚发重	0	1	2	3	4
59.想到死亡的事	0	1	2	3	4
60.吃得太多	0	1	2	3	4
61.当别人看着自己或谈论自己时感到不自在	0	1	2	3	4
62.有一些不属于自己的想法	0	1	2	3	4
63.有想打人或伤害他人的冲动	0	1	2	3	4
64.醒得太频繁	0	1	2	3	4
65.必须反复洗手、点数目或触摸某些东西	0	1	2	3	4
66.睡得不稳、不深	0	1	2	3	4
67.有想摔坏或破坏东西的冲动	0	1	2	3	4
68.有一些别人没有的想法或念头	0	1	2	3	4
69.感到对别人神经过敏	0	1	2	3	4

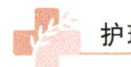

	从无	轻度	中度	较重	严重
70.在商店或电影院等人多的地方感到不自在	0	1	2	3	4
71.感到任何事情都很困难	0	1	2	3	4
72.一阵阵恐惧或惊恐	0	1	2	3	4
73.感到在公共场合吃东西很不舒服	0	1	2	3	4
74.经常与人争论	0	1	2	3	4
75.单独一个人时神经很紧张	0	1	2	3	4
76.别人对我的成绩没有做出恰当的评价	0	1	2	3	4
77.即使和别人在一起也感到孤单	0	1	2	3	4
78.感到坐立不安和心神不定	0	1	2	3	4
79.感到自己没有什么价值	0	1	2	3	4
80.感到熟悉的东西变成陌生或不像真的	0	1	2	3	4
81.大叫或摔东西	0	1	2	3	4
82.害怕会在公共场合昏倒	0	1	2	3	4
83.感到别人想占自己的便宜	0	1	2	3	4
84.为一些想法苦恼	0	1	2	3	4
85.我认为应该为自己的过错而受到惩罚	0	1	2	3	4
86.感到要很快把事情做完	0	1	2	3	4
87.感到自己的身体有严重问题	0	1	2	3	4
88.从未感到和其他人很亲近	0	1	2	3	4
89.感到自己有罪	0	1	2	3	4
90.感到自己的脑子有毛病	0	1	2	3	4

三、焦虑自评量表(SAS)

指导语:本评定量表共有20个项目,分别列出了有些人可能会有的问题。请仔细阅读每一条目,然后根据最近一个星期以内你的实际感受,选择一个与你的情况最相符合的答案(注意:测验中的每一个问题都要回答,不要遗漏)。

填表说明:请在 A、B、C、D 下画"√",每题限选一个答案。* 为反向评分题。

A 没有或很少时间;B 小部分时间;C 相当多时间;D 绝大部分或全部时间。

1.我觉得比平时容易紧张和着急	A(1)	B(2)	C(3)	D(4)
2.我无缘无故地感到害怕	A(1)	B(2)	C(3)	D(4)
3.我容易心里烦乱或感到惊恐	A(1)	B(2)	C(3)	D(4)
4.我觉得我可能将要发疯	A(1)	B(2)	C(3)	D(4)
*5.我觉得一切都很好	A(4)	B(3)	C(2)	D(1)
6.我手脚发抖打战	A(1)	B(2)	C(3)	D(4)
7.我因为头疼、颈痛和背痛而苦恼	A(1)	B(2)	C(3)	D(4)

8. 我觉得容易衰弱和疲乏	A(1)	B(2)	C(3)	D(4)
*9. 我觉得心平气和,并且容易安静坐着	A(4)	B(3)	C(2)	D(1)
10. 我觉得心跳得很快	A(1)	B(2)	C(3)	D(4)
11. 我因为一阵阵头晕而苦恼	A(1)	B(2)	C(3)	D(4)
12. 我有晕倒发作,或觉得要晕倒似的	A(1)	B(2)	C(3)	D(4)
*13. 我吸气和呼气都感到很容易	A(4)	B(3)	C(2)	D(1)
14. 我的手脚麻木和刺痛	A(1)	B(2)	C(3)	D(4)
15. 我因为胃痛和消化不良而苦恼	A(1)	B(2)	C(3)	D(4)
16. 我常常要小便	A(1)	B(2)	C(3)	D(4)
*17. 我的手脚常常是干燥、温暖的	A(4)	B(3)	C(2)	D(1)
18. 我脸红发热	A(1)	B(2)	C(3)	D(4)
*19. 我容易入睡并且一夜睡得很好	A(4)	B(3)	C(2)	D(1)
20. 我做噩梦	A(1)	B(2)	C(3)	D(4)

四、抑郁自评量表(SDS)

指导语:本评定量表共有 20 个项目,分别列出了有些人可能会有的问题。请仔细阅读每一条目,然后根据最近一个星期以内你的实际感受,选择一个与你的情况最相符合的答案(注意:测验中的每一个问题都要回答,不要遗漏)。

填表说明:请在 A、B、C、D 下画"√",每题限选一个答案。* 为反向评分题。

A 没有或很少时间;B 小部分时间;C 相当多时间;D 绝大部分或全部时间。

1. 我觉得闷闷不乐,情绪低沉	A(1)	B(2)	C(3)	D(4)
*2. 我觉得一天之中早晨最好	A(4)	B(3)	C(2)	D(1)
3. 我一阵阵哭出来或想哭	A(1)	B(2)	C(3)	D(4)
4. 我晚上睡眠不好	A(1)	B(2)	C(3)	D(4)
*5. 我吃得跟平常一样多	A(4)	B(3)	C(2)	D(1)
*6. 我与异性密切接触时和以往一样感到愉快	A(4)	B(3)	C(2)	D(1)
7. 我发觉我的体重在下降	A(1)	B(2)	C(3)	D(4)
8. 我有便秘的苦恼	A(1)	B(2)	C(3)	D(4)
9. 我心跳比平时快	A(1)	B(2)	C(3)	D(4)
10. 我无缘无故地感到疲乏	A(1)	B(2)	C(3)	D(4)
*11. 我的头脑跟平常一样清楚	A(4)	B(3)	C(2)	D(1)
*12. 我觉得经常做的事情并没困难	A(4)	B(3)	C(2)	D(1)
13. 我觉得不安而平静不下来	A(1)	B(2)	C(3)	D(4)
*14. 我对将来抱有希望	A(4)	B(3)	C(2)	D(1)
15. 我比平常容易生气和激动	A(1)	B(2)	C(3)	D(4)

*16. 我觉得做出决定是容易的　　　　　　　　A(4)　　B(3)　　C(2)　　D(1)

*17. 我觉得自己是个有用的人,有人需要我　　A(4)　　B(3)　　C(2)　　D(1)

*18. 我的生活过得很有意思　　　　　　　　　A(4)　　B(3)　　C(2)　　D(1)

19. 我认为如果我死了别人会生活得更好些　　A(1)　　B(2)　　C(3)　　D(4)

*20. 平常感兴趣的事我照样感兴趣　　　　　　A(4)　　B(3)　　C(2)　　D(1)

（刘端海）

References ┤

参考文献

[1]　杨艳杰.危机事件心理干预策略[M].北京:人民卫生出版社,2012.

[2]　杨艳杰.护理心理学[M].3 版.北京:人民卫生出版社,2014.

[3]　王登峰.临床心理学[M].北京:人民教育出版社,2008.

[4]　李丽华,周立超.护理心理学[M].北京:人民卫生出版社,2014.

[5]　姚淑桥,孙学礼.医学心理学[M].5 版.北京:人民卫生出版社,2008.

[6]　沈雪妹,汪敏.医学心理学[M].上海:上海交通大学出版社,2006.

[7]　杜昭云.心理学基础[M].北京:人民卫生出版社,2005.

[8]　颜世富.成功心理学训练[M].上海:上海三联书店,2001.

[9]　彭聃龄.普通心理学[M].北京:北京师范大学出版社,2005.

[10]　李丽萍.护理心理学[M].北京:人民卫生出版社,2012.